Maren Sturny

Break Free – Eigenständig werden mit Diabetes Typ 1

Wie kleine Diabetesheld*innen groß werden

Für Eltern von Diabeteskindern im Grundschulalter

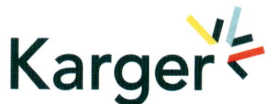

HEALTHCARE

Die Deutsche Nationalbibliothek verzeichnet diese Publikation in der Deutschen Nationalbibliografie; detaillierte bibliografische Daten sind im Internet über *https://www.dnb.de/* abrufbar.

Eine Haftung der Autorin oder des Verlags und seiner Beauftragten für Personen-, Sach- und Vermögensschäden ist, soweit gesetzlich zulässig, ausgeschlossen. Die Inhalte einer Publikation ersetzen nicht eine individuelle und therapeutische Beratung und Behandlung.
Der Verlag weist ausdrücklich darauf hin, dass im Text enthaltene externe Links vom Verlag nur bis zum Zeitpunkt der Veröffentlichung eingesehen werden konnten. Auf spätere Veränderung hat der Verlag keinerlei Einfluss – eine Haftung für Links ist daher ausgeschlossen.

Alle Rechte vorbehalten. Ohne schriftliche Genehmigung des Verlages dürfen diese Publikation oder Teile daraus nicht in andere Sprachen übersetzt oder in irgendeiner Form mit mechanischen oder elektronischen Mitteln (einschließlich Fotokopie, Tonaufnahme und Mikrokopie) reproduziert oder auf einem Datenträger oder einem Computersystem gespeichert werden.

Bei der Erstellung dieses Werkes hat die Autorin mit größter Sorgfalt und nach bestem Wissen und Gewissen recherchiert, um den derzeitigen Stand der Wissenschaft und der Forschung einzubinden und wiederzugeben. Eine Garantie für die Richtigkeit der Angaben kann aber in diesem Rahmen nicht übernommen werden. Viele ihrer Ausführungen basieren auf ihrer persönlichen Erfahrung ohne statistische Evidenz.

Gestaltung Umschlag: Nico Burtscher
Gestaltung Innenteil: Maria Zimmermann
Inhaltliche Prüfung: Sandra Neumann (*https://www.praxis-zucker-im-kopf.de/*)
Korrektorat: Anne Paulsen (*https://www.annepaulsen.de/*)
Copyright Fotos (auch Screenshots), soweit nicht anders angegeben: Maren Sturny
Foto Seite 129: Adobe Stock/ricka_kinamoto
Foto Seite 133: Adobe Stock/exclusive-design
Foto Seite 135: Adobe Stock/bit24
Foto Seite 136: Adobe Stock/Photodrive
Fotos Seite 149 & 152: Timm Kellermann
Foto Seite 195: Emilia Nowak
Foto Seite 217: Charli Steinbrink

1. Auflage

© Copyright 2024 by S. Karger GmbH, Postfach, D-79098 Freiburg, *www.karger.com*

Printed in Germany on acid-free paper by
PRINTEC OFFSET > medienhaus >, Kassel

ISBN print: 978-3-318-07351-5
ISBN electronic: 978-3-318-07353-9

*„Wenn die Sehnsucht größer als
die Angst ist, wird Mut geboren."*

Rainer Maria Rilke

Alle QR-Codes ab Seite 204

Inhalt

Vorwort — 1

1. Von elterlichen Sorgen, Ängsten und unserer Verantwortung — 3

2. Die Säulen der kindlichen Eigenständigkeit — 8

    2.1. Wie sich unsere Kinder im Grundschulalter in Richtung Eigenständigkeit entwickeln — 10
    2.2. Die kindliche Persönlichkeit — 18
    2.3. Die Prägungen der Eltern — 34
    2.4. Die Umwelt — 37
    2.5. Diabetes Typ 1 als Sahnehäubchen obendrauf — 41
    2.6. Ein Fallbeispiel – Allein ins Einkaufszentrum — 43

3. Die Eltern als Vorbilder? — 49

4. Wann erreiche ich mein Kind kognitiv? — 51

5. Dem Loslassen den Schrecken nehmen — 54

6. Die Sache mit dem Mutmaßen — 59

7. Wir sind ein Team – gemeinsam aufpassen üben — 63

    7.1. Erste Klasse — 77
    7.2. Zweite Klasse — 78
    7.3. Dritte Klasse — 79
    7.4. Vierte Klasse — 81
    7.5. Übergang zur weiterführenden Schule — 93

8. Freuden und Tücken der Technik — 116

9. Intelligente Nächte — 121

10. Völlig Banane oder gut Kirschen essen?	126
11. Achtsamkeit und positive Sprache	143
12. Resilienz	153
13. Das kann jetzt nicht mehr sein …	165
14. Ein paar Fallbeispiele	173
14.1. Viel zu viel gespritzt	173
14.2. Ich kann das schon allein	182
14.3. Die erste Dia-Freizeit – ganz allein unterwegs (Oktober 2022)	185
14.4. OMG – Allein auf Klassenfahrt zu Beginn der fünften Klasse	191
15. Abschließende Gedanken	198
16. Dank	199
Umrechnungstabelle mg/dl und mmol/l	203
QR-Codes der Links	204
Über die Autorin	217

Häufig verwendete Abkürzungen:

DKA	=	diabetische Ketoazidose
FPE	=	Fett-Protein-Einheit
IE	=	Insulineinheit
KE	=	Kohlenhydrateinheit
KH	=	Kohlenhydrate
SEA	=	Spritz-Ess-Abstand

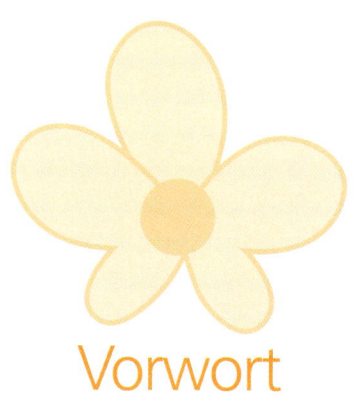

Vorwort

Die Idee zu diesem, meinem zweiten Buch war recht schnell nach Fertigstellung des ersten geboren. Meine Tochter Nonie auf ihrem Weg mit Diabetes Typ 1 zu beobachten, zu begleiten und zu unterstützen und die Erkenntnisse daraus auch weiterhin mit euch zu teilen, ist mir eine nachhaltige Herzensangelegenheit. Ich hoffe, dass ich mit meinen Zeilen hier, so wie es mir bei meinem ersten Buch, „Rock around the Clock mit Diabetes Typ 1", bereits ein Bedürfnis war, wieder bewegen, helfen, Mut machen und Impulse geben kann. Und auch in diesem Buch bleibe ich beim „Du", denn ich spreche mit euch als Mutter so, wie ich mich auch im wahren Leben mit euch, meist über *Instagram,* austausche.

Während das erste Buch den Einstieg in den Familienalltag mit Diabetes Typ 1, die anfänglichen Herausforderungen und den Weg in die Akzeptanz beschreibt sowie Impulse gegen die erste Überforderung setzt und Lösungsansätze bietet, liegt mir dieses Mal die Grundschulzeit, vor allem zum Ende hin inklusive der Übergangszeit auf die weiterführende Schule, am Herzen. Diese Zeit zeichnet sich meines Erachtens nach durch ein immer stärker werdendes Bedürfnis nach Eigenständigkeit bei unseren Dia-Kids aus, bei uns persönlich unterstützt durch die im Vergleich zum letzten Buch stark weiterentwickelte Pumpentechnologie in Form von AID(automatisierte Insulin-Dosierung)-Systemen. Und Eigenständigkeit für die Kinder impliziert Loslassen durch die Eltern. Auch darum geht es hier.

Alle Grundschulkinder, ob mit oder ohne Diabetes Typ 1 (T1D), werden in diesem Zeitraum eigenständiger. Es ist wichtig zu verstehen, auf welche Säulen die kindliche Entwicklung in Richtung Eigenständigkeit sich stützt. Dieses Verständnis hilft dabei, die zunächst zaghaften, dann auch forscheren Schritte unserer Schützlinge in Richtung Eigenständigkeit auch im Bereich des Diabetesmanagements in einen sinnvollen Kontext zu setzen und leichter loszulassen.

Ich werde auf elterliche Sorgen und Ängste eingehen, von unserer Verantwortung und Vorbildfunktion sprechen, von Teamwork, Achtsamkeit und positiver Sprache. Letztere ist mir, wie bereits im vorherigen Buch, hier ebenfalls ein wichtiges Anliegen. Auch in diesem Buch findet ihr kein einziges Muss aus meiner Feder, es sei denn zu Anschauungszwecken wie beispielsweise in Kapitel 11, wo es um Achtsamkeit und positive Sprache geht. Zudem versuche ich, unterstützt durch die adleräugische inhaltliche Prüfung von Sandra Neumann sowie das Korrektorat von Anne Paulsen, das 2022 für Deutschland veröffentlichte *Language-Matters*-Papier, welches sich für einen diskriminierungs- und stigmatisierungsfreien Sprachgebrauch im Umgang mit Diabetes einsetzt, in meinen Zeilen umzusetzen.[1] Auch eine insgesamt positive Kommunikation im Diabetesfamilienalltag werdet ihr hier im Buch wiederfinden: Der Diabetes stellt sich bei uns als Familienmitglied und nicht als Monster dar. Wir haben ihn in unserem turbulenten Alltag und in Nonies Leben akzeptiert und kämpfen nicht gegen ihn an oder führen gar Krieg gegen ihn. Wir bilden alle gemeinsam ein Team, das durch Dick und Dünn geht, sich auch mal reibt, aber letztlich immer wieder zueinander findet und an einem Strang zieht. Wie wir dort hinkamen, schildere ich in meinem ersten Buch.

Auch in *Break Free* berichte ich wieder aus unserem persönlichen Alltag. Welche Schlussfolgerungen ihr daraus für euren Alltag zieht, könnt nur ihr selbst einschätzen. Danke, dass ihr euch diese Lektüre zur Hand nehmt, um darin zu stöbern und vielleicht wertvolle Impulse für euer eigenes Familienleben mit Diabetes Typ 1 mitzunehmen.

An dieser Stelle möchte ich einfach einmal Danke sagen dafür, dass Nonie und ich so unglaublich herzlich in die Diabetes-Landschaft und -Community aufgenommen wurden. Wir schätzen den liebevollen und respektvollen Umgang miteinander, das gemeinsame Kämpfen, Weinen und wieder Aufstehen, die Erfolge, den Austausch und das stetige Voneinander lernen, auch nach vielen Jahren und manchmal sogar Jahrzehnten mit Diabetes, sehr. Schön, dass es euch gibt!

Technik-Disclaimer

Nonie verwendet seit Mai 2022 die *Tandem t:slim X2 Pumpe* mit AID-Technologie. Die Umstellung von der *Accu-Chek Combo* auf diese Pumpe erfolgte nach drei Jahren. Sie benutzt das Insulin *NovoRapid* sowie den *Dexcom G6 Sensor* (bis Februar 2024, dann Umstieg auf den *Dexcom G7*). Wir verwenden die *Dexcom Follow-App*. Vieles, was ich berichte, basiert also auf Alltagserfahrungen mit eben diesen Geräten. Wir empfehlen diese Geräte nicht ausdrücklich und haben zum Zeitpunkt des initialen Schreibens dieses Buches, also bis Sommer 2023, keinerlei Kooperationen mit diesen Firmen. Die Ausführungen dieses Buches lassen sich nicht in jeglichen Belangen, aber dennoch weitreichend übertragen auf andere AID-Pumpensysteme sowie CGM*(Continuous Glucose Monitoring)*-Systeme.

---

[1] *https://www.languagemattersdiabetes.com/the-documents* (abgerufen am 12.01.2023); Positionspapier an sich: *https://www.languagemattersdiabetes.com/_files/ugd/09baf1_5071e8ae8b2046e3b41a27eb2a16288f.pdf* (abgerufen am 12.01.2023).

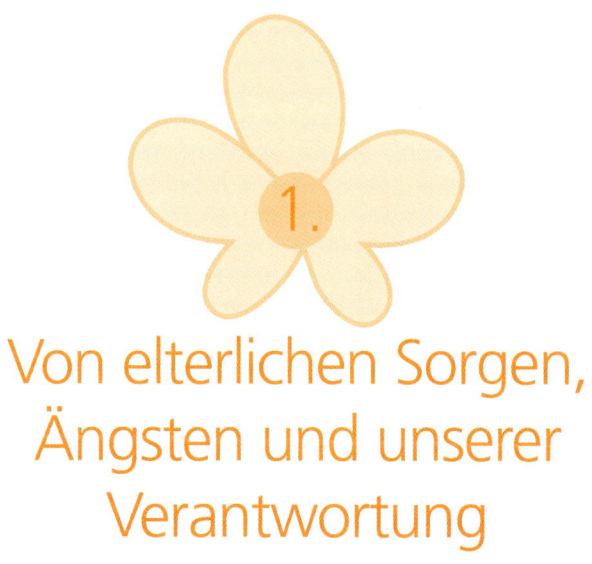

1.
Von elterlichen Sorgen, Ängsten und unserer Verantwortung

„Du nimmst das zu sehr auf die leichte Schulter", ein Satz, den mein Mann, Nonies Stiefpapa, ich nenne ihn im Folgenden Bonus-Dad, immer mal wieder aus meinem Mund hört, wenn es um die Betreuung von Nonie geht. Innerlich rege ich mich dann fürchterlich darüber auf, dass ihm aus meiner Sicht entweder der Ernst der Lage oder die aus der Situation resultierenden Konsequenzen in diesen Momenten nicht bewusst sind. Selbstgemachte Hamburger am späten Abend, eben mal schnell losfahren zum Einkaufen mit Nonie ohne Zucker im Gepäck, Tobeaktionen im Garten und ihr Handy liegt in der Küche. „Einfach kopflos", schimpfe ich dann.

Oft wünschte ich mir allerdings hinterher, ich hätte nichts gesagt, denn zu meinem Erstaunen geht es dann meist doch besser aus, als ich in meiner Sorge befürchtet hatte. Dennoch kommt diese Sorge immer wieder hoch, ist real, und ich kann sie nicht einfach wegwischen. Ja, ich habe immer wieder Angst um meine Nonie, mein Typ-1-Diabeteskind, mit ihren nunmehr bereits zehn Jahren, und Verantwortung trage ich recht schwer im Vergleich zu meinem Mann. Wenn wir gut drauf sind, schmunzeln wir über unsere Andersartigkeit, aber an manchen Tagen knallt es ordentlich, wenn unsere Auslegung von Verantwortungsübernahme den Kindern gegenüber und -übertragung auf die Kinder so gar nicht zusammenpasst.

Je mehr der Alltagsstress bei mir überhandnimmt, desto länger die „Was da alles passieren könnte"-Schleifen, die in meinem Gehirn drehen. Vom Verstand her kann ich das alles auflösen in einer ruhigen Minute, aber im Eifer des Gefechts überkommt mich die Sorge dann doch regelmäßig.

Cut.

Es geht auch anders. Und mit zunehmendem Alter gelingt es mir immer besser, den Charme der nun folgenden anderen Sichtweise zu erkennen. Ich ticke nun einmal anders als mein Mann, und das ist auch gut so. Durch unsere ganz verschiedenen Vorgehensweisen und Interaktionsmuster passen Kinder sich jeweils anders an, entwickeln unterschiedliche Facetten ihrer Persönlichkeit und lernen, mit eben diesen Unterschieden umzugehen und daran zu wachsen:

Imaginäre, kindliche Reflexion

Meine Mama hat im Alltag alles im Blick, was wichtig ist, auch das Diabetesmanagement. Da läuft meist alles glatt, und ich kann mich voll auf sie verlassen. Das ist schon cool, denn so habe ich den Kopf frei für Sachen, die nicht mit Diabetes zusammenhängen. Ich weiß aber auch, dass sie wirklich viel auf dem Zettel hat, eben weil sie versucht, an alles zu denken und über alles nachzudenken. Manchmal nervts auch, wenn sie mich zum Beispiel immer wieder anruft wegen meiner hohen Werte.

Sie bringt mir bei, wie man gut plant und Situationen gewissenhaft vorbereitet, sodass möglichst wenig schiefläuft. Ich versuche, ihr zu helfen, indem ich hin und wieder selbst nach Antworten suche, bevor ich mit Fragen zu ihr gehe, denn vieles kann ich schon allein lösen. Dann wird ihr Zettel nicht noch länger und ihr Kopf nicht noch voller. Außerdem schaue ich, dass ich das richtige Timing erwische, um mit Mama über Sachen zu sprechen, die mir wichtig sind. Dann hört Mama mir auch wirklich zu und wir können vieles ganz entspannt klären, was null funktioniert, wenn ihr alles eh schon zu viel wird. Und wenn Mama dann den Kopf frei hat, weiß ich, dass es ihr sehr wichtig ist, Zeit mit mir zu verbringen und gemeinsam Spaß zu haben. Manchmal vergessen wir dann beide den Diabetes eine Zeit lang, aber sogar für Mama ist das dann voll ok, und wir biegen das gemeinsam hinterher wieder gerade. Den schönen Moment mit Mama kann mir dann keiner mehr klauen, auch der Diabetes nicht.

Wenn ich mit meinem Bonus-Dad mal allein unterwegs bin, geht es manchmal drunter und drüber. Wir vergessen eigentlich jedes Mal irgendetwas Wichtiges zuhause. Ich versuche also, von Anfang an gleich mitzudenken, ob wir wirklich alles dabeihaben, vor allem, was meinen eigenen Kram und die Diabetessachen angeht. Aber das gelingt mir nicht immer, obwohl wir uns intensiv dazu beraten. Er sagt bei manchen Sachen, die ich nicht auf dem Schirm habe, es sei meine Aufgabe, daran zu denken, bringt mir dann aber sehr entspannt bei, zu improvisieren oder auch mal andere Leute um Hilfe zu bitten, wenn wir unterwegs nicht allein weiterkommen. Ich stelle immer wieder fest, dass die Menschen, wenn man freundlich auf sie zugeht, meist sehr offen und hilfsbereit sind. Wieder zuhause erzählen wir dann Mama von unseren Abenteuern und sie staunt, wie wir das alles so spontan und ohne großen Plan gemeistert haben.

Und wie geht es mir dabei? Wenn ich es schaffe, loszulassen und meine Sorgen gar nicht erst hochkommen lasse, habe ich eine gute Zeit, wenn ich die Verantwortung meiner Tochter gegenüber temporär abgebe, sei es an meinen Mann, Nonies Papa, die Schwestern, Lehrer*innen, Betreuer*innen, andere Mütter oder weitere Vertraute, die sich um Nonie kümmern. „Sie haben es im Griff, bisher ist es auch meist gut gegangen und wenn nicht, werden sie sich melden." Wenn Nonie zurückkommt und ich ihr Strahlen sehe, weiß ich, dass es sich gelohnt hat. Und ehrlich gesagt, fällt es mir natürlich auch selbst schwer, mich auf etwas anderes zu konzentrieren, abzuschalten oder meine eigenen Batterien aufzuladen, wenn mein Kopf die ganze Zeit über voller Sorgen ist. Hinterher stelle ich immer wieder fest, dass die meisten dieser Sorgen umsonst waren und ich mit dieser Zeit etwas Besseres hätte anstellen können.

Selten läuft etwas komplett nach Plan, auch der Diabetes mit seiner eigenen Dynamik und seinem zeitweiligen Eigensinn spielt dabei eine große Rolle. Es ist müßig bis unmöglich, alle Eventualitäten im Kopf durchzugehen. Und so übe auch ich mich inzwischen immer entspannter im Talent, mit Planänderungen umzugehen. Die notwendigen, täglichen Improvisationen, bedingt durch den Diabetes, haben mir dabei geholfen, mich auf diesem Gebiet weiterzuentwickeln. Zugegeben, älter und lebenserfahrener zu werden, stärkt mir ebenfalls den Rücken, auch für das folgende Dilemma: Wenn die Kinder älter werden, geht es ja nicht nur darum, sie entspannt in die Hände anderer zu übergeben, sondern zunehmend gerade darum, sie entspannt sich selbst zu überlassen. Noch mal eine ganz neue Dimension an Herausforderung!

Ein Startpunkt für die Abgabe der Verantwortung an unsere Kinder kann aus meiner Sicht ihr starker Wunsch sein, eben jene Verantwortung übertragen zu bekommen. Das äußert sich vielleicht in dem Satz „Mama, ich kann das schon" oder durch die Worte „Ja, Mama, ich traue mir das zu", „Ich will das aber wirklich unbedingt". Oder dadurch, dass sie manches einfach in die Tat umsetzen und wir erst im Nachhinein davon erfahren. Je stärker wir uns Schritt für Schritt und möglichst in einem entspannten Moment im koordinierten Loslassen üben, desto leichter wird es uns dann auch *im Ernstfall* fallen.

Es mag in der Psychologie und im Sprachgebrauch eine typische Mutterrolle und eine typische Vaterrolle geben. Auf die möchte ich hier aber gar nicht eingehen. Aus meiner Sicht ist es für die Entwicklung der Eigenständigkeit einfach wichtig, dass unsere Kinder mit unterschiedlichen Charakteren und Persönlichkeitsstrukturen in Kontakt kommen, um ihre eigene Persönlichkeit auszubilden und auch gewappnet zu sein für Freunde und Feinde, die da draußen lauern. Mir hatte man zum Beispiel in meiner Kindheit nicht wirklich beigebracht, zu diskutieren und mit Kritik konstruktiv umzugehen. Das führte dazu, dass ich bei meinem ersten Arbeitgeber regelmäßig mit tränennassem Gesicht Zeit auf der Damentoilette verbrachte, also, auf Deutsch gesagt, heulend auf dem Klo saß, um die für mich bis dato in diesem Bezug noch ungewohnte Härte des Lebens zu verarbeiten. Zu viel Watte ist halt auch nicht immer hilfreich, und so ist es wohl letztlich die richtige Balance, auf die es ankommt, zwischen Fördern und Fordern, zwischen Helfen und alleine machen lassen, zwischen Umarmen und Loslassen. Diese richtige Balance ist aber wiederum nicht nur von uns abhängig, sondern auch von unserem Kind: seiner Persönlichkeit, den bisherigen Erfahrungen und Erlebnissen, und vielem mehr, was die Sache nicht einfacher macht.

Oft wollen wir es mit der Erziehung der eigenen Sprösslinge besser machen als unsere Eltern, und unsere Kinder werden es dann wiederum besser machen wollen als wir. Hört sich irgendwie undankbar an. Ist es, glaube ich, aber gar nicht, wenn man im Hinterkopf behält, dass jede Generation ihre eigenen Kämpfe ausficht, die wiederum die aktuellen Werte der Gemeinschaft, ihre Prinzipien sowie ihr Selbstverständnis widerspiegeln. Und das beeinflusst letztlich auch den Erziehungsstil einer Generation. Geben wir vor diesem Hintergrund und dem Hintergrund unserer eigenen Erfahrungen, Prägungen und Bedürfnisse nicht alle irgendwie unser Bestes? Ich versuche, mir das immer wieder vor Augen zu führen, sowohl für meine Eltern als auch für Eltern meines Umfelds, mit denen ich nicht immer auf einer Welle schwimme, und auch für mich selbst. Eigene Muster erkennen und sie dann reflektieren, sie, wenn die Kinder größer werden, durchaus auch auf den Tisch legen und offen damit umgehen, sich selbst und anderen gegenüber. Diese Klarheit kann unseren Kindern helfen, die Muster von uns Eltern zu verstehen, einen eigenen Standpunkt zu entwickeln und später dann auch selbst ehrlich und offen mit den eigenen Mustern umzugehen und sie nicht vor Scham und Unbeholfenheit unter den Teppich zu kehren.

Und wie manche hier bestimmt aus eigener Erfahrung schon wissen, versagt man spätestens teilweise bis komplett, wenn ein Teenager in den eigenen vier Wänden haust. Dann scheitern oftmals zumindest temporär alle gut gemeinten Annäherungen und Versuche, transparent, mitfühlend und demokratisch zu erziehen, und man rennt gegen eine Wand nach der anderen. Es kann sein, dass in dieser schwierigen Zeit nicht einmal mehr das *Hotel Mama* den Ansprüchen dieses Wesens, das einmal aus unserem Bauch herausgekommen ist, genügt. Es zwingt uns zum Loslassen und verlangt ultimative Eigenständigkeit nach außen. Wenn aber der Kühlschrank leer ist oder die Wäsche nicht gewaschen, hat dies natürlich mit in anderen Bereichen so vehement eingeforderter Eigenständigkeit nichts mehr zu tun, denn dann stehen wir im Selbstverständnis dieser Wesen plötzlich in der elterlichen Pflicht, uns zu kümmern. Und ein Loslassen bei der Spülmaschine im Vertrauen auf den häuslichen Teamgeist funktioniert schon gar nicht, denn da wird jeder Löffel schief beäugt, der nicht durch den teenagerlichen Mund gewandert ist und dennoch eingeräumt werden soll. Spätestens jetzt relativieren sich alle Sorgen und Ängste, die man sich als Eltern bisher im Leben mit dem eigenen Nachwuchs so gemacht hat, und auch das Thema Verantwortung definiert sich neu.

Bis dahin hat Nonie noch ein wenig Zeit, was mich in regelmäßigen Abständen durchschnaufen lässt. Und wer weiß, vielleicht wird dann, wenn die Zeit reif ist, daraus auch ein ganz eigenes Buch mit dem Titel „Highway to Hell" … In meinem Kopf reift es bereits, wenn ich mir Erlebnisberichte von Eltern mit T1D-Kindern im Teenageralter anhöre.

Ich versuche mich also bis dahin in Dankbarkeit zu üben, dass sich das Thema *Loslassen und Verantwortung abgeben* in diesem Alter, zum Ende der Grundschulzeit hin, doch letztlich ganz gut in den Griff bekommen lässt. Ein Dreh- und Angelpunkt ist dabei aus meiner Sicht, dass wir es schaffen, unsere eigenen Sorgen und Ängste nicht Überhand gewinnen zu lassen und auf unsere Kinder zu übertragen. Oft verkomplizieren unsere Sorgen und Ängste die Lage erst, denn unsere Kinder gehen offen, neugierig und unbeschwert an Herausforderungen und neue Situationen heran und benötigen dafür eher unseren Rat und unsere liebevolle Führung als das Überstülpen unserer eigenen Nöte. Wie sollen sie Mut entwickeln, eigenständig zu werden, wenn unsere Ängste ihre Sehnsucht zuschütten? In Anlehnung an Rainer Maria Rilke ist es aus meiner Sicht unsere Verantwortung, unsere eigenen Ängste nicht auf unseren Nachwuchs zu übertragen, sondern unsere Kinder in der Sehnsucht, Eigenständigkeit zu entwickeln, zu unterstützen, damit ihr Mut, Verantwortung zu übernehmen, daraus geboren werden kann.

Die Säulen der kindlichen Eigenständigkeit

- Wie viel Eigenständigkeit braucht mein Kind?
- Wie viel Eigenständigkeit fordert mein Kind?
- Wie viel Eigenständigkeit wäre überfordernd?
- Wie viel Eigenständigkeit verträgt mein Kind?
- Wie viel Eigenständigkeit räume ich meinem Kind ein?
- Wie viel Eigenständigkeit wird empfohlen?
- Wie viel Eigenständigkeit ist gesund für mein Kind?
- Wie viel Eigenständigkeit wird von meinem Kind erwartet?
- Wie viel Eigenständigkeit ist im Grundschulalter im kindlichen Urprogramm angelegt?

Seht ihr, wie mannigfaltig dieses Kapitel aufgerollt werden kann? Die Schlussfolgerung daraus: Es gibt zunächst einmal kein Richtig und kein Falsch, kein bitte so, aber auf keinen Fall so. Jedes Kind, ob Diabetes oder nicht, trägt sein eigenes *Toolkit* an Einflussfaktoren in Richtung Eigenständigkeit in sich. Ein paar davon, in dem Wissen, dass es noch viele andere gibt, versuche ich in den folgenden Unterkapiteln näher zu beleuchten. Ich bin keine Psychologin, weshalb es mir nicht zusteht, hier eine abschließende Abhandlung zu verfassen. Es bleibt ein Niederschreiben persönlicher Erfahrungen, Ableitungen und Reflexionen ohne wissenschaftliche Evidenz.

Was ich in diesem Kapitel zum Ausdruck bringen möchte, ist, dass auch Kinder ohne Diabetes Typ 1 im Grundschulalter eine bedeutende, aber immer auch sehr individuelle Entwicklung in Richtung Eigenständigkeit durchlaufen. Der Diabetes ist eine zusätzliche Dimension dabei, die T1D-Familien wuppen, und wofür es zum Glück unter T1D-Eltern und -Familien einen regen Austausch in Foren, Vereinen, Initiativen, auf öffentlichen Veranstaltungen und bei privat organisierten

Elterntreffen gibt. Hier finden viele Eltern Unterstützung, bekommen wertvolle Ratschläge und können sich anschauen, wie andere die Herausforderungen des Familienalltags mit Diabetes Typ 1 meistern. Ich ermuntere euch dazu, diesen Austausch mit eurer persönlichen Perspektive zu bereichern, euch nicht zu verstecken mit euren Sorgen, euch zu trauen, andere teilhaben zu lassen an dem, was euch beschäftigt, und an eurem Alltag.

Von Wertungen und Verurteilungen dieser anderen Perspektiven und der daraus resultierenden Erziehungsstile nehme ich persönlich Abstand, denn hinter der sichtbaren Fassade verbergen sich oftmals persönliche Geschichten, Prägungen, Narben und Verletzungen. Diese können Erklärungsansätze für die jeweilige Perspektive, Einstellung und Art zu handeln bieten, werden aber eben meist nicht nach außen getragen, weshalb sie sich uns nicht per se erschließen. Auch versuche ich, mich nicht aufzudrängen, sondern zunächst wertfrei zuzuhören, um zu verstehen und dazuzulernen *(listen & learn)*. Wenn jemand auf mich zukommt mit der Bitte um Unterstützung, helfe ich gerne. Viele Menschen sind in richtungsweisenden oder gar richtungsverändernden Phasen ihres Lebens allerdings meiner Erfahrung nach gar nicht offen für Impulse von außen, da sie sich zum Beispiel gerade im Inneren sortieren und dafür Zeit brauchen. Da reden wir von außen wie gegen eine Wand, und es kommt einfach nichts an. Die sich nun anschließenden Unterkapitel dienen also primär dem Verständnis und der Erkenntnisgewinnung, um einen ersten Anhaltspunkt für mögliche Einflussfaktoren hin zur kindlichen Eigenständigkeit aufzuzeigen.

Der Diabetes kann die kindliche Entwicklung hin zur Eigenständigkeit dabei in beide Richtungen beeinflussen: Er kann zu einem hemmenden oder einem fördernden Faktor werden. Und das hängt primär davon ab, wie wir als Eltern und Bezugspersonen uns diesbezüglich aufstellen.

Es ist wichtig, dass wir unsere Kinder auf dem Weg in die Eigenständigkeit wohlwollend begleiten, dass wir sie motivieren und nicht ausbremsen, ihren Rhythmus dabei zugrunde legen, nicht unseren eigenen. Ihr Tempo in Richtung Eigenständigkeit zu gehen und dieses gegebenenfalls leicht abzubremsen oder zu beschleunigen im Sinne einer kindgerechten Forderung und Förderung, ist die tägliche Herausforderung von uns als Bezugspersonen und Vorbildern für unsere Kinder. Selbstredend kommen auch unsere eigene Prägung, unsere eigene Vergangenheit sowie unsere eigenen Dämonen und Schreckgespenster hier zum Tragen.

Vieles in Punkto Entwicklung Richtung Eigenständigkeit ist bereits im kindlichen Gehirn angelegt als Teil des kindlichen Urprogramms, weshalb wir gut daran tun, auf Zeichen zu achten, die unsere Kinder von sich aus äußern in Bezug auf ihre Bedürfnisse im Bereich der Entwicklung in Richtung Eigenständigkeit.

Die Umwelt, in der wir leben, ist ein weiterer Einflussfaktor, und natürlich die individuelle Persönlichkeit und Veranlagung jedes einzelnen Kindes.

2.1. Wie sich unsere Kinder im Grundschulalter in Richtung Eigenständigkeit entwickeln

Bekanntermaßen erleben unsere Kinder enorme Entwicklungsschübe, durch die wir Bezugspersonen sie begleiten, bis sie als Erwachsene ihr Leben komplett selbst gestalten. Das zunehmende Bedürfnis nach Eigenständigkeit spielt dabei eine große Rolle.

Ich habe mich also gefragt, welche wichtigen Sprünge in der kindlichen Entwicklung es im Grundschulalter gibt, die den Bereich der Eigenständigkeit thematisieren. Unsere Kinder brauchen, ob mit oder ohne Diabetes Typ 1, unsere Unterstützung für ihre altersgemäße Entwicklung in Richtung Selbstständigkeit. Ein Ausbremsen ihres kindlichen Elans und ihres Entdeckerdrangs, aus zum Beispiel elterlicher Sorge oder Unsicherheit heraus, birgt die Gefahr, dass wir ihrer Reifung im Wege stehen. Ich darf meinem Kind im Grundschulalter also schon vieles zutrauen, ja sollte dies sogar tun. Es kann schlichtweg auch immer mehr, da sich zum Beispiel auch das Gehirn unserer Kinder weiterentwickelt und stetig neu verknüpft. Aber wie können wir unsere Kinder bestmöglich unterstützen? Wie können wir dem kindlichen Urprogramm und den darin festgelegten Reifungsprozessen, auch im Gehirn, im Grundschulalter gerecht werden?

Für Antworten auf meine Fragen habe ich mir Unterstützung geholt: Dieses Kapitel ist in Zusammenarbeit mit Frau Dr. Dipl.-Psych. Carmen Albrecht, wissenschaftliche Mitarbeiterin am *Forschungsinstitut Diabetes-Akademie Bad Mergentheim (FIDAM GmbH)*, entstanden. Wir haben über die Etappen der kindlichen Entwicklung im Allgemeinen gesprochen, sind dabei im Besonderen auf den Bereich der Eigenständigkeit eingegangen und haben uns mit Bedürfnissen von Grundschulkindern beschäftigt. Auch kognitive Fähigkeiten im Grundschulalter hat Frau Dr. Albrecht in unserem Gespräch beleuchtet sowie die Frage, wie wir als Bezugspersonen die ganzheitliche Entwicklung unserer Kinder fördern können. Natürlich sind wir dabei auch auf den Diabetes als zusätzliche Herausforderung für Grundschulkinder eingegangen und haben uns mit der Frage beschäftigt, ob das Gehirn eines Grundschulkindes mit Diabetes Typ 1 anders funktioniert. Ich möchte mich auf diesem Wege bei Ihnen, Frau Dr. Albrecht, für Ihre Fachexpertise und Unterstützung und für den inspirierenden Austausch bedanken.

Als Einleitung in dieses spannende Thema zunächst aber zwei Quellen, die etwas zur grundsätzlichen Entwicklung von Kindern im Grundschulalter sagen:

> *„Spaß und Wettbewerb*
> *8–10-jährige Kinder besitzen ein gesteigertes körperliches Bewusstsein und testen dies natürlich gern aus. Sie sind häufig aktiv beim Rollschuhfahren, Schlittschuhlaufen, Fußballspielen oder Schwimmen, fahren gern mit dem Rad, tanzen, musizieren oder treten verschiedenen Sportvereinen bei. Dabei geht es nicht nur um den Spaß allein, sondern auch um den Wettbewerb mit anderen Kindern. Wie gut bin ich? Was unterscheidet mich von meinen Freunden? Wo liegen meine Stär-*

ken? In dieser Lebensphase ist zwar der Vergleich mit Gleichaltrigen sehr wichtig, dennoch treten Kinder in diesem Alter nicht nur gegeneinander an, sondern erleben auch erste Erfahrungen in Sachen Teamarbeit. [...]

<u>*Ich-Bewusstsein stark weiterentwickelt*</u>

Jeder Mensch hat seine eigene Meinung – diese Tatsache erkennen Kinder in dieser Lebensphase inzwischen ganz gut. [...]

Im Zusammensein mit anderen versuchen die Kinder nun, Regeln zu verstehen, diese einzuhalten und auch mal zu verhandeln. Sie bewerten sich selbst und auch ihre Wirkung auf andere – eine positive Folge des weiterentwickelten Ich-Bewusstseins. Ihr Gerechtigkeitsempfinden ist stark ausgeprägt und um den besten Freund zu verteidigen, werden auch mal nicht so feine Maßnahmen ergriffen. [...]"[2]

<u>*„Beziehungs- und Sozialverhalten*</u>

Im Schulalter wird das Kind fähig, selbstständig Kontakt zu Erwachsenen und Gleichaltrigen aufzunehmen. Diese Beziehungen werden für das Kind in dieser Altersperiode so wichtig, dass sich ein Mangel nachteilig auf sein Wohlbefinden und Selbstwertgefühl auswirkt. Das Schulkind hat eine innere Bereitschaft, sich auf fremde Erwachsene auszurichten und von ihnen zu lernen. Es braucht – im Gegensatz zum Kleinkind – seine Eltern oder andere Hauptbezugspersonen immer seltener als Vermittler. [...]

<u>*Kognition*</u>

[...] Im frühen Schulalter vollzieht sich der Wandel vom präoperationalen zum konkret logischen Denken. Das magische, egozentrische und wahrnehmungsgebundene Denken des Kleinkindes wird abgelöst durch ein erweitertes kognitives Verständnis. Das Schulkind versteht die Bedeutung von Regeln, vermag verschiedene Aspekte gleichzeitig zu berücksichtigen und seine Wahrnehmung durch logische Einsichten zu relativieren. [...]"[3]

Nach dieser Einführung möchte ich nun die Ausführungen von Dr. Albrecht aus unserem gemeinsamen Gespräch mit euch teilen, angereichert mit meinen eigenen Reflexionen:

Zunächst ist für alle Eltern die Fragestellung wichtig, was sie für ihre Kinder möchten: Was ist ihnen wichtig in Punkto Erziehung? Was sind die persönlichen Leitlinien? Dabei dürfen Diabetes-Eltern auch einfach einmal ohne den Diabetes denken. Unsere Kinder sind einzigartige Persönlichkeiten, die ihren Weg gehen. Auf ihre Weise. Lassen wir sie sich entwickeln. Die ganzheitliche Person ist Emotion, Kognition, Körper, Reflex, Motorik und vieles mehr. Jedes Kind hat ganz viel zu bieten, und wir sollten es nehmen, wie es ist.

---

[2] K.L.: „Entwicklung des Kindes im 8., 9. und 10. Lebensjahr". *https://www.familie-und-tipps.de/Kinder/Entwicklung/8-10-Lebensjahr.html* (abgerufen am 19.02.2023).

[3] Oskar Jenni: „Wachstum und Entwicklung im Schulalter und in der Adoleszenz", Abschnitt „Schulalter". *https://www.springermedizin.de/emedpedia/paediatrie/wachstum-und-entwicklung-im-schulalter-und-in-der-adoleszenz?epediaDoi=10.1007%2F978-3-642-54671-6_6* (abgerufen am 19.02.2023).

Alle Zellen im Körper sind dabei klug. Das Gehirn funktioniert nicht ohne Rückkopplung. Hier kommt die Psychomotorik ins Spiel, also das Zusammenspiel von Bewegung, Psyche und Geist. Wenn ich selbst als Elternteil sehr viel Angst bei der Erziehung meiner Kinder einbringe und sie aus meiner Sorge heraus nicht so viel dürfen wie ihre Altersgenossen, lernen sie auch weniger. Wichtige Verknüpfungen im Gehirn können nicht erfolgen. Kinder brauchen Mobilität, Bewegung und Sport, auch um sich kognitiv zu entwickeln. Im Körper sind alle Zellen durch unsere Erfahrungen und Erlebnisse verknüpft, und es erfolgen wichtige Rückkopplungen sowohl von der Psyche auf den Körper als auch andersherum.

In Bezug auf den Diabetes sind die folgenden grundsätzlichen Fragen zunächst einmal wichtig: Wie geht es meinem Kind grundsätzlich? Erkenne ich Freude? Welches Talent hat mein Kind? Ist es unternehmungslustig und will die Welt entdecken? Die Welt besteht nicht nur aus Diabeteswerten und Kurven. Das Leben selbst kann und sollte bewusst immer wieder in der Vordergrund treten. Vielleicht sind die Werte nicht immer im Zielbereich, aber dafür kann mein Kind sich frei entwickeln, sich bewegen, seinen Entdeckergeist stärken und Spaß mit Gleichaltrigen haben. Und das ist ein wichtiges Fundament mit großem Wert, auch für die kognitive Entwicklung.

Bis zu einem Alter von drei Jahren lebt mein Kind in einer egoistischen Welt, das eigene Ich steht im Vordergrund, es möchte möglichst alles sofort haben, ohne Bedürfnisaufschub. Dieses Ich kann auch nicht bis morgen denken. Der Augenblick zählt. Es besteht zudem eine komplette Abhängigkeit von den Eltern. Für das Diabetesmanagement bedeutet dies zum Beispiel, dass ich mein Kind gut ablenken kann, wenn es beispielsweise um das Setzen des Katheters oder das Spritzen von Insulin mit dem Pen geht. Mein Kind lebt im Hier und Jetzt. Auch wenn das Piksen selbst für das Kind immer mal wieder dramatisch sein mag, kann ich es mit einem Ablenkungsmanöver schnell auf andere Gedanken bringen. Und dann ist die Sache auch wieder vergessen für das Kind, während wir Eltern der Situation emotional oft noch viel länger nachhängen. Kontraproduktiv wäre es somit, das Kind immer wieder an das Vergangene – für uns selbst noch Schwierige – zu erinnern, denn es hat in der Regel bereits mit der Vergangenheit abgeschlossen.

Wenn Geschwister da sind bzw. ab einem Alter von drei Jahren, kann mein Kind etwas weiter und komplexer denken, sich an anderen orientieren und von ihnen lernen. Auch beim Diabetes. Erste Bücher, die andere Kinder mit Diabetes zeigen, Spielgefährt*innen mit Diabetes oder mein eigener Umgang mit Nadeln, Piksen und so weiter können zur wichtigen Orientierung für mein Kind werden.

Ab dem Zeitpunkt, wenn mein Kind in die Schule kommt, will es lernen. Da will es etwas können und steckt zum Beispiel die Gummibärchen selbst in die Tasche. Ab einem Alter von sechs Jahren will mein Kind mitdenken.

Wenn der Start in das Leben mit Diabetes Typ 1 mit dem Schuleintritt zusammenfällt, ist das für mich als Elternteil und mein Kind eine besondere Herausforderung, denn der Schulbeginn gehört zu den kritischen Lebensereignissen. Dadurch, dass die Einschulung ein neuer Abschnitt ist, ist es so schon ein Umbruch, und nun setzt sich der Diabetes noch on top. Kritische Lebensereignisse nennt man in der Psychologie Ereignisse, die im Leben einiges verändern, wie zum Beispiel die Geburt eines Kindes für die Eltern, ein Umzug, eine Trennung, ein Schulwechsel, der Tod eines nahestehenden Menschen oder die Geburt eines Geschwisterkindes für das ältere Kind. In der Regel führen derartige Lebensereignisse zu temporärem Stressempfinden. Sie fordern uns heraus, und es bedarf einer Bewältigungsstrategie sowie Anpassungsleistungen, um mit dem Ereignis klarzukommen. Allerdings reagiert jeder anders und somit ist auch die Einschätzung, ob ein Ereignis als kritisch einzustufen ist, individuell. Wenn meine Familie also gerade ein kritisches Lebensereignis durchmacht und sich darauf noch die frische Diabetesdiagnose setzt, ist das noch einmal eine zusätzliche Herausforderung und Belastung. Ein doppelter Job, für mich als Elternteil und auch mein Kind. Das sollte mir als Bezugsperson bewusst sein. Es ist viel, kann zu viel werden, diese anfängliche Überforderung ist normal und in Ordnung. Immerhin trage ich als Erziehungsberechtigte(r) bis zur Pubertät die Komplettverantwortung für mein Kind, für die Entwicklung und den Diabetes. Die höchste Kunst für alle Beteiligten ist es allerdings, den Diabetes in der Pubertät zu bekommen: Die Werte sind oft allein schon hormonell bedingt sprunghaft, und es kommt häufig zu Über- und Unterzuckerungen. Hinzu kommt der in Gang gesetzte Abnabelungsprozess, ohne – bei einer frischen Diagnose im Teenageralter – Erfahrungswerte auf dem Gebiet Diabetes zu haben, was gemeinsames Lernen erschwert, und dann auch noch das Gehirn, welches sich während der Pubertät massiv umbaut. In gewisser Weise kann ich als Elternteil also drei Kreuze machen, wenn mein Dia-Kind und ich im Grundschulalter schon die Chance erhalten, den Diabetes kennenzulernen und mit ihm als Team zu agieren.

Ab dem Zeitpunkt, wenn mein Kind in die Schule kommt, sucht es den Sozialkontakt, die *Peers*, und das ist auch wichtig. Vergleiche untereinander sind von Bedeutung für Grundschulkinder, und auch Kinder mit Diabetes Typ 1 wollen mithalten können. Sie sollen alles tun können wie ihre Klassenkamerad*innen: Sport, Bewegung, Ausflüge, Nachmittagsaktivitäten, Geburtstage. Und sie sollen an allen Aktivitäten teilnehmen, denn der Vergleich mit den *Peers* beeinflusst die Entwicklung unserer Kinder entscheidend.

Ab Schulstart möchten Kinder aus innerem Antrieb heraus lernen und mitdenken. Das ist genial für den Diabetes. Wichtig dabei ist eine elternseitige Fehlertoleranz, denn Fehler gehören einfach dazu, wenn man ausprobiert, lernt und versucht, auch erste Schritte in Richtung Eigenständigkeit zu gehen. Grundschulkinder wollen immer super sein in allem, was sie tun, auch für ihre Eltern. Sie können und wollen also schrittweise das Handling ihres Diabetes erlernen. Deshalb ist es wichtig, dass wir Eltern ihnen Verantwortung übertragen, und sei es in der ersten Klasse auch eingangs erst einmal nur dafür, das Zettelchen mit den Kohlenhydraten zur Brotzeit zur Lehrerin zu bringen. Es ist wichtig, dass wir beginnen, unser Kind an seinem Diabetesmanagement teilhaben zu lassen, aber möglichst spielerisch, also mit Leichtigkeit und in dem Wissen, dass Fehler dazugehören. **Die Elternaufgabe im Grundschulalter heißt aushalten und machen lassen.** Das Handling des Diabetes sollte von der ersten bis zur vierten Klasse immer mehr Job der Kinder werden, von der Eltern- und Lehrer*innen-Verantwortung immer mehr zu ihrer eigenen Verantwortung werden. Hilfreich dafür ist es auch, wenn unsere Dia-Kinder einfach temporär einmal nicht in unserer Verantwortung stehen – gerade zum Ende der Grundschulzeit hin und natürlich, wenn die Diagnose nicht mehr frisch ist, sondern eine gewisse Routine eingekehrt ist –, sondern jemand anderes sich kümmert, wie zum Beispiel Freunde von uns Eltern, andere Mütter, die Großeltern und andere. Ihr werdet sehen, wie viel euer Kind dann nämlich doch im Zweifel schon kann, es nur halt bei uns nicht wirklich können braucht, wenn wir uns um alles kümmern. Dieser Schritt heraus aus der kindlich häuslichen *Bequemlichkeit* des „Mama/Papa macht das schon" kann einen großen Ruck in Richtung Eigenständigkeit bewirken, weil unsere tapferen Held*innen dann plötzlich auch selbst erkennen, wozu sie schon allein fähig sind.

Natürlich gehört eine Risikoeinschätzung elternseitig dazu. Welche Verantwortung Nonie in welcher Klasse übernehmen durfte in Bezug auf das Management ihres Diabetes, schildere ich in Kapitel 7.

Im Alter von acht bis zwölf Jahren wird das Hirn so viel komplexer verknüpft, was zu einem erweiterten kognitiven Verständnis führt.

Ein Beispiel ohne Diabetesbezug aus unserem Alltag mit Nonie, die derzeit in der vierten Klasse ist: Während ich einer längeren Videokonferenz beiwohnte, hatte Nonie den Auftrag erhalten, selbstständig zum Kieferorthopäden zu gehen. Das hatten wir am Vortag schon abgesprochen, weil ich am Tag selbst einfach über eine längere Zeitdauer mit meinem Kopf bei der Arbeit sein wollte. Ich verlor ehrlich gesagt dann um die Konferenz herum ihren Termin auch komplett aus dem Blick. Nach Beendigung meines Calls prüfte ich unseren Kalender und erblickte erschrocken ihren bereits verstrichenen Termin beim Kieferorthopäden. Mist. Als ich schnell zu ihr ins Zimmer flitzte, saß sie ganz entspannt auf ihrem Bett und berichtete mir auf Nachfrage, dass sie natürlich pünktlich beim Termin erschienen war. Sie führte seelenruhig aus, dass sie sich selbst einen Wecker gestellt hatte, so, wie ihre große Schwester das immer machte, und auch das Zähneputzen im Vorfeld nicht vergessen hatte. Daran hatte ich am Vortag gar nicht mehr gedacht. Und auch der Folgetermin war von ihr eigenständig vereinbart worden mit Blick in den digitalen Familienkalender. „Wie du das immer machst, Mama", fügte sie hinzu. Ganz schön viel eigenständiges Denken, dachte ich bei mir, großartig, und lobte sie bis zum Mond und zurück!

Mit zehn, also in der Regel im Laufe der vierten Klasse, kommt auch die Selbstreflexion hinzu: Wie geht es mir, wenn ich einen Unterzucker habe? Was passiert, wenn ich Sport treibe? Wie fühlt sich ein Überzucker an? Unsere Kinder möchten sich kennenlernen und selbst reflektieren. Sie können Zusammenhänge herstellen und wollen diese Zusammenhänge auch zunehmend allein verstehen. Woher kommt mein höherer Wert gerade? Aha, ja, ich habe vergessen, meine Brotzeit zu spritzen oder war es die Pizza heute Mittag? T1D-Kinder in dem Alter wollen mitdenken. Also sollten wir sie an diesen Überlegungen teilhaben lassen, denn sie sind wach und aufnahmefähig und lernen sehr schnell in dem Alter. In Kapitel 7.4. teile ich ein Beispiel mit euch, wie Nonie ganz unerwartet hervorragend einen der Brotzeit vorauseilenden Unterzucker gemanagt hat.

Wie fühle ich mich, wie geht's mir, und zwar jetzt gerade – diese Fragen stehen im Mittelpunkt bei Kindern mit Diabetes, die frisch in die Schule kommen. Sie denken hauptsächlich an das aktuelle Befinden und können allein von der Entwicklung ihres Gehirns her noch nicht Jahre bis Jahrzehnte vorausdenken. Wir Eltern hingegen haben oft sorgenvoll auch die längerfristigen Folgen und mögliche Folgeschäden im Kopf, wenn zum Beispiel die Zeit im Zielbereich sinkt oder der HbA1c-Wert steigt. Kinder zu Beginn der Grundschule spüren ihren Diabetes in der Regel nur akut in Situationen, wo dieser an die Oberfläche kommt. Das kann zum Beispiel beim Erneuern des Sensors oder beim Setzen des Katheters bzw. beim Spritzen mit dem Pen sein oder wenn sich ein Unterzucker meldet. Nonie spürt bis heute keine Anzeichen für Überzucker. Ich frage immer danach, und sie hört in sich hinein, aber dazu kommt bisher noch keine Rückkopplung. Da bleiben wir einfach dran, irgendwann wird sie auch in diese Richtung Fühler entwickeln.

Grundschulkinder wollen in vielen Bereichen ihr Eigenes haben dürfen. Also sollten wir Eltern nicht vergessen, dass es auch ihr Diabetes, ihr Pen, ihr Sensor und ihre Insulinpumpe ist. Der Diabetes ist Teil von ihnen. Wir machen es ihnen nur schwieriger, wenn wir von unserem Diabetes sprechen oder die Personalform weglassen, um sie vielleicht zu schonen, oder damit sie es nicht so schwer haben. Und genau weil es ihr Diabetes ist, dürfen unsere Kinder auch mal was selbst entscheiden, selbst wenn das komplett in die Hose geht. Unsere Kinder verhandeln, und im Grundschulalter wird von Seiten der Kinder entwicklungsbedingt viel verhandelt, wir coachen sie, helfen ihnen, wieder aufzustehen und können sie auch darin unterstützen, dass sie etwas aus ihren Entscheidungen lernen, die sie mutig allein getroffen haben. Dafür haben sie unser Lob verdient, egal, wie die Sache am Ende ausgeht: „Du hast das ganz allein entschieden. Da bin ich echt stolz auf Dich."

Später in der Pubertät will ich als heranwachsendes Kind den Eltern auch mal eins auswischen, Grenzen ausloten, mal nicht spritzen, aber vorgeben, Insulin gespritzt bzw. mit der Pumpe abgegeben zu haben, Alkohol und seine Wirkung, auch auf den Diabetes, testen. **In der Pubertät heißt es für die Eltern aushalten und durchhalten.** Durch die hormonelle Entwicklung spinnen die Werte zudem einfach manchmal, wenn es Schübe gibt, tagelang, manchmal auch wochenlang. Dabei sind hormonelle Gegenspieler zum Insulin im Spiel. Und das macht die gesamte Gemengelage, gekoppelt mit dem pubertären Abnabelungsprozess, sehr unübersichtlich und zur Durststrecke für uns Eltern.

In der Pubertät baut sich das Hirn um. Der Grundaufbau des Hirns erfolgt bis zur Pubertät. Im Folgenden bleibt die Grundplastizität erhalten, der sich jetzt vollziehende Umbau ist mit unglaublich vielen Emotionen verbunden. Unser*e Teenager*in weiß oft selbst nicht, wo oben und unten ist. Die Hormone sorgen für den Rest. Irgendwann macht es Klick im Hirn. Danach ist es unseren Kindern auch möglich, realistisch längere Zeiträume als lediglich ein bis zwei Jahre zu überblicken. Jetzt geht es spätestens los, dass sich unsere fast erwachsenen bzw. frisch erwachsenen Kinder für ein längerfristiges Diabetesmanagement interessieren, wir sie damit erreichen können und anfangen, aufzuatmen. Unsere Kinder lernen, sich selbst zu steuern. Und dann begreifen sie auch, dass sie beim Diabetes langfristig schauen sollten in Bezug auf anhaltende Lebensqualität. Das kann ein guter Zeitpunkt sein, um Möglichkeiten und Vorzüge der modernen Diabetestechnologie nochmals mit frischem und entpubertiertem Blick zu diskutieren. Zudem funktioniert der Bedürfnisaufschub nun immer besser: „Wenn ich jetzt noch ein Jahr durchhalte, habe ich meinen Abschluss." Das Ende der Pubertät bzw. der Adoleszenz kann sich bis zu einem Alter von Mitte Zwanzig hinziehen, da bis dahin das Gehirn reift und sich umbaut. Die Geschlechtsreife erfolgt in der Regel deutlich vorher.[4][5][6]

Bei einem Kind mit Diabetes funktioniert das Gehirn nicht grundsätzlich anders. Es werden die gleichen Entwicklungen durchgemacht wie bei einem Kind ohne Diabetes. Lediglich, laut Dr. Carmen Albrecht, wenn es häufig zu schweren Hypoglykämien, also Unterzuckerungen, kommt, oder, laut Prof. Dr. Berner der TU Dresden, bei schweren Hyperglykämien, also diabetischen Ketoazidosen (DKA)[7], kann das eine gefährliche Unterversorgung des Gehirns und als Folge eine Beeinträchtigung des Gehirns, zum Beispiel in Form von Veränderungen der Aufmerksamkeit bzw. der Gedächtnisleistung,[8] zur Folge haben.

Wann spricht man von schweren Hypoglykämien? Zunächst einmal: „Hypos gehören", laut Dr. Albrecht, „zum Alltag mit Typ-1-Diabetes dazu und leichte For-

---

[4] Camares Amonat: „Warum wir erst im Alter von 25 wirklich erwachsen sind." *https://www.welt.de/kmpkt/article173780252/Adoleszenz-Warum-wir-erst-mit-25-richtig-erwachsen-sind.html* (abgerufen am 08.01.2024).

[5] Newsroom UK Heidelberg: „Der ganz normale Wahnsinn – Pubertät und Adoleszenz als Entwicklungsaufgabe". *https://www.klinikum.uni-heidelberg.de/events/newsroom/events/medizin-am-abend/2016/30-der-ganz-normale-wahnsinn-pubertaet-und-adoleszenz-als-entwicklungsaufgabe* (abgerufen am 08.01.2024).

[6] Landeshauptstadt München Sozialreferat Stadtjugendamt: „Pubertät, Pflegeelternrundbrief II/2018, Pflege und Adoption". *https://www.muenchen.info/soz/pub/pdf/604_Pflegeelternrundbrief_2_2018.pdf* (abgerufen am 08.01.2024).

[7] Prof. Dr. Reinhard Berner hat dieses in seinem Statement auf der Pressekonferenz des Helmholtz Instituts am 27.2.2023 zum Start der K1ds are Heroes-Kampagne in Berlin ausgeführt und berief sich dort auf aktuelle Studien. Mehr dazu hier: Peter Stiefelhagen: „Gefährliche Folgen bei Typ-1-Diabetes". Springer Link. *https://link.springer.com/article/10.1007/s11298-019-7160-4* (abgerufen am 23.01.2024). Ich selbst war bei der Veranstaltung ebenfalls mit einem Statement als Mutter eines T1D-Kindes anwesend.

[8] ISPAD Guidelines: Nicole Glaser, Maria Fritsch, Leena Priyambada, Arleta Rewers, Valentino Cherubini, Sylvia Estrada, Joseph I. Wolfsdorf, Ethel Codner: „ISPAD Clinical Practice Consensus Guidelines 2022: Diabetic ketoacidosis and hyperglycemic hyperosmolar state", 8.1 Morbidity and mortality, S. 846.

men sind vom Körper gut zu kompensieren. Allerdings sollte in der Therapie darauf geachtet werden, dass es möglichst selten zu ‚schweren Fällen' kommt." *Schwere Fälle* werden von der medizinischen Fachgesellschaft laut Dr. Albrecht definiert als „Unterzuckerung mit schwerer kognitiver Einschränkung und Notwendigkeit der Fremdhilfe zur Behandlung".

Von einer schweren Hyperglykämie (DKA) spricht man, wenn der pH-Wert des Blutes unter 7,1 sinkt,[9] das Blut also stark übersäuert ist. Normalerweise liegt er mit 7,35–7,45 im basischen Bereich.[10]

Bei akuter Hypo- sowie Hyperglykämie können vorübergehende Phänomene wie mangelnde Konzentration, Gedächtnisschwierigkeiten oder Schwindel auftreten. Diese wirken sich aber laut Dr. Albrecht in der Regel nicht nachhaltig auf die Hirnleistung oder dessen Entwicklung aus.

Schwere Fälle weitestgehend zu vermeiden, ist heutzutage zum Glück auch dank der technischen Fortschritte, zum Beispiel in Form von Alarmsystemen, der AID-Technologie und kontinuierlichen Glukose-Messsystemen schon gut möglich.

Ruhige Nächte sind wichtig für die Regeneration und Entwicklung eines jeden Kindes. Auch für Kinder mit Diabetes ist es folglich von großer Bedeutung, dass der Stoffwechsel nachts zur Ruhe kommen kann. Dass das nicht immer möglich ist, wissen alle Eltern von Kindern mit T1D. Aber wir Eltern können hier dennoch regelmäßig tatkräftig unterstützen, zum Beispiel indem wir vor dem eigenen Schlafengehen noch einmal nach dem Rechten schauen und gegebenenfalls aktiv werden in Sachen Diabetesmanagement. Unsere Kinder können ihren Diabetes im Grundschulalter allein von ihrer kognitiven Entwicklung her weder begreifen noch eigenständig managen, und schon gar nicht nachts, wenn sich ihr Körper in der wohlverdienten Regenerationsphase befindet. Jede Mithilfe und Korrektur der Blutzuckerwerte durch uns Eltern unterstützt folglich diese Regeneration. Für mich ist es ein großer Antrieb, gerade nachts, wenn ich eigentlich selbst zur Ruhe kommen möchte, dass ich meiner Tochter vielleicht jedes Mal, wenn ich tätig werde in Sachen Diabetesmanagement, ein paar Momente Lebensqualität oder ein paar Lebensminuten im höheren Alter schenke.

Wichtig ist, dass wir unsere Kinder Kinder sein lassen, der Diabetes sich integriert, aber nicht die Vorherrschaft übernimmt. Es ist gut, wenn sie sich auch mal nicht um ihren Diabetes kümmern, lernen, mit Fehlern konstruktiv umzugehen, alle Sinne im Alltag einzusetzen und wir – und später auch sie selbst – darauf achten, dass es ihnen wirklich gut geht. Der Diabetes kann sich zum kritischen Faktor für die Psyche entwickeln. Wenn es, auch später im Erwachsenalter noch, einmal eine Zeitlang nicht rund läuft, können daraus häufiger als bei Menschen ohne Di-

---

[9] ISPAD Guidelines: Nicole Glaser, Maria Fritsch, Leena Priyambada, Arleta Rewers, Valentino Cherubini, Sylvia Estrada, Joseph I. Wolfsdorf, Ethel Codner: „ISPAD Clinical Practice Consensus Guidelines 2022: Diabetic ketoacidosis and hyperglycemic hyperosmolar state", 4. Definition of Diabetic Ketoacidosis, S. 838.

[10] Bundesministerium für Gesundheit: „Azidose". *https://gesund.bund.de/azidose#auf-einen-blick* (abgerufen am 23.01.2024).

abetes Depressionen und Ängste entstehen. Je besser wir unseren Kindern beibringen, dass der Diabetes Teil von ihnen ist, den sie akzeptieren und umarmen, desto widerstandsfähiger werden sie auch auf lange Sicht. Sie lernen und wissen dann mit der Zeit, dass sie schwere Phasen bewältigen und überwinden können und das hinbekommen. Vielleicht auch mit unserer Hilfe, selbst wenn sie schon groß sind, das können wir ihnen proaktiv anbieten. Ihre *Resilienz* ist dann insgesamt höher, wenn sie schon im Kindesalter lernen, wie sie mit Tiefs, Krisen und den Kapriolen des Diabetes positiv umgehen können. Wir können ihnen Selbstwirksamkeit beibringen: „Ich schaffe das." Deshalb ist es so wichtig, dass es unseren Kindern ganzheitlich gut geht, sie lachen und strahlen und nicht zur Marionette des Diabetes mutieren und wir uns von unseren Sorgen und Nöten in Bezug auf sein Management auffressen lassen. Ja, er ist anspruchsvoll, ja, er wird nicht gerne ignoriert. Aber es ist wichtig, dass es auch Zeiten gibt, wo der Diabetes einfach mal keine Rolle spielt und wir unseren Kindern ermöglichen, ganz normal Kind zu sein, Werte hin oder her, auch wenn das Einfangen hinterher aufwendig ist.

Diabetes kann ein Booster sein. Das kindliche Gehirn wird insgesamt gesehen mehr gefordert. Oft sind Kinder mit Diabetes Typ 1 strukturierter, vernünftiger und reifer als ihre Altersgenossen, tragen sie ja das Päckchen Diabetes zusätzlich in ihrem noch so jungen Leben. Auch im späteren Lebensverlauf kann sich das positiv auswirken. Wenn wir es, auch den Kindern gegenüber, schaffen, den Diabetes nicht kategorisch als zusätzliche Belastung, sondern auch als zusätzliche Chance und durchaus gute Perspektive fürs Leben zu etablieren, haben wir sehr viel für die Eigenständigkeit, das Selbstbewusstsein und die *Resilienz* unserer Kinder getan. Sie können es durch unsere achtsame Führung und Unterstützung schaffen, besser mit Krisen umzugehen, sich selbst und ihren Diabetes mit einer positiven Einstellung zu managen und immer wieder aufzustehen. Hinfallen ist normal. Wichtig ist, dass wir ihnen zeigen, wie sie wieder auf die Füße kommen.

2.2. Die kindliche Persönlichkeit

Vielen Eltern ist es heutzutage wichtig, auf ihre Kinder in Sachen Persönlichkeitsentwicklung individuell einzugehen. Das war nicht immer so, galt es doch früher für viele Kinder, nach den Wünschen und Vorstellungen der Eltern und Erwachsenen zu funktionieren und sich deren Vorstellungen entsprechend zu entwickeln. Die eigenen Prägungen und Erlebnisse der Eltern spielen sicherlich eine große Rolle, wenn es um die Erziehung ihrer Sprösslinge geht, aber darauf gehe ich im nächsten Kapitel ein. Oft befürworten Eltern von heute zwar einheitliche Erziehungsprinzipien und -regelungen für alle Kinder, aber sie haben dennoch verstanden, dass jedes Kind besonders ist und einzigartig in seinen Bedürfnissen und seiner Persönlichkeit. Und das ist aus meiner Sicht gut so.

Das Thema T1D möchte ich in diesem Kapitel zunächst einmal ausblenden. Natürlich spielt es überall mit hinein, aber hier geht es vorrangig darum, die Grundpersönlichkeit unserer Kinder zu verstehen, Diabetes Typ 1 hin oder her. Innerhalb ihrer Persönlichkeitsmuster werden sie auch auf die hier für andere Bereiche skizzierte Art und Weise mit dem Diabetes und seinem Management in ihrem Leben umgehen.

Für die Entwicklung in Richtung Eigenständigkeit ist die Grundpersönlichkeit unserer Kinder ein wichtiger Faktor. Wenn wir verstehen, was unseren Kindern wichtig ist und welche Bedürfnisse sie haben, können wir sie viel effektiver unterstützen auf ihrem Weg in die Selbstständigkeit. Denn dann sprechen wir ihre Sprache.

Trotz aller Unterschiedlichkeit und Einmaligkeit gibt es diverse Ansätze, durch die Bildung von Persönlichkeitstypen grundsätzliche psychische und physische Bedürfnisse, die in uns Menschen angelegt sein können, besser zu verstehen. Ziel ist dabei, das Zusammenleben und die Kommunikation mit dem Gegenüber oder in Gruppen zu erleichtern. Was braucht der/die Einzelne, damit es ihm/ihr gut geht? Es ist erstaunlich, wie stark die individuellen Bedürfnisse voneinander abweichen – als sprächen wir unterschiedliche Sprachen, und ganz genau genommen tun wir das auch. Denn es tickt nicht jeder wie wir selbst, eine Erkenntnis, für die ich viele Jahre gebraucht habe und die mich einige schwierige Erfahrungen hat machen lassen.

Ich möchte die unterschiedlichen Grundbedürfnisse am Modell der Prozesskommunikation nach Dr. Taibi Kahler veranschaulichen: *„If you want them to listen to what you say, talk their language."*[11] Dieses Modell ist natürlich nur eines von vielen, mir hilft es allerdings, seit ich es für mich entdeckt habe, enorm, mit meiner Umwelt, inklusive der Familie, konstruktiver, positiver, zielführender und erfüllender zu kommunizieren. Und das wirkt sich letztlich auch auf den Haussegen aus. Deshalb habe ich gerade dieses Modell gewählt. Es wird kurz PCM® (Process Communication Model) genannt und *„hob in den späten 1970er Jahren ab, als Dr. Taibi Kahler markante Erkenntnisse aus seiner Persönlichkeitsforschung erstmals bei der NASA anwandte. Der leitende Psychiater der Raumfahrtbehörde hatte ihn gebeten, bei der Auswahl der bestgeeigneten Astronauten für die NASA-Missionen zu helfen."*[12] Ich verwende für dieses Kapitel die beiden in den Fußnoten 11 und 13 erwähnten Bücher und skizziere die Methode anhand der dort genannten Inhalte hier stark zusammengefasst mit dem Fokus auf Kinder und ihre Entwicklung in Richtung Eigenständigkeit.

Wichtig ist noch zu wissen, dass jeder Mensch alle sechs Persönlichkeitstypen, die ich in Anlehnung an PCM gleich vorstelle, in sich trägt, aber unterschiedlich kombiniert und ausgeprägt. Einer der Typen ist jeweils bei jedem Menschen aktuell prägend, aber die anderen können das Verhalten und die Bedürfnisse ebenfalls beeinflussen. Kahler spricht von sechs Etagen, jede Etage stellt dabei eine Phase dar, und es ist wie Fahrstuhlfahren. Als Kind fängst du unten an und je nachdem, wie sich das Leben entwickelt, fährst du nach oben – aber nicht zwangsläufig.

---

[11] Elisabeth Feuersenger: „Prozesskommunikation", Verlag Kahler, 4. Auflage, 2011, Zitat auf der Buchrückseite. Weitere Informationen auf: *https://www.kcg-pcm.de/de*.
[12] Aus „Vom Weltraum zum Weltruhm" von „Über PCM". *https://www.kcg-pcm.de/de/pcm-origins* (abgerufen am 02.03.2023).

Manche Menschen bleiben ihr Leben lang in der untersten Etage, was nicht gut oder schlecht ist. Meist wechselst du die Etage durch Lebenskrisen oder einschneidende Erlebnisse. Aber nicht für jede oder jeden bedeutet ein einschneidendes Erlebnis eine Krise, die meist einem Phasenwechsel vorangeht. Viele schaffen es, ohne Krise wieder zu sich zu finden und bleiben entsprechend in der derzeitigen Etage, ohne mit dem Fahrstuhl weiterzufahren.

Manchmal hat man das Gefühl, dass sich ein Mensch grundlegend verändert hat. Der Umgang ist leichter oder schwieriger als früher, und dieser Mensch scheint wie ausgewechselt. Dann kann es sein, dass ein Phasenwechsel stattgefunden hat und sich damit auch seine Bedürfnisse und Prioritäten sowie seine Art zu kommunizieren geändert haben. Dieser Mensch befindet sich fortan gemäß Kahler in der nächst höheren Etage.

Sehr komplexe und schwer zu durchschauende, aber auch sehr anpassungsfähige, im jetzigen Leben ausgeglichene Persönlichkeiten haben nach Kahler oft mehrere Phasenwechsel hinter sich. Sie sind in der Lage, spielend mit dem Fahrstuhl durch die Etagen zu fahren, weil sie in vielen Etagen bereits zuhause waren. Aber auch diese Menschen leben aktuell in einer bestimmten Etage und fühlen sich dort am wohlsten bzw. zeigen in Stresssituationen den Stress dieses Persönlichkeitstypen. Und vor Stress ist niemand gefeit.

Was nun Kinder angeht, um die es ja hier primär geht, befinden sie sich in der Regel noch in der ersten Etage, der Basis. Vergleicht man die sechs Etagen mit einem Haus, ist die Basis vollständig möbliert. Nach oben hin nehmen die Möbel ab, und in der sechsten Etage stehen nur noch vereinzelt Gegenstände herum. Im Alter von sechs bis sieben Jahren stehen die Etagen, also die gesamte Persönlichkeitsarchitektur, laut Kahler fest. Die ersten Lebensjahre und die dort stattfindenden Prägungen und Erfahrungen entscheiden folglich darüber, wie sich das Grundgerüst der ureigenen Persönlichkeit ausrichtet.

In den ersten sechs Lebensjahren durchlaufen Kinder laut Kahler sechs Entwicklungsstufen, in denen jeweils unterschiedliche Themen im Vordergrund stehen. Je nachdem, was das Kind in der jeweiligen Stufe einer bestimmten Altersspanne erlebt, aber auch, ob diese Erlebnisse einschneidend sind, es zu Störungen oder Krisen in diesem Zeitraum kommt, beeinflusst, wie die Psyche des Kindes dieses Thema verarbeitet. Im Idealfall lernt das Kind mit dem jeweiligen Thema umzugehen und es zu integrieren. Es entwickelt eine Lösungsstrategie für das Thema dieser Stufe. Die ersten sechs Lebensjahre führen also laut Kahler zu einer individuellen Prägung, die für das gesamte restliche Leben Auswirkungen auf die Persönlichkeit hat.

Die sechs Entwicklungsstufen und dazugehörige Themen in der frühen Kindheit sind nach Kahler folgende[13]:

---

[13] Taibi Kahler, Ph.D.: „Process Therapy Model", Verlag Process Training and Consulting Musselmann e.K., 2. Auflage, 2017, S. 229. Weitere Informationen auf: *https://www.ptc-musselmann.de/*.

Alter (Monate)	Entwicklungsstufe	Thema
0–9	Abhängigkeit	Autonomie
9–18	Verbindung	Bindung
18–24	Vertrauen	Angst
24–36	Loslösung	Verlust
36–48	Unabhängigkeit	Verantwortung
48–60	Beziehung	Ärger

Ein Kind im Alter von 30 Monaten befindet sich demnach in der Phase, wo es Erfahrungen bezüglich des Loslösens macht, wenn es zum Beispiel in eine Tagesbetreuung geht. Es lernt daraus, wie es mit dem Thema Verlust umgehen kann. Wenn es positive Erfahrungen in dieser prägenden Phase für den Bereich des Loslösens macht und seine Bedürfnisse hier in einer positiven Weise gestillt werden, wird es eine Lösungsstrategie für das Thema Verlust entwickeln, die es das ganze Leben lang abrufen kann. Sind die Erfahrungen hingegen schwierig, weil zum Beispiel die Bedürfnisse ungestillt bleiben, kann es sein, dass es irgendwann mit diesem ungelösten Thema konfrontiert wird und sich dies durch eine Lebenskrise äußert, der sich gegebenenfalls ein Phasenwechsel, also der dauerhafte Wechsel der Etage anschließt.

Nun aber zu den sechs Persönlichkeitstypen, die Kahler identifiziert hat

Der Basistyp gilt dabei prinzipiell als angeboren. In welcher Reihenfolge und Ausprägung die übrigen fünf Typen bei jedem von uns auftreten, ist wie gesagt von den Erlebnissen im frühen Kindesalter in Bezug auf Erziehung und Umwelt, also vor allem von den Interaktionen mit den Eltern bzw. Erziehungsberechtigten und weiteren Bezugspersonen, abhängig.

Die sechs Persönlichkeitstypen sind[14]:
1. Träumer
2. Macher
3. Beharrer
4. Logiker
5. Rebell
6. Empathiker

Jeder Typ beschäftigt sich mit einem *Thema,* das seine Bedürfnisse und Handlungen prägt. Hinzu paart sich ein *Gefühl,* das für dieses Thema sehr vordergründig ist und dessen Integration oftmals eine Herausforderung darstellt. Die Entwicklungsstufen sind von oben übernommen und werden hier den sechs Persönlichkeitstypen zugeordnet. Man kann im späteren Lebensverlauf daran erkennen, wenn sich Lebenskrisen abzeichnen, in welcher frühkindlichen Altersspanne ihre Ursachen liegen könnten:

---

[14] Taibi Kahler, Ph.D.: „Process Therapy Model", Verlag Process Training and Consulting Musselmann e.K., 2. Auflage, 2017, S. 232ff. Weitere Informationen auf: *https://www.ptc-musselmann.de/.*

Typ	Stufe / Thema / zu integrierendes Gefühl
1. Träumer	Abhängigkeit / Autonomie / eigene Potenz erkennen (Entscheidungen treffen)
2. Macher	Verbindung / Bindung / Nähe zulassen
3. Beharrer	Vertrauen / Angst / Angst bewältigen
4. Logiker	Loslösen / Verlust / Trauer bewältigen
5. Rebell	Unabhängigkeit / Verantwortung / Bedauern bewältigen (Eigenliebe zulassen)
6. Empathiker	Beziehung / Ärger / Ärger zulassen

Was ist den verschiedenen Typen wichtig? Was gibt ihnen Kraft?

Typ	Was ist mir wichtig?	Was gibt mir Kraft?
1. Träumer	Inaktion	Alleinsein / Rückzug
2. Macher	Aktion	Aufregung
3. Beharrer	Meinungen	Anerkennung der Meinung und der Leistungen
4. Logiker	Denken	Anerkennung der Leistung / Zeitstruktur
5. Rebell	Reaktion	Kontakt
6. Empathiker	Gefühle	Anerkennung der Person / Anregung der Sinne

Was *fragen* sich die einzelnen Typen?

1. Träumer	Ist Dir meine Anwesenheit wichtig?
2. Macher	Kannst Du das (in die Tat) umsetzen?
3. Beharrer	Honorierst Du meine Ansichten?
4. Logiker	Findest Du meine Ideen gut?
5. Rebell	Akzeptierst Du mich so, wie ich bin?
6. Empathiker	Magst Du mich so, wie ich bin?

Welchen *Kommunikations-/Interaktionsstil* bevorzugt der einzelne Typ und welche Worte entsprechen seiner *Muttersprache*?

1. Träumer	direktiv / „Ich stelle mir vor …"
2. Macher	direktiv / „Mach … / Tu es!"
3. Beharrer	informativ / demokratisch / „Meiner Meinung nach …"
4. Logiker	informativ / demokratisch / „Ich denke …"
5. Rebell	spielerisch / Laissez-Faire / „Ich mag / mag nicht …"
6. Empathiker	fürsorglich / „Ich fühle …"

Prozentual verteilen sich die Typen wie folgt auf die Bevölkerung (hier USA)[15]:
1. Empathiker: 30%
2. Logiker: 25%
3. Rebell: 20%
4. Beharrer: 10%
5. Träumer: 10%
6. Macher: 5%

Was zeichnet die einzelnen Typen aus?

Hier möchte ich einmal beispielhaft kindliche Basischaraktere skizzieren, die natürlich der Anschaulichkeit halber von mir überzeichnet wurden:

Theo, der Träumer

Er sitzt oft stundenlang am Fenster und schaut hinaus. Im Sommer verbringt er ganze Tage in seinem Baumhaus und lässt seiner Fantasie freien Lauf. Allein, denn die Welt da draußen ist ihm oft zu schnell und zu hektisch. Danach geht es ihm gut, was man an einem Lächeln auf seinem Gesicht erkennt. Das Abendbrot würde er allerdings, so in seinem Baumhaus träumend, ziemlich sicher verpassen, wenn seine Mutter ihm nicht jeden Tag aufs Neue Bescheid geben würde. Er spricht oft darüber, wie er sich die Welt von morgen vorstellt, oder er stellt sich vor, was er einmal werden könnte. Im Stress ist es ihm unmöglich, selbst Entscheidungen zu treffen. Dann steht er da wie gelähmt und kann keinen klaren Gedanken fassen. Alles bleibt liegen, und er sitzt mit starrem Blick mittendrin und jammert. „Der bekommt ja gar nichts auf die Reihe", denken sich die Freunde dann. Theo möchte, wenn er groß ist, einmal Schriftsteller werden, vielleicht auch Professor oder Forscher in der Antarktis, der wochenlang allein ist mit der Natur.

Mike, der Macher

Er liebt die Aufregung und wenn so richtig was los ist. Je mehr Trubel, desto besser. Und immer spontan dabei. Das tut ihm richtig gut! Also sieht er zu, dass es ihm in seinem Leben nie langweilig wird. Er fordert andere heraus, ihre Stärke zu beweisen, und macht gerne mal eine Ansage, die auf manche seiner Freunde einschüchternd wirken kann. Wenn er gut drauf ist, überzeugt er durch seine Energie, seine Antriebskraft und seinen Charme. Sein Arbeitsmotto ist *„done is better than perfect"*, und solange man die Hausaufgaben irgendwie entziffern kann, ist es doch prima, oder? Mike ist außenimpulsiert. Wenn es ihm zu öde wird, kann es sein, dass er auch mal einen Streit anzettelt oder Regeln absichtlich bricht, damit sein Leben wieder mehr Aufregung bekommt. Mike sucht das Risiko und die Grenzerfahrung. Schwächlinge sind ihm ein Graus. Fühlt er sich jedoch in die

---

[15] Elisabeth Feuersenger: „Prozesskommunikation", Verlag Kahler, 4. Auflage, 2011, S. 92. Weitere Informationen auf: *https://www.kcg-pcm.de/de.*

Ecke gedrängt, kann es sein, dass er eine „Ihr könnt mich alle mal"-Haltung entwickelt und sich von einem Moment auf den nächsten verdünnisiert und alle im Stich lässt. „Mistkerl", denken die andern dann. Sein Traumberuf ist Superheld, immer in Action, denn er definiert sich über Stärke.

Beate, die Beharrerin

Sie liebt es, zu diskutieren, für Gerechtigkeit, für Einhaltung der Regeln und einfach auch aus Prinzip. Dabei ist sie sehr gewissenhaft und beharrlich. So schnell kann man sie nicht abschütteln, wenn ein Thema aus ihrer Sicht noch nicht mit befriedigendem Ergebnis ausdiskutiert wurde. Wenn zum Beispiel ihre Freundinnen in der Schule von den Lehrern ungerecht behandelt werden, lässt sie nicht locker, bis eine Lösung gefunden wurde. Auf Jasager*innen kann sie gut verzichten. Wenn ihre Meinung nicht gehört wird, wird sie fuchsteufelswild. „Wie kann der ignorieren, was ich zu sagen habe", fragt sie sich dann und legt los. Angriff ist die beste Verteidigung. Und nach einer richtig guten Debatte, in der ihre Meinung von allen gehört und respektiert wurde und in der quittiert wurde, wie wertvoll ihr Engagement, zum Beispiel in der Umwelt AG oder dem Projekt für Tansania, ist, sind ihre Batterien vollgeladen. Auch Qualität und Tradition, zum Beispiel, dass sich Weihnachten alle wie immer versammeln beim traditionsreichen Weihnachtsessen, sind ihr wichtig, die guten alten Werte. Wenn es Beate nicht gut geht, sieht sie, wie viele Fehler die anderen machen und tut dies auch kund. Sie fängt an zu predigen, bis dem Gegenüber die Ohren abfallen. „Puh, ist die anstrengend", finden dann ihre Freundinnen. Ihre Fassade steht, grundsätzlich, denn es ist ihr wichtig, nach außen den Schein zu wahren, egal, wie es ihr im Inneren wirklich geht. Das darf niemand sehen, das zeigt man nicht. Und so hat sie auch eine gute Auswahl an Schminke zuhause, ohne die sie niemals aus dem Haus gehen würde. Vertrauen ist so eine Sache. Das wird sich erst verdient, denn sie hat panische Angst davor, dass jemand sie hintergehen könnte, legt sich innerlich alle möglichen Verschwörungstheorien zurecht. Hat mich meine Freundin nun verraten oder nicht? Sie möchte Anwältin oder Polizistin werden, für das Richtige eintreten, dafür sorgen, dass Regeln eingehalten werden und die Guten am Ende gewinnen.

Leo, der Logiker

Er ist gut organisiert, verantwortungsbewusst, glänzt mit Ordnung in seinem Zimmer und seinen Heften und hat seine Termine bestens im Blick. Die Urkunden und Pokale, die er sich in der Schule und beim Sport durch Fleiß und Ausdauer verdient hat, sind gut sichtbar in seinem Zimmer aufgereiht. Für Wichtiges gibt es eine Liste, oft strukturiert er seine Zeit, und ihm entgeht selten etwas. Die Liste aktualisiert er ständig, weil es im Leben ja oft zu Planänderungen kommt, mit denen er sich auf diese Weise am besten arrangieren kann, auch wenn sie außerhalb seiner Komfortzone liegen. Perfekt sein, das ist sein Anspruch und so schimpft er hin und wieder über seine Mitmenschen, wenn die so überhaupt gar nicht perfekt sind und denen das zudem dann auch noch egal ist. Es wäre besser gewesen, er hätte es gleich selbst gemacht, denkt er dann. Die Fakten zählen. Wie dumm die anderen doch manchmal sind, wenn sie Dinge, die aus seiner Perspektive vollkommen logisch sind, nicht auf dem Zettel haben oder wichtige Details vergessen. Freizeit gönnt er sich erst, wenn alles abgearbeitet ist, wenn alles perfekt ist, auch wenn das bedeutet, dass er nicht mit den anderen auf den Sportplatz zum Fußballspielen geht. Schwierig ist, wenn er dann für alles, was er geleistet hat, oft bis spät in den Abend hinein, keine Anerkennung erhält. Dann denkt er sich, dass die anderen seine Brillanz, Emsigkeit und Durchhaltekraft gar nicht verdient haben. Mit Verlust kann er nur schwer umgehen, ob es nun der Verlust eines Menschen, aber auch verlorene Zeit, ein verlegter Gegenstand oder eine verlorene Gelegenheit ist. Das macht ihn wahnsinnig. Er mag es auch gar nicht, abserviert zu werden. Leo behält gerne die Kontrolle und delegieren fällt ihm schwer, denn am Ende misst er seine Umwelt an seinem eigenen Perfektionismus. Und so ist er es oft, der in Gruppenprojekten die Führung übernimmt und für andere mitarbeitet, will er doch seine gute Note nicht wegen der Unfähigkeit der anderen riskieren. Er möchte unbedingt Chirurg oder Ingenieur werden.

Rabea, die Rebellin
Wenn alle rechtsherum gehen, geht Rabea aus Prinzip schon einmal linksherum. Hausaufgaben, weil der Lehrer es so will, ohne dass sie es einsieht – nicht mit ihr. Da wird dann lieber geschwänzt, als hier klein beizugeben. Rache ist süß: „Wenn du mir ein schlechtes Gefühl gibst, mach ich dir noch ein viel schlechteres." Da können schon einmal ein paar fiese Lehrerstreiche bei herauskommen. Und um ihre Schuluniform zu ertragen, färbt sie sich zumindest die Haare grün, zieht bunte, mit Tiermotiven verzierte Strümpfe, gut versteckt in ihren Winterschuhen, an und legt sich bunte Ketten um. Es ist ihr egal, was die anderen dazu sagen. Sie liebt es, nachmittags in ihre Freizeitaktivitäten einzutauchen, wo sie sich spielerisch austoben kann, am liebsten beim Skateboarden und Snowboarden, aber bitte außerhalb der erlaubten Wege und Pisten. Sie hat unglaublich viele Freunde, liebt den Kontakt, aber dennoch auch ihre Unabhängigkeit. Wenn sie kommt, geht die Party so richtig los, denn sie ist immer für Witze und Spaß zu haben, ja übernimmt hier oft die Initiative. Wenn sie einen Fehler macht, reagiert sie oftmals mit „Da kann ich doch nichts für, wenn dieser blöde Stuhl im Weg stand ...", sucht also die Schuld beim anderen, auch wenn es Gegenstände oder Umstände sind, denn Eigenverantwortung für ihr Tun zu übernehmen, das fällt ihr schwer. Entsprechend ist es nicht ihr Ding, sich zu entschuldigen, denn dafür wäre es wichtig, sich und das eigene Tun ganz zu akzeptieren, aber das lernt Rabea erst schrittweise. Sie ist kreativ und emotional, und so schreibt sie in ihrer Freizeit Raptexte, aber mit einer ordentlichen Prise Humor, und spielt Theater. Gerne möchte sie Malerin, Schauspielerin oder Singer-Songwriterin werden.

Emma, die Empathikern
Emma ist es unglaublich wichtig, dass sich alle in ihrer Nähe wohlfühlen. Sie kümmert sich rührend um ihre Freundinnen und ist sofort da, wenn sie helfen kann, auch wenn das bedeutet, dass sie ihre eigenen Prioritäten dafür hintanstellt. Wenn sie dann für das, was sie getan hat, auch die gebührende Anerkennung in Form von warmen Worten oder einer herzlichen Umarmung erhält, ist ihre Welt in Ordnung. Und auch Komplimente sind für sie wichtig, denn Emma macht sich gerne hübsch. Sie hört Musik und liebt den Blumenduft im Frühling. Am liebsten trägt sie ihren flauschigen Kuschelpulli und schmust mit ihrer Katze, der sie jeden Wunsch von den Lippen abliest. In ihrem Zimmer ist es gemütlich mit Kuscheldecken und -tieren und vielen warmen Farben. Da ihr Harmonie so wichtig ist, hasst sie es, wenn es in der Klasse Streit gibt, möchte sie doch, dass sich alle einfach gut verstehen. Im Zweifel sucht Emma Fehler bei sich selbst und passt sich an, um es anderen recht zu machen. Wenn also alle ins Kino möchten, obwohl sie lieber ins Schwimmbad gehen würde, geht sie der Harmonie wegen eben mit ins Kino, denn auf keinen Fall möchte sie die Freundinnen verärgern. Wenn es ihr nicht gut geht, ärgert sie sich allerdings auch immer mal wieder darüber, dass die anderen nicht sehen, wie viel Gutes sie für sie getan hat. „Wenigstens bedanken könnten die sich", schnaubt sie dann frustriert. Körperliche Nähe tut ihr gut, und so umarmt und herzt sie jeden, der in ihre Nähe kommt. Wenn sie Freunde zu Besuch hat, wird deren Lieblingsessen gekocht, denn sie sollen sich wohlfühlen. Sie möchte, wenn sie groß ist, am liebsten Altenpflegerin werden oder auf einem Pferdehof arbeiten, der Reitferien für Kinder anbietet, aber auf dem es auf jeden Fall auch noch ganz viele andere Tiere geben soll, um die sie sich kümmern kann. Die Dankbarkeit der Tiere bedeutet ihr sehr viel, und so ist sie die perfekte Kandidatin für ein Haustier, um das sie sich, zur Freude der Eltern, auch regelmäßig kümmert.

Was machen diese Typen, wenn du ihnen nach einer großen Anstrengung sagst: „Jetzt hast du frei und kannst machen, was du willst. Jetzt kannst du deine Batterien aufladen."

Mike geht Skateboarden und wählt den gefährlichsten Parcours. Theo verschwindet ganz schnell in seinem Baumhaus. Allein. Beate fängt auf *WhatsApp* eine leidenschaftliche Diskussion darüber an, was beim Ausflug heute in der Schule gut war, welche Lehrer*innen ihr so richtig auf die Nerven gegangen sind und warum. Emma kuschelt sich in ihren Lieblingspulli und schnappt sich ihre Katze für eine Schmuseeinheit. Dabei hört sie ihre Lieblingsmusik und trinkt einen warmen Tee. Leo zieht sich in sein Zimmer zurück und überarbeitet seine *To-do*-Listen für den restlichen Tag und gleich auch die ganze Woche. Zudem denkt er über seine Wochenendplanung nach und wohin er als Nächstes in den Urlaub fahren möchte. Und Rabea dreht ihre Lieblingsmusik auf, tanzt wild in ihrem Zimmer umher und schaut sich dann die neusten Pranks auf *TikTok* an.

Ein Beispiel für eine Misskommunikation zwischen zwei Persönlichkeitstypen, die nicht dieselbe Sprache sprechen

Für einen Logiker ist es beispielsweise schwierig, im direktiven Kanal eine wie ein Befehl wirkende Ansage zu bekommen von einem Macher so nach dem Motto: „Geh jetzt einkaufen, ich wasche in der Zeit das Auto, und wenn ich fertig bin, hole ich dich vor dem Laden wieder ab. Ist doch *easy*, oder? Schaffen wir, bis die Gäste kommen." Es kann sein, dass der Logiker bei so einer Ansprache mit Unverständnis reagiert, dichtmacht und Stresssymptome zeigt. Vielleicht wird er den Macher verbal angreifen und im Detail erklären, warum er denkt, dass der Macher zu blöd dafür ist, in dieser stressigen Situation, die genaue Planung bedarf, vernünftige, präzise Vorschläge zu machen.

Was der Logiker benötigt, ist eine demokratische Ansprache, die Anerkennung seiner Leistung und eine Zeitstruktur aufweist, gerade, wenn die Lage sowieso schon angespannt ist. Die eben skizzierte Situation würde, vom Macher in der Muttersprache des Logikers formuliert, zum Beispiel wie folgt aussehen: „Wie wollen wir uns hier aufteilen? Es ist wichtig, dass wir einkaufen gehen und das Auto waschen. Schau mal, ich habe eine Einkaufsliste vorbereitet. Passt die Liste so für dich? Wie können wir das hinbekommen, sodass wir spätestens innerhalb von 30 Minuten, wenn der Besuch kommt, sicher wieder zuhause sind? Zum Geschäft brauchen wir fünf Minuten mit dem Auto. Du bist super darin, schnell durch den Supermarkt zu flitzen. Denkst du, du schaffst das, während ich das Auto wasche? Waschprogramm 5 wäre mein Vorschlag. Einverstanden? Ich denke, du hättest im Laden ungefähr 20 Minuten Zeit. Was denkst du darüber?" Jetzt fängt der Logiker an, sich zu öffnen, seine Gehirnzellen zu aktivieren und konstruktiv an einer Lösung mitzuarbeiten, denn jetzt spricht der Macher die Muttersprache des Logikers.

Was bedeutet all das nun in Bezug auf die Entwicklung der Eigenständigkeit unserer Kinder im Grundschulalter?

> **Ein Fallbeispiel**
>
> In einer Woche beginnen die Ferien und unser Kind darf das erste Mal allein mit einem Freund/einer Freundin ein verlängertes Wochenende lang verreisen. Bisher hat er/sie lediglich immer mal wieder eine Nacht bei den Großeltern übernachtet, die um die Ecke wohnen. Nun geht es nach Italien mit der ganzen Familie des Freundes/der Freundin.

Wie kann ich die *Eigenständigkeit* meines Kindes in diesem Fall vorbereiten und positiv beeinflussen? Wie kann ich mein Kind in seinem Tun bestärken, und welche Stresssymptome könnte es zeigen? Wie kann ich auf diese adäquat und in seiner Muttersprache eingehen? Welcher Kommunikationsstil passt? Dabei spielt jetzt meine eigene Prägung einmal keine Rolle. Es geht hier nur um die adäquate Kommunikation mit dem Kind. Natürlich ist diese Darstellung klischeehaft, um zu verdeutlichen, wie wir das Wochenende für die einzelnen Typen bestmöglich gestalten könnten. Dass die Realität anders aussieht, steht außer Frage.

Gehen wir einen konstruierten Idealfall doch einmal beispielhaft durch für die sechs Basispersönlichkeitstypen:

Zeit zum Alleinsein

Für Theo ist eigenständiges Handeln eine große Herausforderung. Er braucht immer mal wieder Pausen von seiner Eigenständigkeit und Momente, in denen er an die Hand genommen wird, sowie genügend Rückzugsmöglichkeiten, um sich von seinen mutigen Schritten zu erholen. Eltern brauchen hier tendenziell etwas mehr Geduld.

Theo ist sich sehr unsicher, ob er sich an dem Wochenende wohlfühlen wird. Er hat Sorge, dass ihm das alles zu viel wird und er zu wenige Rückzugsmöglichkeiten hat. Ich frage die Eltern seines Freundes, ob es die Möglichkeit gibt, dass Theo in einem Einzelzimmer schläft, was diese zum Glück bejahen. Zudem erkläre ich den Eltern, dass es Theo gut tut, auch mal eine halbe Stunde allein zu chillen und dass das dann nicht böse gemeint ist oder etwas Schlechtes bedeutet. Und ich sage auch Bescheid, dass es für Theo absolut in Ordnung ist, wenn man ihm sagt, was er tun soll oder wie er helfen kann, am besten mit ein bisschen Vorlauf, so nach dem Motto „In einer halben Stunde treffen wir uns alle in der Küche und dann wäre es super, wenn du den Tisch decken könntest". Worauf Theo sich freut, ist, sich den anderen einfach anzuschließen und mitzumachen, was sie vorschlagen. Es stört ihn überhaupt nicht, dass die anderen für ihn entscheiden, welche Aktivitäten an dem Wochenende auf dem Programm stehen, sondern es erleichtert ihn eher. Theo nimmt sein Lieblingsbuch und auch sein Tagebuch mit, damit er auch Gründe dafür findet, sich, wenn es ihm zu viel wird, auf sein Zimmer zurückzuziehen. Ich verspreche ihm noch, dass er, wenn er zurück ist, erst einmal *open end* chillen darf, allein in seinem Baumhaus, ohne Verpflichtungen.

Immer was los!

Für Mike ist Eigenständigkeit gar kein Problem. Ihm sollte man allerdings ein paar Dinge mit auf den Weg geben in Form einer klaren Ansage, die keinen Spielraum für Interpretation oder Missverständnisse lässt. Dinge, die wichtig sind, damit er nicht zu unbedacht handelt im Erproben seiner Eigenständigkeit und zu sehr nur auf seiner eigenen Welle reitet, ohne die anderen mitzunehmen. Denn mit seiner Impulsivität und seinem Tatendrang kann er andere schnell überrollen. Gerne nimmt er Herausforderungen an und lässt sich auf Wetten ein.

Mike kann es gar nicht erwarten, endlich loszufahren. Seine Tasche packt er recht kopflos, aber das ist ihm auch egal. Notfalls zieht er drei Tage lang dasselbe an. Ich frage die Eltern, was an Aktivitäten geplant ist, und wir überlegen gemeinsam, wie es auch für Mike ein gutes Programm werden kann. Wildwasserrafting und ein Besuch im Freizeitpark, besser kann es nicht kommen. Ich atme auf. Ich gebe Mike mit direkten Ansagen noch ein paar Regeln mit auf den Weg: Sei freundlich, hilf mit, wo du kannst, wasch dich abends, und versuche bitte, die anderen nicht zu provozieren, sondern stell auf freundliche Art und Weise klar, wenn dich etwas stört. Und auch den Eltern stecke ich, dass Mike klare Ansagen sehr gut vertragen kann und auch gerne einmal herausgefordert wird. Jede Wette ist eine gute Wette für Mike.

Deine Meinung zählt

Beates Eigenständigkeit kann gefördert werden, indem man mit ihr im Vorfeld über ihre Ängste spricht, diese ernst nimmt und dadurch Vertrauen schafft. Sie hört gerne auf die Meinungen ihrer Freunde und Vorbilder, und wenn sie sich daran orientieren darf, fällt auch der Groschen in Richtung Eigenständigkeit. Gruppendynamik und ein Mitbestimmungsrecht sind für sie wichtig, um sich zurechtzufinden.

Beates große Sorge an diesem Wochenende mit ihrer Freundin und deren Familie ist, dass sie die Familie noch nicht so gut kennt. Kann sie ihnen wirklich vertrauen? Was, wenn etwas passiert und sie plötzlich allein dasteht ohne ihr vertrautes Umfeld? Was, wenn der Vater doch nicht so nett ist und sie sich mit den fremden Italienern missversteht? Was, wenn die Familie tuschelt und sie die Insiderwitze nicht versteht? Also treffen wir uns vorher noch mal mit ihrer Freundin und den Eltern. Wir besprechen, was alles geplant ist, und Beate wird gefragt, was ihr wichtig ist und wie sie die Tage und Abende gestalten würde. Jetzt fühlt sie sich schon viel besser, denn ihre Meinung zählt. Auch auf der Fahrt und während des Wochenendes spürt sie, dass die Familie alles tut, um sie zu integrieren. Sie wird immer wieder um ihre Einschätzung gebeten und kann auch vermitteln, wenn es zwischen ihrer Freundin und deren Eltern einmal knallt. Bravourös setzt sie sich für ihre Freundin ein und wird von deren Eltern ernstgenommen. Am Ende bedanken sie sich sogar dafür. Besser hätte das Wochenende für Beate nicht laufen können.

Ein strukturierter Tagesplan

Leos Weg in die Eigenständigkeit funktioniert gut mit einem sauber ausgearbeiteten Plan bzw. einem sehr detaillierten Briefing, das er dann aber allein umsetzen kann. Planänderungen sollten dabei vermieden werden oder in verschiedenen Szenarien gleich mit antizipiert werden. Seine Eigenständigkeit beginnt damit, dass er sich den Plan selbstständig ausdenkt und dabei lieber recherchiert, als jemanden um Rat fragt. Es ist gut, ihn damit seine eigenen Erfahrungen machen zu lassen, denn sein Anspruch an Perfektion hindert ihn oft daran, Hilfe von anderen anzunehmen. Er zieht seine eigenen Schlüsse aus seinen Erfahrungen und wird dadurch immer eigenständiger.

Auf das Wochenende mit seinem Freund bereitet sich Leo gut vor. Er erstellt diverse Listen: Was nehme ich mit? Was möchte ich unternehmen? Welche Sehenswürdigkeiten möchte ich besichtigen? Welche *To-dos* gibt es während der Reise? Und damit er dann nicht enttäuscht ist, zeige ich der Mutter seines Freundes diese Listen, und wir schauen, wo es Überschneidungen gibt in Bezug auf die Planung der Familie. Zum Glück decken sich die Vorstellungen in den meisten Aspekten. Hier freut sich Leo über das Lob der Mutter seines Freundes, dass er das ja echt perfekt vorbereitet hat und hervorragend recherchiert hat. Mit stolz geschwellter Brust macht er in seinem Eifer gleich noch weitere Vorschläge und bietet an, auch die Eintrittspreise der Sehenswürdigkeiten genau zu studieren und Optionen zu eruieren, ob es vielleicht besser ist, sich im Vorfeld Onlinetickets zu besorgen.

Auch seinen Vorschlag für die Struktur der einzelnen Tage legt er vor. Hier zeigt der Vater des Freundes Leo seine Dankbarkeit, denn das wäre eigentlich sein Job gewesen. Was für Leo schwer ist, ist, dass die Familie den einen Ort, den er so gern gesehen hätte, nicht ansteuern möchte. Zwar kann er die Gründe nachvollziehen, aber dennoch findet er, dass die Eltern hier eine falsche Entscheidung treffen. Für ihn ist das ein verlorenes Element der Reise, also ein Verlust, denn gerade auf diesen Ort hatte er sich besonders gefreut. Also verspreche ich ihm, dass wir uns genau diesen Ort noch einmal mit unserer Familie ansehen. Ich wollte da auch schon immer hin und biete Leo an, diese Reise für uns zu planen, wenn er aus dem Wochenende zurückgekommen ist. Jetzt strahlt er wieder und es kann losgehen.

In die Menge eintauchen und italienische Lebensfreude genießen

Rabeas Eigenständigkeit fördert man am besten, indem man sie einfach machen lässt. Sie braucht ihren Freiraum und fordert von sich aus Unabhängigkeit ein. Da sein, nach ihr schauen, sich erkundigen, wie es ihr geht, aber ohne Druck, sind gute Methoden, um sie auf ihrem Weg in die Eigenständigkeit zu unterstützen, sofern sie überhaupt Hilfe annehmen möchte.

Für Rabea ist das bevorstehende Wochenende etwas ganz Besonderes. Sie freut sich vor allem auf den Vater ihrer Freundin, denn er hat immer einen guten Witz parat und fährt so herrlich schnell auf der Autobahn. Da spürt sie Freiheit pur. Und auch sonst sind die Eltern ihrer Freundin echt cool, denn sie haben von sich aus vorgeschlagen, auf ein großes Festival zu gehen und den beiden Mädchen dort viel Freiheit zu lassen, was ich, meine Tochter kennend, begrüßt habe. Viele Menschen treffen und die italienische Lebensfreude genießen, ob auf Märkten, beim Festival oder in einem der vielen Restaurants, die zur Auswahl stehen, das zaubert ihr schon auf der Hinfahrt vor lauter Vorfreude ein Lächeln ins Gesicht. Einzig und allein der kleine Bruder ihrer Freundin könnte ein Spielverderber werden, denn er lästert immer über ihre derzeit pinken Haare und ihren auffälligen Klamottenstil. Das ist ihm peinlich, hat ihr ihre Freundin gesteckt. Aber dem wird sie es zeigen, denn sie hat sich schon einen kleinen Streich für ihn ausgedacht. Wird hier aber nicht verraten. Mit „Sei artig" kommt man bei ihr nicht weiter, das weiß ich nur zu gut. Also lasse ich sie einfach ohne großes Briefing ziehen und Spaß haben, denn dann geht es ihr auf ihrem Weg in die Eigenständigkeit am besten. Über das, was vielleicht letztlich dann doch nicht rundgelaufen ist, sprechen wir lieber hinterher, indem wir die Situationen nachspielen. Rabea liebt das, denn dann hat das Ganze auch gleich einen Unterhaltungswert, ist nicht so fürchterlich ernst und wir können im Nachhinein gemeinsam darüber lachen.

Warmherzige Harmonie

Emma wird bestärkt, Schritte in Richtung Eigenständigkeit zu gehen, wenn sie sich in ihrer Umgebung wohlfühlt und sie immer mal ein Lob bekommt. Dann blüht sie auf und traut sich was. Und es tut ihr gut, auf ihrer Suche nach Eigenständigkeit immer wieder ihren Ärger mit einem lieben und fürsorglichen Menschen teilen zu können, der sie wieder aufbaut.

Für Emma ist es wichtig, dass sie genau versteht, was der Familie ihrer Freundin wichtig ist an dem Wochenende, denn sie möchte sich anpassen. Also suchen wir das gemeinsame Gespräch, um dies genau einschätzen zu können. Emma spürt die Herzlichkeit in der Familie ihrer Freundin, was ihr Mut macht, sich zu trauen, mitzufahren. Ich rate ihr, ihren Lieblingspulli und gleich zwei ihrer Lieblingskuscheltiere, die so schön nach zuhause duften, einzupacken, damit sie sich wohlfühlt und etwas Vertrautes um sich herum hat, falls es doch einmal schwierig werden sollte. Fürsorglich frage ich Emma, wie sie sich fühlt und was für sie wichtig ist, damit sie sich wohlfühlt. Die Antworten teile ich mit der Mutter ihrer Freundin, die auch ich als sehr warmherzig einschätze, und bitte diese auch gleich, Emma immer mal ordentlich in den Arm zu nehmen und sich liebevoll um sie zu kümmern. Außerdem versichere ich Emma noch, dass ich da bin, wenn sie mich braucht und es womöglich zu Konflikten kommt. Dann kann sie mich anrufen, und ich helfe ihr, das zu klären. Mit Emma zusammen suchen wir hübsche Klamotten aus dem Kleiderschrank, in denen sie sich aber auch wohlfühlt, und wir besorgen kleine Geschenke für jeden, die Emma dann nach der Ankunft in Italien überreichen darf.

Anhand dieser Skizzierung könnt ihr nun auch ableiten, warum diese einzelnen Typen in manchen Situationen, nämlich dann, wenn sie nicht auf den Idealfall treffen, Stresssymptome zeigen.

Aus meiner Sicht ist es ratsam, in Bezug auf die Unterstützung in Richtung Eigenständigkeit, die Kinder anfangs in ihrer persönlichen Komfortzone zu belassen. Und es ist aus meiner Sicht wichtig, genau zu schauen, welche Signale die Kinder aussenden: Wollen sie eigenständig sein? Haben sie Angst davor? Fordern sie sie vielleicht sogar vehement ein? Schritt für Schritt können wir ihnen die Komfortzone dann achtsam und auf ihr eigenes Tempo angepasst immer ein bisschen mehr entziehen, um sie aufs *echte* Leben vorzubereiten mit all seinen Stürmen und Unwägbarkeiten. So schaffen wir es gemeinsam, Lösungsstrategien für unterschiedliche Lebenslagen zu entwickeln, auf die sie ein Leben lang zurückgreifen können. Und wenn sie doch einmal holterdiepolter vom echten Leben aus der Komfortzone gedrückt werden, können wir sie mit einer Kommunikation in ihrer Muttersprache und einer entsprechenden Bedürfnisbefriedigung hoffentlich wieder einfangen.

Blutzuckermanagement

An dieser Stelle kann ich es mir aber nun doch nicht nehmen lassen – ihr seht mich schmunzeln –, euch einen kleinen Einblick in das imaginäre Blutzuckermanagement dieser sechs Typen zu geben. Was fällt euch dazu ein, jetzt, wo ihr die sechs Typen schon ganz gut kennt? Wer verhält sich wohl wie? Denkt doch einmal kurz darüber nach, bevor ihr weiterlest.

Meine Überlegungen dazu findet ihr hier:

Theo ist von seinem Blutzuckermanagement immer wieder überfordert. Ständig vergisst er das Spritzen rund ums Essen, obwohl er sich wirklich anstrengt und sich immer wieder ausmalt, wie er alles im Griff hat. Er zieht sich zurück und empfindet es zunehmend als peinlich, um Hilfe zu bitten. Es tut ihm gut, dass seine Eltern oft ungefragt für ihn übernehmen in Sachen Diabetes, denn dann braucht er keine eigenständigen Entscheidungen zu treffen. Wie das einmal werden soll, wenn er aus dem Haus ist, mag er sich gar nicht ausmalen. Am liebsten würde er für immer zuhause wohnen, was den Diabetes angeht.

Mike hat die Einstellung, einfach mal Dinge zu probieren. Messen und Abwiegen ist nicht so seins. Er schätzt gerne und badet dann auch vollkommen entspannt aus, wenn es mal schief geht, denn auch das ist angenehme Aufregung für ihn. Es gibt bei seinem Blutzuckermanagement eigentlich nichts, was ihn aus der Ruhe bringt, und so hat die Außenwelt das Gefühl, dass das mit dem Diabetes ja keine große Sache sein kann.

Beate ist ziemlich ängstlich in Bezug auf ihr Blutzuckermanagement, denn es bedeutet so viel schwere Verantwortung. Sie hat sich schon sehr früh diversen *WhatsApp*-Gruppen, in denen sie den Mitgliedern vertrauen kann, angeschlossen und fragt dort immer wieder um Rat. Messen und wiegen ist für sie wichtig, aber vor allem zählt sie hier auf Erfahrungen der anderen. Sie ist beim Spritzen vorsichtig, und ihre Sorge, etwas verkehrt zu machen, das ihre Gesundheit schädigen könnte, auch langfristig, ist groß.

Mikes Kumpel **Leo** kann Mikes Verhalten gar nicht nachvollziehen. Er rechnet sich genauestens aus, wie viele Kohlenhydrate er für ein Essen benötigt und versucht auch, Blutzuckertrends mit einzubeziehen. Er spürt die Last des Diabetesmanagements. In seinem Kopf spielt er stundenlang Szenarien durch so nach dem Motto „Was wenn ich es so oder so mache", schlägt Fakten in Büchern nach und recherchiert auch im Internet. Abweichungen werden ausgiebig analysiert, um es das nächste Mal besser zu machen. Denn dieses Scheitern darf bei seinem Perfektionsanspruch auf keinen Fall noch mal passieren.

Rabea hat als Erstes einmal ihre Pumpe und ihren Sensor dekoriert. Jede Woche freut sie sich schon darauf, die Deko zu erneuern, und ihre Mutter hat, weil sie es gut für Rabea machen möchte, schon Unsummen in diese Dekorationen gesteckt. Spinnt ihr Blutzucker, sinnt sie auf Rache: „Na warte, dir werde ich es zeigen." Und dann futtert sie extra viel Schokolade und Chips, weil sie sich ihre Unabhängigkeit von ihrem Diabetes nicht nehmen lassen will. Und so ist ihre Blutzuckerkurve eine wahre Achterbahnfahrt, die ihre eigenen Emotionen gut widerspiegelt.

Emma möchte mit ihrem Blutzucker und den Menschen, die sich mit ihr darum kümmern, in Harmonie leben. Es stresst sie, wenn die Werte nicht passen, denn dann spürt sie, dass es ihr nicht gut geht und auch ihr Umfeld gestresst reagiert. Sie ist sehr bemüht, dass sie es ihren Eltern und Ärzten mit dem richtigen Blutzuckermanagement leicht macht, denn Ärger und Streit sind ihr zuwider. Sie passt sich also an und macht, was ihr gesagt wird, wenn ihr jemand einen Ratschlag gibt. Dabei bemüht sie sich sehr, alles richtig zu machen und dass ihr keine dummen Fehler passieren. Aber manchmal kann sie nicht anders, als sich selbst mit einem dicken Stück leckerer Schokolade ihrer Lieblingssorte zu belohnen, denn das hilft ihr gegen den Frust, der regelmäßig in ihr hochkommt.

Fazit

Letztlich möchte ich mit diesem Kapitel verdeutlichen, dass es hilfreich sein kann, wenn wir die Persönlichkeitsarchitektur unserer Kinder studieren und versuchen, ihre Muttersprache zu sprechen, um sie konstruktiv und in einem anfangs für sie angenehmen Rahmen zu fordern und zu fördern. So kommen wir auch in Sachen Erziehung und Begleitung in die Eigenständigkeit besser an unsere Kinder heran. Wenn wir die ureigenen Bedürfnisse unserer Kinder verstehen und darauf eingehen können, erkennen, wann es ihnen schlecht geht, wann sie ein Batterien-Auflade-Programm brauchen und wann es ihnen so gut geht, dass sie sinnvoll gefordert werden und lernen können, sind wir schon ganz schön weit.

Es lohnt sich aus meiner Sicht, die kommunikative Muttersprache unserer Kinder zu lernen, um, je nach Situation, flexibel auf unsere Kinder eingehen zu können. Ihr werdet sehen, was es für einen Unterschied macht, ob ich mit meinem Empathikerkind fürsorglich spreche oder im Befehlston agiere. Da gehen ganz schnell Türen auf oder zu. Aber es zahlt sich letztlich wirklich aus, so, wie es sich lohnt, die Sprache des Urlaubslandes, in das wir fahren, zumindest ein bisschen zu beherrschen. Dadurch öffnen sich Türen, und der reine Versuch, es gut machen zu wollen, wird, wenn wir auf der richtigen Spur sind, mit Verständnis, Motivation, Bemühungen und vielleicht sogar einem wohlwollenden Lächeln auf der anderen Seite quittiert. Unser Bestreben, uns sprachlich auf unsere Kinder einzustellen und ihre Muttersprache zu erlernen, falls wir sie noch nicht beherrschen, hat also letztlich das Potenzial, uns allen das Zusammenleben in der Familie enorm zu erleichtern und zu verschönern. Hier den ersten Schritt auf unsere Kinder zuzugehen, liegt in unserer Verantwortung als Eltern. Dafür brauchen unsere Kinder uns, denn sie selbst sind kognitiv und entwicklungstechnisch noch nicht so weit. Häufig leben sie im Grundschulalter in ihrem natürlichen kindlichen Egoismus, was vollkommen altersgerecht ist. Wir können nicht erwarten, dass sie, bei allen Themen, mit denen sie während ihrer Entwicklung in Richtung Erwachsenwerden konfrontiert werden, auch noch lernen, *unsere* Muttersprache zu sprechen, damit es uns besser geht.

Alle menschlichen Bedürfnisse, so unterschiedlich sie auch sein mögen, sind grundsätzlich erst einmal da und in Ordnung, auch unsere eigenen. Sie haben einen Ursprung, eine Geschichte, und somit einen oftmals guten Grund, wenn wir genau darüber nachdenken. Sie können auf konstruktive Weise adressiert werden, wenn wir gegenseitig die entsprechende Muttersprache beherrschen. Schritt für Schritt schaffen wir es sicherlich auch, unseren Kindern beizubringen, was für uns wichtig ist und wie sie bezüglich ihres Kommunikationsstils gut für uns sein können. Und kein Kind meint es per se erst einmal böse, sondern hat Gründe für sein Verhalten, welches oftmals eine Funktion seiner Bedürfnisbefriedigung ist:

Es ist meist eine Frage, wie gut die eigenen Bedürfnisse des Kindes gestillt werden, ob es offen ist, empfänglich für Impulse von außen, bereit zu diskutieren, sich fordern zu lassen und zu lernen. Und wir können durch eine adäquate Ansprache unserer Kinder hier viel bewirken, auch in Bezug auf ihre Förderung in Richtung Eigenständigkeit, wenn wir lernen, ihre Bedürfnisstruktur zu dechiffrieren und darauf einzugehen. Unsere Kinder brauchen uns, um ihre eigenen Bedürfnisse zu erkennen, zu lernen, mit ihnen umzugehen und passende Lösungsstrategien in ihr Leben zu integrieren für Phasen von Stress und Unerfülltheit. Sie brauchen uns, um sich selbst begreifen zu lernen. Das schaffen sie oftmals noch nicht allein, und auch viele Erwachsene stehen hier immer wieder phasenweise vor großen Herausforderungen mit sich selbst. Auch in Sachen Diabetesmanagement sind unsere Kinder zugänglicher, wenn sie innerhalb ihrer Komfortzone und aus ihrer Mitte heraus agieren. Diese Zugänglichkeit können wir mit einer passenden Kommunikation und der Anpassung unserer Sprache an ihre Bedürfnisse erheblich beeinflussen.

2.3. Die Prägungen der Eltern

Habt ihr eure Kinder, euch selbst und vielleicht auch euer Umfeld im vorherigen Kapitel wiedererkannt?

Auch wir Eltern und Bezugspersonen leben mit unseren ganz persönlichen Prägungen, und so einiges steckt in den Genen. Vieles, was unser Denken und Tun beeinflusst, unsere Aktionen und Reaktionen steuert und unsere Präferenzen und Abneigungen definiert, hat seinen Ursprung in unseren Lebenserfahrungen. Die eigene Kindheit und Erziehung sind hierbei ein wichtiger Faktor.

Und so spielt es auch für die Begleitung unserer Kinder in Richtung Eigenständigkeit eine große Rolle, wie wir selbst in die Eigenständigkeit geführt wurden.

Waren wir selbst früher die Großen? Oder wurden wir damals von unseren großen Geschwistern überall mit hingenommen, haben sie vielleicht für uns sprechen lassen und uns daran gewöhnt, dass sie alles für uns regeln? Und wie lief das damals mit unseren eigenen Eltern? Wie haben sie uns in Sachen Eigenständigkeit geprägt, und wie wurden sie selbst geprägt in ihrer Kindheit? Daraus, und aus vielen Aspekten mehr, lassen sich Muster ableiten, wie und warum wir heute in Bezug auf Erziehung und die Eigenständigkeit unserer eigenen Kinder so handeln, wie wir handeln. Es ist wertvoll, diese eigenen Muster zu kennen, um uns selbst und unser Handeln zu verstehen.

Dafür kann es helfen, sich damit auseinanderzusetzen, was uns persönlich triggert: Wann nervt uns eine Situation oder eine Person so richtig? Meist verstehen wir anfangs gar nicht, warum wir hier so derart aus der Haut fahren oder überreagieren. Vielleicht sind da plötzlich Emotionen, die uns überwältigen und wirken, als kämen sie vollkommen aus dem Off? Dann kann es sein, dass wir in uns selbst die Ursache finden können und damit auf alte Muster oder Prägungen stoßen.

Hier ein Beispiel:

Nehmen wir einmal an, Pias Freundin Emma hat sich mit ihrer älteren Schwester versöhnt, mit der sie mehr als ein Jahrzehnt im Clinch lag. Emma berichtet Pia überschwänglich von der neu aufkeimenden Beziehung und wie die große Schwester nun wieder beginnt, sich um Emma zu kümmern und für sie da zu sein. Plötzlich wird Pia bewusst, dass seit dieser Versöhnung ein Dorn in ihrer eigenen Beziehung zu Emma steckt. Emmas Erzählungen triggern etwas bei ihr. Aber warum? Es wäre (zu) einfach, es darauf zu schieben, dass Emma seitdem weniger Zeit für Pia hat. Darauf möchte ich auch gar nicht hinaus.

Jetzt gebe ich euch noch eine weitere Information: Stellen wir uns vor, Pia ist selbst ein älteres Geschwisterkind. Dann könnte es sein, dass sie diese Situation triggert, weil ihr, wenn sie in sich hineinhört und ihr eigenes inneres Kind[16] befragt, bewusst wird, dass sie auch gerne eine ältere Schwester gehabt hätte. Verdrängte Bedürfnisse und Gefühle kommen auf diese Weise ans Tageslicht. Sie war aber selbst die Große zuhause und hat sich viel um ihren jüngeren Bruder gekümmert, weil das aufgrund der Arbeitssituation der Eltern notwendig war. Diese situationsbedingte Eigenständigkeit und Verantwortung wider Willen haben Pia damals vielleicht überfordert. Es könnte also sein, dass sie diesen Dorn spürt, weil sie hier etwas mit sich selbst nicht verarbeitet hat, das im Schatten ihrer Persönlichkeit immer noch vorhanden ist. Der Trigger in Form der heftigen Reaktion auf die Erzählungen von Emma bringt sie erst auf diese Fährte. Vielleicht hätte sie gerne eine Schulter zum Anlehnen gehabt und jemanden, der ihr ihre zu früh übergestülpte, aufgrund der häuslichen Umstände aber notwendige Eigenständigkeit und Verantwortung zeitweise abgenommen hätte? Nehmen wir nun einmal an, Pia bekommt selbst zwei Kinder. Wie wird sie mit den Themen Arbeit, Eigenständigkeit und Verantwortungsübertragung auf die Kinder im Rahmen der Erziehung umgehen?

Es gibt keine allgemeingültige Antwort darauf. Allerdings ist es hilfreich, uns selbst zu verstehen und auch zu verstehen, wie unsere Vergangenheit uns geprägt hat in Sachen Erziehung und Entwicklung in Richtung Eigenständigkeit. Denn dann begreifen wir unsere Muster und haben die Chance, unser eigenes Verhalten, zum Beispiel unseren Kindern gegenüber in Sachen Erziehung, besser zu verstehen und zu reflektieren.

---

[16] Wer sich für das Konzept des inneren Kindes interessiert, findet hier einen weiterführenden Artikel, der sich mit Mustern, Prägungen und dem inneren Kind befasst: Kristina Reiss: „Wie uns Muster aus der Kindheit prägen". *https://www.wireltern.ch/amp/artikel/wie-uns-muster-aus-der-kindheit-praegen-0421* (abgerufen am 09.03.2023).

Es kommt immer wieder vor, dass wir auf unsere Kinder projizieren, was wir uns selbst gewünscht hätten. Dann verhalten wir uns gegebenenfalls, eventuell auch unbewusst, diametral zu unseren eigenen Eltern und versuchen, das Verhalten unserer Eltern zu kompensieren, vielleicht kompensieren wir es dabei sogar über.

Es besteht, trotz aller guter Absichten, auch die Gefahr, aus den Augen zu verlieren, dass unsere Kinder aus einem völlig anderen Holz geschnitzt sein könnten als wir. Mit unseren eigenen Projektionen und Kompensationen riskieren wir, die Entwicklung unserer Kinder eher zu bremsen, als dass wir sie fördern. Dabei wollten wir es einfach nur gut machen und besser als unsere Eltern, die, das darf man nicht vergessen, meist ebenfalls in bester Absicht handelten. Auch sie versuchten, mit ihren eigenen Prägungen umzugehen und daraus für unsere Erziehung zu lernen.

Wie viel Eigenständigkeit räume ich meinem Kind also ein? Wenn wir es schaffen, uns selbst und unsere eigenen Prägungen einmal für diese Überlegungen in den Hintergrund zu stellen, fällt uns eine auf unser Kind angepasste Betrachtung unter Umständen leichter. Dann fokussieren wir uns auf *seine* Persönlichkeit und kombinieren diese Sichtweise mit Notwendigkeiten, Chancen und Entwicklungsmöglichkeiten des Alltags, und schon rückt eine individuelle Lösung näher.

Eventuell kann es hilfreich sein in Bezug auf die Begleitung der Kinder in Richtung Eigenständigkeit, sich auf einer Skala mit selbstgewählter Referenz einzuschätzen:

- Wie früh oder spät wurde ich selbst eigenständig und welche Gründe steckten damals dahinter?
- Wie besorgt bin ich? Welche Ängste und Erlebnisse aus meiner Vergangenheit prägen mich hierbei?
- Wie gut kann ich loslassen, und warum ist das so?
- Wie viel Eigenständigkeit fordere ich von meinem Kind, und könnte auch das mit einem Muster aus der Vergangenheit erklärt werden? Wurde ich selbst vielleicht über- oder unterfordert?

Wichtig ist, dass wir unsere Kinder zur Eigenständigkeit motivieren, indem wir ihnen zeigen, dass sie dadurch ganz allein etwas erreichen können. Sie können etwas aus eigenem Antrieb schaffen, ein Erfolgserlebnis haben oder sich etwas getraut haben, und es hat geklappt. Das stärkt ihr Selbstbewusstsein, und sie werden sich auch beim nächsten Mal trauen, ja, sich eventuell sogar beim nächsten Mal noch mehr zutrauen. Auch das Nichtaufgeben gehört dazu, das Wiederaufstehen, das Durchhalten. All das ist auch wichtig für das Erlernen der Selbstregulation des Kindes. Darauf gehe ich in Kapitel 12 zur *Resilienz* noch weiter ein.

Zum Abschluss dieses Kapitels noch ein Beispiel für ein gängiges Verhaltensmuster von Eltern oder Bezugspersonen, das einen stark prägenden Einfluss auf die Kinder und auch auf die Entwicklung ihrer Eigenständigkeit haben kann: **stille Aufträge**. Hier übertragen Eltern oft unbewusst Ideale auf ihre Kinder und geben ihnen zu verstehen, dass sie nur gut sind, wenn sie diese Aufträge erfüllen.

Ein Klassiker ist die Berufswahl:
- „Wenn du später studierst, wirst du …" – Will das Kind überhaupt studieren? Das wird nicht zur Diskussion gestellt.
- „Unser Sohn wird einmal den Betrieb vom Vater übernehmen." – Haben diese Eltern den Sohn gefragt, ob er sich das vorstellen kann?
- „Also das mit deiner Kunst kann ja nur ein Hobby sein, damit kann man ja kein Geld verdienen. Lern lieber was Anständiges." – Und was, wenn es der Traum des Kindes ist, eben doch mit Kunst Geld zu verdienen, es das Talent dafür hat oder vielleicht sogar eine außergewöhnliche Begabung vorliegt, die die Eltern mit diesem einen Satz einfach wegwischen?

Stille Aufträge gibt es zuhauf und sie durchziehen oftmals den heutigen Alltag, das Familienleben und die Zukunftsplanung der Kinder. Ein weiteres Paradebeispiel ist das Thema Familienplanung: „Wenn ich erst einmal Oma bin …" Und hier eine Kombination aus Familienplanung, Berufswahl und Zukunftsplanung, was sicherlich nur gut gemeint ist von Seiten der Eltern: „Meine Liebe, du lernst bestimmt deinen zukünftigen Mann an der Uni kennen. Ist doch praktisch, wenn ihr beide Ärzte werdet. Aber bitte heiratet, bevor ihr Kinder bekommt." Will die Tochter überhaupt einen Mann? Will sie studieren? Will sie Ärztin werden? Will sie heiraten? Will sie ein Kind? Mehrere? Das wird hier in diesem multidimensionalen stillen Auftrag elternseitig alles bereits entschieden.

Die Kinder hadern zwischen der Erfüllung dieser Aufträge und ihren eigenen Vorstellungen, Wünschen, Vorlieben und Träumen. Stille Aufträge können den Mut der Kinder, eigenständige Wege zu gehen, ins Wanken bringen. Je nach Persönlichkeit und Prägung des Kindes, besitzt es die Kraft, sich bei einer Abweichung der Vorstellungen den Eltern zu widersetzen. Aber immer wieder weicht der Mut zur Durchsetzung der eigenen Vorstellungen einem Kompromiss, der dem Leben eine ganz andere Richtung geben kann.

Auch aus diesem Grund ist es wichtig, dass wir Eltern in uns hineinhorchen und nach Mustern, Prägungen und auch stillen Aufträgen suchen, die unseren Kindern und ihrer Entwicklung in Richtung Eigenständigkeit im Weg stehen könnten.

2.4. Die Umwelt

Wie viel Eigenständigkeit wird von meinem Kind erwartet?

Seht euch bitte einmal folgende Fallbeispiele an und entscheidet spontan, welches Kind mit Diabetes Typ 1 wohl über welches Maß an Eigenständigkeit verfügt:
- Ein Bremer Junge, neun Jahre alt, mit Schulassistenz, die Mutter ist vormittags in Teilzeit tätig, der Vater ist nach Feierabend ab 17 Uhr zuhause und entspannt. Es leben noch geistig fitte Großeltern um die Ecke.
- Ein bayerisches Dorfkind, neun Jahre alt, ein Junge, Einzelkind, aus einer kleinen Gemeinde, wo jeder jeden kennt und man sich gegenseitig unter-

stützt. Die Eltern sind Unternehmer, Großeltern gibt es keine in der Nähe, aber die Tante, Apothekerin, kümmert sich oft um ihren Neffen.
- Ein Mädchen mitten aus der Großstadt, neun Jahre alt, hoch intelligent, mit weiteren vier Geschwistern, drei davon schon aus dem Haus. Ihre Mutter ist alleinerziehend, arbeitet Vollzeit, Vater verstorben, die nur noch bedingt geistig fitte Oma wohnt in Reichweite.

Haben die Beschreibungen eure Einschätzung in die ein oder andere Richtung beeinflusst? Ich bin mir sicher, dass dem so ist. Ich wage aber auch zu prognostizieren, dass, je nach eigener Erfahrung und Prägung, diese Einschätzung ein Stück weit unterschiedlich ausgefallen ist. Ausschlaggebend ist, wie das Kind mit seinem ureigenen *Toolkit* umgeht und wie sehr die Bezugspersonen seine Eigenständigkeit fördern, egal, welches Setting vorliegt.

Nehmen wir einmal das erste Beispiel zur Hand:
- Die Schulassistenz: Sie kann fördern, über- oder unterfordern.
- Die Mutter: Mit welchem Mindset ist sie nachmittags zuhause (Notwendigkeit für Überstunden, Freizeit(stress), Muße für die Familie, Verwöhnmodus der Familie gegenüber, vollkommen ausgelaugt, etc.)? Davon hängt es dann u.a. auch ab, wie sie sich zum Thema Förderung der Eigenständigkeit bei ihrem Sohn positioniert.
- Der Vater: Wünscht er sich trotz seiner Entspanntheit persönlichkeitsbedingt Ruhe in seinem Feierabend, oder möchte er sich aktiv um die Familie kümmern? Möchte er beweisen, dass er auch mithilft beim Diabetesmanagement? Ist er offen für Diskussionen nach Feierabend, oder sind seine Worte verbraucht? All das hat Einfluss darauf, zu wie viel Eigenständigkeit er sein Kind motiviert und auch wie viel Eigenständigkeit er von seinem Sohn erwartet.
- Vielleicht setzen sich beide Elternteile in ihrem verdienten Feierabend entspannt hin und erklären dem Kind, was es rund ums Abendessen zu beachten gibt, und fördern somit seine Eigenständigkeit? Vielleicht ist das aber auch einfach zu viel und übersteigt das Gesamtpäckchen, das sie tragen können, und sie entscheiden für das Kind und nehmen ihm alles ab?
- Und dann wollen die Großeltern ebenfalls beweisen, dass sie es noch draufhaben und nehmen dem Enkel auch noch die restlichen Dinge, die das Diabetesmanagement betreffen, ab. Vielleicht beweisen sie ihren noch vorhandenen Grips aber auch dadurch, dass sie dem Enkel spielerisch und voller Ruhe beibringen, wie er sich rund um die Mahlzeiten schon weitestgehend selbst um seinen Diabetes kümmern kann. Das könnte dann auch wieder eine Entlastung für die Eltern bedeuten.

Letztlich zeigt keines der Fallbeispiele eindeutig, ob die Kinder gefördert oder gebremst werden in Bezug auf die Entwicklung von kindlicher Eigenständigkeit. Es kommt, wie oben bereits ausgeführt, jeweils darauf an, wie dem Kind beigebracht wird, sein ihm zur Verfügung stehendes *Toolkit* zu nutzen. Die Umwelt hat einen fundamentalen Einfluss darauf, wie das Kind Eigenständigkeit erlebt, erlernt und auch darauf, was von ihm erwartet wird. Mit pauschalisierenden Aussagen bezüglich der Eigenständigkeit anderer Kinder, getroffen auf Basis von eigenen Maßstäben und aus der eigenen Lebenssituation abgeleitet, bewegt man sich oftmals auf dünnem Eis.

Einige wichtige Umweltfaktoren sind:
- häusliches Setting,
- Familie,
- Bezugspersonen und ihre psychische Verfassung,
- Wohnort,
- Betreuungs-/Schulsetting,
- Beruf und Verfügbarkeit der Eltern,
- Freizeitaktivitäten,
- Mobilität,
- soziales Netzwerk sowie
- soziale und gesellschaftliche Rahmenbedingungen.

Ich möchte in diesem Kapitel dafür sensibilisieren, sich seine eigenen Umweltfaktoren einmal anzusehen und zu reflektieren, inwiefern sie für die Entwicklung der kindlichen Eigenständigkeit dienlich oder hinderlich sind, sei es in Bezug auf den Diabetes oder ganz allgemein. Wie kann ich als Bezugsperson diese einzelnen Umweltfaktoren beeinflussen, um die Eigenständigkeit meines Kindes zu fördern? Wie kann ich es in gesundem Maße fordern, unterstützen und ermuntern, sich gewisse Dinge auch wirklich zuzutrauen im Rahmen des Sets an Umweltfaktoren, in dem es sich bewegt. Hierzu folgen nun zwei Beispiele:

Schulassistenz

Der Vorteil einer Schulassistenz besteht darin, dass den Schüler*innen, Lehrer*innen und den Eltern im Schulalltag einiges abgenommen wird. Das kann allerdings auf der anderen Seite auch dazu führen, dass das T1D-Kind fast nichts allein macht, obwohl es vom Alter her manches sicherlich schon übernehmen könnte. Es kann auch dazu führen, dass die Lehrer*innen sich gar nicht die Frage stellen, ob sie sich gewisse Dinge nicht vielleicht doch auch zutrauen könnten, ohne den Schulalltag zu stören. Gegebenenfalls, und davon habe ich leider in meinem Umfeld schon gehört, führt es auch dazu, dass die Kinder ohne die Assistenz (zum Beispiel bei Krankheit) gar nicht in die Schule kommen dürfen, weil sich niemand zutrauen *will,* das Diabetesmanagement zu übernehmen. Der Diabetes Typ 1 bleibt oftmals eine beängstigende Blackbox, wenn man sich dieser Angst nicht stellt, um festzustellen, dass zwar aus dem Elefanten keine Mücke wird, aber vielleicht eine Katze, die seltener schwarz ist, als man anfangs befürchtet hat.

Ist die Assistenz also krank, besteht leider auch heutzutage noch die realistische Gefahr, dass das Kind ausgeschlossen wird, im schlimmsten Fall vom gesamten Schulalltag, oder aber zumindest von Ausflügen oder vom Sportunterricht, weil niemand die Verantwortung übernehmen möchte. Und warum traut es sich niemand zu? Vielleicht ein Stück weit, weil dem/der Schüler*in, Lehrer*in und Eltern so viel abgenommen wurde, dass die Sorge, sich allein zu kümmern mit ungewissem Ausgang, überhandgenommen haben könnte. In dem Fall besteht die Gefahr, dass die eigentlich unterstützende Funktion der Assistenz auf der anderen Seite in angstbehaftete Unselbstständigkeit umschlägt.

Eine Alternative wäre sicherlich, das Kind aktiv und altersgerecht mit am Diabetesmanagement in der Schule teilhaben zu lassen, idealerweise sogar nur über die Schulter zu schauen. Hier liegt die Verantwortung der Assistenz vom Schwerpunkt her also darin, dem Kind beizubringen, wie es selbst den Diabetesalltag in der Schule bewältigen kann, wodurch seine Eigenständigkeit altersgerecht gefördert wird. Dann wäre es, je nach Alter und Fortschritt, eventuell auch möglich, das Diabetesmanagement dem Kind hin und wieder ganz zu überlassen bzw. der betreuenden Lehrerschaft, solange es in diesem Szenario nicht zur Regel wird. Dazu ist es von Vorteil, wenn aus dem „Lass mich mal machen" ein „Das kannst Du schon" wird und sich das Kind eben nicht passiv zurücklehnt, sich um rein gar nichts kümmert, sobald die Assistenz auf der Bildschirmfläche erscheint. Es ist auch im Fall einer Assistenz wichtig, im Austausch zu bleiben und die Verantwortung, das Kind in die Eigenständigkeit zu führen, im Blick zu behalten. Es wäre sogar ein großer Vorteil für das Dia-Kind, seine Entwicklung in Richtung Eigenständigkeit als primäres Ziel anzusehen und nicht die stumpfe Abnahme des Dia-Managements als Routineaufgabe.

DIY(Do It Yourself)-Loops[17] mit Kindern:

Auch hier können Eltern ganz unterschiedlich mit ihrer Verantwortung den Kindern gegenüber umgehen. Eltern mit DIY-Loops für ihre Kinder tüfteln in der Regel mehr als Eltern mit kommerziellen Systemen an den optimalen Einstellungen für den Alltag der Kinder herum und haben gute technische Kenntnisse. Wie gehen sie nun damit um? Setzen sie sich mit den Kindern zusammen hin und erklären altersgerecht, was ihre aktuellen Überlegungen sind und wie der Loop sich managen bzw. optimieren lässt? Oder regeln sie den Diabetes der Kinder komplett selbst, vielleicht mit dem Anspruch, die Kinder noch ein wenig länger Kind sein zu lassen und folglich nicht damit zu belasten? Wann ist der richtige Zeitpunkt, die Kinder in das DIY-Management mit einzuweihen? Vielleicht verkennt man im Stress und Trott des Alltags auch einen geeigneten Moment, um vom „Die Eltern steuern remote"-Modus in den „Wir regeln das im Team"-Modus zu wechseln.

Auch hier ist es mir ein Anliegen, dafür zu sensibilisieren, das eigene Verhalten einmal in einer ruhigen Minute zu reflektieren. Vielleicht wird man sich auf diese

---

[17] Wer mehr über das Thema DIY-Loops im Bereich Diabetes Typ 1 wissen möchte, kann zum Beispiel hier nachlesen: diabinfo. *https://www.diabinfo.de/nachrichten/article/im-fokus-unabhaengig-programmierte-softwareloesungen-fuer-insulinpumpen.html* (abgerufen am 03.03.2024); oder diabinfo. *https://www.diabinfo.de/leben/behandlung/therapie-technik.html* (abgerufen am 03.03.2024).

Weise bewusst, dass man seinem Kind schon mehr zutrauen könnte, als man es im Alltagstrott, wenn alles mal wieder schnell, schnell gehen soll, vermutet. Aber dafür benötigt man freie Ressourcen, also eine gewisse Muße, und vielleicht scheitert es im Eifer des Gefechts auch daran.

Oft sind unsere Kinder dankbar und stolz, wenn ihr Streben nach Eigenständigkeit, das auf natürliche Weise in ihnen angelegt ist, von den Bezugspersonen unterstützt wird. Ihr werdet staunen, wozu eure Kinder schon in der Lage sind, wenn ihr sie nur lasst, mit wohlwollender und kindgerechter Führung versteht sich, aber auch einer gewissen Gelassenheit.

2.5. Diabetes Typ 1 als Sahnehäubchen obendrauf

Im Grundschulalter entwickeln sich unsere Kinder stetig Richtung Eigenständigkeit, auch ohne Diabetes Typ 1. Dieser setzt sich nun für uns T1D-Familien on top, quasi als Sahnehäubchen, egal, ob wir Kuchen mit oder ohne Sahne bestellt haben.

All die eben genannten Faktoren beeinflussen, ob mein Kind früher oder später eigenständig wird. Und so verhält es sich auch mit dem Diabetes. Ich selbst übertrage früh Verantwortung auf meine Kinder, tendenziell werden sie unter meinen Fittichen also auch in Diabetesthemen früh Verantwortung übernehmen. Warum? Weil es mein Weg ist, meine Art Erziehung zu leben, und weil ich das Gefühl habe, dass das auch für meine Kinder passt. Bei drei Mädels, und alle mit ganz unterschiedlichen Charakteren, spüre ich natürlich, dass niemandem geholfen ist, sie über einen Kamm zu scheren. Jede hat ihre eigene Persönlichkeit, und so spielen wir auch das Thema Verantwortung in drei verschiedenen Tonarten. Und sicherlich ist auch der ein oder andere Mollton dabei, wenn aus Mädchen langsam aber stetig junge Damen werden.

Auch hier möchte ich dazu aufrufen, euch *wertfrei* anzusehen, wie Verantwortung in Familien in eurem Umfeld gelebt wird. Jede Familie existiert in ihrem eigenen Mikrokosmos, und selten kennen wir alle Umstände und Hintergründe. Natürlich leite auch ich aus meinen Beobachtungen ab, was ich von dem Gesehenen bei uns integrieren möchte und wovon ich lieber Abstand nehme. Aber mit meinen knapp 50 Jahren versuche ich inzwischen nicht mehr, mein Umfeld zu belehren und davon zu überzeugen, dass mein Weg der einzig richtige ist. Denn das ist er nicht, und das wird er auch nie sein. Jede Familie geht ihren eigenen Weg, formt *ihr* Abenteuer Leben auf einzigartige Weise. Natürlich sind wir für unser Umfeld da, an Kreuzungen oder auch einmal in der Mitte eines Abschnitts, wenn es zum Beispiel gerade durchs *Gestrüpp* geht, um zu unterstützen und vielleicht ein Stückchen zu begleiten, *wenn die jeweilige Familie es sich wünscht*. Aber letztlich sind wir als Außenstehende kein fester Bestandteil dieses Mikrokosmos und leben nicht permanent darin. Wir schauen hinein, machen uns ein Bild und gehen dann wieder nach Hause in unseren eigenen Kosmos, den wiederum nur wir selbst verstehen und in allen Facetten zu greifen vermögen. Ob unser gut gemeinter Rat und unsere aus unserer Sicht hilfreichen Empfehlungen gehört und umgesetzt werden, obliegt der jeweiligen Familie und ihrer Verantwortung. Jeder fährt einmal gegen die Wand und scheitert, jeder erlebt einmal Höhenflüge. Und all diese Erfahrungen und Erlebnisse machen uns und unseren Mikrokosmos sowie den unserer Familie erst einzigartig.

In Kapitel 7 werde ich mit euch teilen, welche Diabetesverantwortung Nonie in welchem Alter konkret übertragen bekommen hat und wie *happy* sie in den meisten Fällen darüber war. Mir ist bis heute wichtig, dass mehr Verantwortung auch zu mehr vor Stolz geschwellter Brust für sie führt und nicht nur mehr Last bedeutet. Diese Abwägung ist sehr individuell und kann zu einem schmalen Grat werden.

Wozu ich euch ermuntern möchte an dieser Stelle, ist, zu überlegen, wenn ihr euch mit dem Thema Eigenständigkeit im Alltag beschäftigt, ob ihr jetzt prinzipiell oder wegen des Diabetes davor zurückschreckt, eine bestimmte Verantwortung auf euer Kind zu übertragen. Kann euer Kind das, worum es geht, wirklich noch nicht komplett oder in Teilen eigenständig handhaben, oder traut ihr ihm das vielleicht *nur wegen des Diabetes* nicht zu? Oder kommt die Sorge aus eurer eigenen Prägung heraus, färbt eure Überlegungen und hemmt euch, sodass euer Kind dadurch gar keine Chance auf Eigenständigkeit in der jeweiligen Situation erhalten kann? Vielleicht schont ihr euer Kind in der Abwägung alternativer Lösungsmöglichkeiten für eine bestimmte Situation auch wegen des Diabetes so nach dem Motto „Du hast ja eh schon so viel an der Backe, das hier möchte ich Dir gerade nicht auch noch zumuten". Manchmal hilft es, die eigenen Sorgen und Verhaltensweisen daraufhin zu zerpflücken und die einzelnen, daraus entstandenen Häufchen genau zu betrachten. Manche Sorgen verflüchtigen sich auf diese Weise, andere scheinen auch nach dieser detaillierten Betrachtung begründet.

Vielleicht hilft eine Skala, auf der ihr euch selbst und euer Kind im Vergleich zu eurem Umfeld einzuschätzen versucht:
- Wie gut kann ich loslassen?
- Wie besorgt bin ich?
- Geht mein Loslassen vielleicht auch zu weit und wird verantwortungslos?
- Lasse ich mein Kind allein und überfordere es?
- Welche Päckchen schleppe ich aus meiner eigenen Vergangenheit mit mir herum, die das Thema „Kindliche Eigenständigkeit entwickeln" nachhaltig beeinflussen?
- Wie eigenständig nehme ich mein Kind wahr, wenn ich meine eigenen Filter ausschalte?
- Welchen Einfluss hat das Umfeld meines Kindes auf seine Eigenständigkeit?

Und dann betrachtet diese Aspekte einmal mit und ohne das Sahnehäubchen Diabetes, trennt das einmal. Wie ändert sich diese Einschätzung durch diese Trennung?

Vielleicht hilft euch diese Übung, um die Komplexität bzw. die Unsicherheit, die das Thema Loslassen mit sich bringen kann, besser zu begreifen und ihr den Schrecken zu nehmen.

Es geht um einen gesunden Weg für euer Diabeteskind, und den könnt nur ihr finden, gemeinsam mit eurem Kind. Ein Dialog könnte mit folgenden Fragen eingeläutet werden:

- Was traust du dir schon zu?
- Wie fühlt sich das in deinem Bauch an, wenn du das allein machen würdest?
- Möchtest du das einmal ganz allein ausprobieren? Bist du bereit dazu? Vielleicht wird hier initial noch mit Nein geantwortet, aber sicherlich startet dennoch ein Reflexionsprozess, und irgendwann schaltet das Kind bei dieser Frage dann auf Ja um.
- Jetzt übernimmst du einmal und ich mache mit, aber du hast das Kommando. Lass uns das mal ausprobieren. Ja? Nein? Nächstes Mal?
- Beim Katheterwechsel kann man zum Beispiel das Kind auch einmal allein anfangen lassen oder ihm Teile übertragen, die es sich schon zutraut, und dann immer mehr an das Kind übergeben.
- Nächste Woche werde ich nicht da sein können, um das mit dir zusammen zu machen. Und die Omi kann das nicht übernehmen. Wie können wir das für dich gut machen, dass du dann damit zurechtkommst?
- Heute hast du das ja schon ganz allein gemacht, ohne dass wir das abgesprochen haben. Da bin ich echt stolz auf dich. Wie hat sich das angefühlt? Was ist gut gelaufen? Was können wir noch optimieren? Wo warst du dir noch unsicher?

Im nächsten Kapitel versuche ich anhand eines Fallbeispiels das Thema Verantwortung und Eigenständigkeit aus unterschiedlichen Perspektiven zu beleuchten.

2.6. Ein Fallbeispiel – Allein ins Einkaufszentrum

Ich werde in diesem fiktiven Fallbeispiel zwei Szenarien aufzeigen, in denen dieselbe Grundsituation von dem jeweiligen Erziehungsberechtigten unterschiedlich angegangen wird. Im ersten Szenario spielen elterliche Sorgen eine Rolle. Die Umweltfaktoren und das Diabetessetting sind identisch. Das kindliche Gehirn wird in den beiden Szenarien unterschiedlich stimuliert, was, sofern hinter dem gezeigten elterlichen Verhalten ein Erziehungsmuster steckt, Einfluss auf die kindliche Persönlichkeitsentwicklung haben kann. Dabei werte ich die Szenarien nicht, und es ist nicht eines besser und das andere schlechter. Sie zeigen lediglich auf, wie stark elterliche Prägungen die kindliche Eigenständigkeit beeinflussen können. Nur alle Einflussfaktoren zusammen, inkl. der Grundpersönlichkeit der Kinder, geben letztlich einen Aufschluss darüber, wie sich das jeweilige Szenario auf die kindliche Entwicklung auswirkt.

Ausgangssituation und Bitte der Kinder

„Mama, wir wollen allein mit der S-Bahn ins Einkaufszentrum fahren, um dort allein zu shoppen."

Die beiden Freundinnen sind knapp zehn Jahre alt. Das Einkaufszentrum ist in fünf Stationen mit einem direkten S-Bahn-Anschluss erreichbar. Der Bahnhof liegt in Fußnähe. Die Fahrt dauert neun Minuten und man fällt quasi ins Einkaufszentrum, wenn man die S-Bahnhaltestelle in eine der beiden möglichen Richtungen verlässt. Die beiden Kinder werden in acht Monaten auf eine weiterführende Schule gehen, die jeweils entweder mit dem Fahrrad oder öffentlichen Verkehrsmitteln erreichbar ist.

Wir befinden uns im eher gesitteten Landkreis einer großen deutschen Stadt. Die S-Bahnstrecke liegt außerhalb der Innenstadt. Beide Mädchen haben Handys und es gibt eine App für die S-Bahn inkl. Fahrplan. Beide Kinder sind per Handy trackbar. Beide Kinder haben seit circa 3,5 Jahren Diabetes Typ 1 und nutzen den *Dexcom G6* als Sensor sowie die *t:slim*-Pumpe mit AID-Technologie (automatisierte Insulin-Dosierung). Die Eltern haben für beide Kinder, also ihr eigenes und die Freundin, jeweils die *Dexcom Follow*-Funktion auf ihren Handys aktiviert.

Szenario 1: „Allein unterwegs – das schaffen wir!"

„Mama, wir wollen allein mit der S-Bahn ins Einkaufszentrum fahren, um dort allein zu shoppen."

Mutter A überlegt, wie sie gut für die Kinder sein kann. Sie ist von ihrer eigenen Grundprägung her eher ängstlich und unsicher. Zudem haben beide Mädchen noch keinerlei selbstständige Erfahrung mit der Nutzung der S-Bahn. Bisher waren immer die Eltern, Geschwister oder bei Schulausflügen die Klassenkamerad*innen und Lehrkräfte dabei. Sie denkt über ihre Verantwortung nach. Für sie ist es aufgrund der innigen Bindung zu ihrem einzigen Kind und der Sorgen, die sie sich grundsätzlich macht, eher schwierig, die beiden allein losziehen zu lassen. Dennoch möchte sie dem Wunsch der Mädchen nach Eigenständigkeit nachkommen. Mutter A bietet folglich trotz des Wunsches der Kinder zunächst an – wäre doch viel praktischer –, die Kinder mit dem Auto hinzufahren. Sie könne die Zeit nutzen, um ebenfalls ihre Einkäufe zu erledigen. Aber die Mädchen lehnen ab. Sie wollen das allein durchziehen. Mutter A rutscht das Herz in die Hose. Was da alles passieren kann … Während Mutter A am Überlegen ist, wie sie den Kindern ihren Wunsch erfüllen kann, denken die beiden Freundinnen bereits darüber nach, was sie in Sachen Diabetes alles zu beachten haben. Kind B stimmt sich diesbezüglich kurz telefonisch mit ihrer Mutter ab. Auch Mutter A wird ins Boot geholt und ist in Sachen Diabetesmanagement unterwegs einverstanden: Sie haben Kohlenhydrate dabei und ein Blutzuckermessgerät für alle Fälle. Der Bewegungsmodus wird aktiviert. Die Kinder haben gerade zu Hause noch etwas gegessen und brauchen entsprechend in den nächsten zwei Stunden nichts. Bis dahin wollen sie zurück sein.

Folgende Lösung denkt Mutter A sich letztlich aus: Sie bringt die Kinder persönlich zum Bahnsteig. Die Mädchen fahren aufgrund ihrer Schwerbehinderung mit Merkzeichen H kostenlos und haben ihre Ausweise dabei. Sie brauchen folglich keine Tickets zu kaufen. Mutter A wartet, bis die S-Bahn kommt, setzt die Kinder hinein und fährt dann mit ihrem Auto ebenfalls in Richtung Einkaufszentrum. Ihr Bestreben ist es, ungefähr zeitgleich am Zielbahnhof anzukommen. Das schafft sie auch und freut sich, die Kinder am Bahnsteig in Empfang nehmen zu können. Gemeinsam gehen sie ins Einkaufszentrum. Dort dürfen sie eine halbe Stunde allein herumstromern, zumindest möchte sie den Mädchen das Gefühl geben. Die Mutter folgt den beiden dann allerdings aus Sorge doch lieber unbemerkt. Sie möchte ganz sichergehen, dass ihnen nichts passiert an diesem großen, etwas unübersichtlichen, öffentlichen Ort. Auch der Verantwortung der Freundin ihrer Tochter gegenüber ist sie sich bewusst. Falls etwas passiert, könnte sie sich das nicht verzeihen. Die Zuckerwerte behält sie dank der *Follow-App* im Blick. Jedes Mädchen hat fünf Euro dabei. Mutter A sieht ihnen den Spaß an, den die beiden bei der Auswahl ihrer *Beute* haben. Strahlende Kinderaugen. Nach der halben Stunde bringt sie die Kinder wieder zum Gleis und lässt sie auch zurück allein die S-Bahn nehmen. Sie ist dem Wunsch der Kinder, allein S-Bahn zu fahren und allein zu shoppen, nachgekommen und sehr glücklich darüber. Mutter A erledigt nun ihre eigenen Einkäufe. Währenddessen rechnet sie aus, wann die Kinder den Zielbahnhof erreichen und ruft sie kurz vorher an, um sicherzugehen, dass das mit dem Aussteigen auch wirklich klappt. Die Mädchen gehen nun zu Mutter B nach Hause, um dort noch zu spielen. Bis sie dort ankommen, bleibt Mutter A mit ihrer Tochter am Telefon. Puh, gutgegangen. Mutter B ist erleichtert. Nun sind die Kinder bei Mutter B in Obhut, und Mutter A kann sich ganz auf ihre Einkäufe konzentrieren. Was für ein aufregender Tag, für alle Beteiligten.

Szenario 2: „Abenteuer Leben"

„Mama, wir wollen allein mit der S-Bahn ins Einkaufszentrum fahren, um dort allein zu shoppen."

Mutter B schmunzelt bei diesem Wunsch. Sie kennt ihre Tochter gut, die das Abenteuer liebt und sich immer freut, wenn sie auf Entdeckungstour gehen kann. Kind A, die Freundin ihrer Tochter, ist auch immer mutig und schon ganz schön selbstständig. Da die beiden mit genau diesem Wunsch zu ihr gekommen sind, ja sie fast schon angebettelt haben, vor Selbstbewusstsein strotzend, ist sich Mutter B sicher, dass die Kinder sich das auch wirklich zutrauen. Beide sind schon mehrfach genau diese Strecke mit entweder den großen Geschwistern von Kind B gefahren oder mit den jeweiligen Eltern. Auch mit der Schule nehmen sie diese S-

Bahn hin und wieder, um in die Stadt zu kommen. Die Wege sind ihnen zumindest in Begleitung also bestens vertraut. Von der Uhrzeit her ist es früher Nachmittag, nichts los, weder in der S-Bahn, noch im Einkaufszentrum, überlegt sich Mutter B. Sie löst die Situation wie folgt: Sie setzt sich mit den Kindern zu Hause hin und bittet um die ungeteilte Aufmerksamkeit der beiden. Lagebesprechung. Sie geht mit den Kindern den kompletten Ablauf Schritt für Schritt durch und stellt immer wieder sicher, dass die Kinder aufmerksam bleiben. Sie bindet sie aktiv ein ins Gespräch mit Rückfragen und der Bitte, zu wiederholen, was sie gemeinsam als wichtige Eckpunkte erarbeitet haben. Die Kinder bekommen also ein genaues Briefing und geben Mutter B die Verständnisquittung dafür, indem sie ihr in die Augen schauen, zuhören und das Wichtigste wiederholen. Ein Ticket brauchen die beiden aufgrund ihres Merkzeichens H nicht. Sie stecken ihre Ausweise in die Tasche.

Dann wird über den *worst case* in Punkto Transport mit öffentlichen Verkehrsmitteln gesprochen: falsch aussteigen bzw. zu weit fahren. Mutter B und die beiden Freundinnen stellen in der Reflexion gemeinsam fest, dass es kein Beinbruch ist, zu weit zu fahren. Die Kinder könnten anrufen oder einfach auf der gegenüberliegenden Seite wieder in die andere Richtung zurückfahren. Es gibt nur eine S-Bahnlinie. Mutter B erzählt, dass sogar ihr das ab und an passiert und dass man das Ganze gut in den Griff bekommen kann, wenn man nur ruhig bleibt. Sie weist nochmals darauf hin, dass sie jederzeit telefonisch erreichbar ist. Steigen die Mädchen zu früh aus, warten sie einfach auf die nächste S-Bahn und fahren mit dieser weiter.

Auch den *worst case* im Einkaufszentrum selbst besprechen die drei: Was, wenn die beiden von irgendwem verfolgt oder angesprochen werden und sich unwohl fühlen? Mutter B ist telefonisch erreichbar. Sie können sich aber auch direkt an jemanden im Einkaufszentrum wenden, zum Beispiel eine Servicekraft am Infopoint oder eine/n Verkäufer*in. Auch Eltern sind im Zweifel gute Ansprechpartner. Mutter B gibt ihnen noch mit, möglichst größere Gruppen von Heranwachsenden zu meiden. Auch auf das Thema „Nicht mit Fremden mitgehen", selbst wenn diese ihnen Tierwelpen, Süßigkeiten oder sonst etwas für Kinder Unwiderstehliches versprechen, wird nochmals eingegangen. Die drei besprechen, wo genau sie auf dem Hinweg und dem Rückweg am Gleis einsteigen und wie sie von dort zum Einkaufszentrum und wieder zurück kommen. Es werden Screenshots der Fahrpläne gemacht, damit die Kinder wissen, wann die S-Bahn zurück am Einkaufszentrum hält. Die Kinder stellen sich, und das ist ganz allein ihre Idee, zwei Wecker für den Rückweg zu unterschiedlichen Zeiten. Dadurch wissen sie, wann sie aus dem Einkaufszentrum in Richtung Bahnsteig aufbrechen sollten. Zudem schreiben sie auf einen Zettel, wie die jeweiligen Endstationen heißen, um sicherzugehen, dass sie sich auch wirklich auf der richtigen Seite des Bahnsteiges befinden. Sie schreiben dazu, dass sie auf dem Hinweg stadteinwärts fahren und auf dem Rückweg stadtauswärts. Das ist gut ausgeschildert. Natürlich spricht Mutter B mit beiden zudem über das Thema Diabetes. Sie haben Kohlenhydrate dabei und ein Blutzuckermessgerät für alle Fälle. Der Bewegungsmodus in der Insulinpumpe wird jeweils aktiviert. Die Kinder haben gerade zu Hause noch etwas gegessen und brauchen entsprechend in den nächsten zwei Stunden nichts. Bis dahin wollen sie zurück sein. Jede bekommt fünf Euro Taschengeld mit zum eigenständigen Ausgeben, was auch immer sie sich davon kaufen möchten. Keine Einschränkung. Strahlende Kinderaugen. Kind A stimmt sich zur Sicherheit noch kurz mit ihrer Mutter ab, was das Diabetesmanagement angeht. Alles in Ordnung.

Jetzt ziehen die Freundinnen los. Mutter B widmet sich ihrer Arbeit. Es läuft alles glatt. Mutter B hört erst wieder von den beiden Freundinnen, als sie zwei Stunden später zurück sind. Sie checkt die Zuckerwerte immer einmal zwischendurch und versichert sich mit der Trackingfunktion ihres Handys, dass die beiden sicher im Einkaufszentrum angekommen sind. Von sich aus nimmt sie keinen Kontakt zu den Kindern auf, auch wenn es ihr schon ein bisschen in den Fingern juckt, weil sie neugierig ist, wie die beiden den Nachmittag erleben. Aber das erzählen die Freundinnen ihr dann bei ihrer Rückkehr, ja die Worte sprudeln nur so aus ihnen heraus. „Was für ein aufregender Tag, was für ein Abenteuer", sagen die beiden am Ende wie aus einem Munde. Mutter B ist innerlich erleichtert, dass die beiden wohlbehalten zurückgekehrt sind, und freut sich über den gelungenen Tag.

Es ist heute fast nicht mehr vorstellbar, dass Kinder im letzten Jahrtausend, ohne erreichbar zu sein, nachmittags, und wenn sie älter waren, auch abends, herumstromern durften. Sie durften in das Abenteuer Leben eintauchen, ohne dass die Eltern die Möglichkeit hatten, zu wissen, wo genau sie sich gerade befanden. Auch eine Kontaktaufnahme war in den meisten Fällen einfach nicht möglich, denn Handys gab es noch nicht. Und die meiste Zeit ging es den Eltern gut damit.

Mein Resümee zu unserem Fallbeispiel
Letztlich haben beide Mütter ungefähr die gleiche Zeit investiert in die Kinder an jenem Nachmittag, aber jede auf eine ganz andere Weise: Die eine hat begleitet, behütet und betreut, die andere hat im Vorfeld alles mit den Freundinnen altersgerecht besprochen, Zweifel ausgeräumt und Mut gemacht. Beide haben auf ihre Weise versucht, ihre innerlich vorhandenen eigenen Sorgen nicht zu zeigen und waren für die Mädchen erreichbar. Mutter B hat eher kognitiv vorbereitet, agiert und begleitet, Mutter A hat die Kinder physisch nicht mehr, als sie selbst verantworten konnte, aus den Augen gelassen. In beiden Szenarien wurde der Wunsch, alleine mit der S-Bahn zu fahren und shoppen zu gehen, umgesetzt.

Mutter B hat sich mit den Kindern und deren Wunsch nach Eigenständigkeit im Vorfeld bei der Lagebesprechung intensiv auseinandergesetzt und sie erst gehen lassen, als sie das Gefühl hatte, dass die Kinder alles aufgenommen hatten an Informationen.

Mutter A hat physisch selbst einen aktiven Part während des Ausflugs übernommen. Hier fand im Vorfeld kein kognitiver Austausch statt durch den „Ich begleite euch im Großen und Ganzen"-Ansatz. Vielleicht hat sie dadurch die Kinder in ihrem Mut und Elan gebremst? Vielleicht wäre da mehr gegangen? Vielleicht hat sie die Kinder unterfordert? Bei Mutter B, die selbst zuhause blieb, bestand hingegen die Gefahr, dass die Kinder sich mittendrin überfordert hätten fühlen können oder dass die Kinder unbetreut in eine schwierige Situation hätten geraten können. Dieses Risiko ist sie in Abwägung der Möglichkeiten und Risiken eingegangen. Das Wort Verantwortung wurde von Mutter A und Mutter B unterschiedlich ausgelegt.

Der Diabetes hat an diesem Tag in beiden Szenarien nur eine untergeordnete Rolle spielen dürfen. Die Kinder haben das sehr genossen, gab es doch so viele andere spannende Dinge zu erleben und zu entdecken, präsentierten sich doch so viele aufregende Momente, weil sie ganz normal Kind sein durften.

Es gibt kein Richtig und kein Falsch, nur die Gewissheit, dass die Kinder wohl ihren Tag im Einkaufszentrum je nach Szenario mit anderen Erinnerungen und Gefühlen im Herzen beenden – in beiden Fällen hoffentlich mit einem Lächeln, weil sie allein S-Bahn fahren und allein durchs Einkaufszentrum pilgern durften.

Schwierig wird es, was die Erziehung der Kinder hin zur Eigenständigkeit angeht, aus meiner Sicht, wenn unsere eigenen Sorgen längerfristig unsere Kinder daran hindern, sich weiterzuentwickeln, und wenn unsere Sorgen unser Zutrauen in sie überschatten. Auf der anderen Seite kann es auch knifflig für die Kinder werden, wenn wir, an unsere eigene Kindheit anknüpfend, in die Falle der Überforderung stapfen. Denn nur, weil unsere Eltern uns damals etwas zugemutet oder zu viel von uns gefordert haben, heißt das nicht, dass wir das bei unseren Kindern so wiederholen sollten. Auch hier hilft eine genaue Abwägung.

Und so wünsche ich unseren Kindern, dass wir Eltern den eigenen Antrieb und die eigenen Beweggründe für unser Handeln einmal unter die Lupe nehmen, bevor wir in Aktion treten. Damit stellen wir sicher, dass wir nicht aus der eigenen Sorge heraus, die wir mit uns durch unser eigenes Leben schleppen, oder der eigenen früher selbst erlebten Erziehungshärte heraus handeln. Durch eine durchaus kritische Selbstreflexion, aktives Zuhören, das Verstehen der Bedürfnisse der Beteiligten, eine gegenseitige Abstimmung und elternseitig gelebte Empathie kann aus der Sehnsucht unserer Kinder Mut entstehen, der ihre Eigenständigkeit nährt, wenn wir sie in die wunderbare weite Welt hinausziehen lassen.

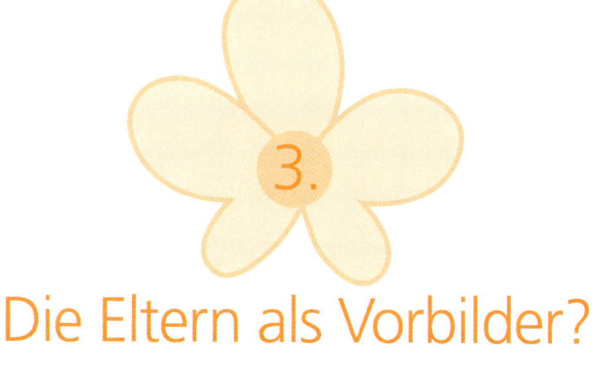

3.
Die Eltern als Vorbilder?

In den ersten Lebensjahren entwickeln unsere Kinder erst langsam eine eigene Ich-Ausprägung. Sie nehmen anfangs sich selbst durch ihre präsentesten Bezugspersonen wahr und spiegeln diese. Auf diese Weise überträgt sich zum Beispiel auch unser Stress direkt auf sie, und bereits Babys haben sehr feine Antennen für Stimmungen. Man nennt das in der Erziehungsfachsprache Co-Regulation. In ihrer kleinen, noch sehr instinktiven Welt sind sie gut für uns, wenn sie sich an unser Verhalten anpassen, denn sie sehen sich anfangs als Verlängerung unseres Ichs.

Im Grundschulalter ist die eigene Ich-Ausprägung bereits deutlich erkennbar, und dennoch bleiben wir Eltern prinzipiell bis zum Ende der Grundschulzeit die oftmals strahlenden Vorbilder und Held*innen unserer Kinder und eine wichtige Orientierung. Dies bestätigte mir auch Frau Dr. Carmen Albrecht in unserem Gespräch (siehe Kapitel 2.1.). Sie wollen es gut für uns machen und schauen sich dafür so einiges von uns ab.

Wir haben also folglich einen großen Einfluss darauf, wie unsere Kinder ihren Diabetes wahrnehmen und akzeptieren, und somit eine Verantwortung, die uns stets bewusst sein sollte. Und auch in Punkto *Resilienz* (siehe Kapitel 12) können wir unsere Kinder mit auf die Reise nehmen: Es ist vollkommen in Ordnung zu stolpern und hinzufallen, aber wir sollten ihnen beibringen, wie sie wieder auf die Beine kommen nach einem Sturz und nicht, wie sie, gefangen in einer Opferrolle, am Boden liegen bleiben. Das ist natürlich schwer möglich, wenn wir uns selbst als Opfer fühlen, und das nicht nur auf den Diabetes bezogen, sondern in welcher Sache auch immer.

Was die Entwicklung in Richtung Eigenständigkeit angeht, werden unsere Kinder im Grundschulalter in der Regel annehmen, was wir ihnen vermitteln. Das gilt allgemein, aber ebenso für den täglichen Umgang mit ihrem Diabetes. Klammern wir zum Beispiel sorgenvoll, vielleicht geprägt von unseren eigenen Ängsten, oder lassen uns stressen, kann es sein, dass sich dies auf unsere Kinder überträgt. Dann trauen auch sie sich nicht, Schritte hin zur Selbstständigkeit zu gehen, oder wirken gestresst im Umgang mit ihrem Diabetes. Andersherum unterstützen wir sie in ihrem Tun, wenn wir sie ermuntern, dass sie zu diesem oder jenem bereits in der Lage sind. Wir können Situationen, Gelegenheiten und Eventualitäten gemeinsam im Vorfeld besprechen und unsere Kinder auf diese Weise angemessen vorbereiten. Sie werden sich dann von uns bestärkt und geführt fühlen, auch wenn wir letztlich nicht dabei sind. Und natürlich sollten sie wissen, dass wir jederzeit für sie da sind, falls doch etwas dazwischenkommt oder ihr Mut sie plötzlich verlässt. Und je größer das Schlamassel sein mag, desto wichtiger ist es, dass unsere Kinder sich uns anvertrauen. Schimpfe und Schelte führen nur dazu, dass sich unsere Kinder uns gegenüber verschließen, und damit ist niemandem geholfen. Auch #SchlamasselGespräche können mit einem Lob begonnen werden. Irgendetwas Positives findet sich erfahrungsgemäß immer. Und irgendwo entdecken wir mit ein bisschen Kreativität und einem offenen Herzen sicherlich, wenn vielleicht auch etwas versteckt, eine gute Absicht.

Für den Part der *angemessenen Gelassenheit im Diabetesmanagement* sind wir ebenfalls Vorbilder. Von uns können unsere Kinder lernen, den Schieberegler zwischen Disziplin und Entspannung hin und her zu schieben, jeden Tag aufs Neue. Auch das prägt ihre Eigenständigkeit, denn sie lernen, wählen zu dürfen.

Unsere Kinder managen, wenn sie aus dem Haus sind, für den Rest des Lebens ihren Diabetes meist allein. Dafür können wir ihnen den Weg ebnen und unser Bestes tun, damit sie ohne Bitterkeit in diese Eigenständigkeit gehen. Wir setzen den Grundstein dafür, dass sie Schritt für Schritt altersgerecht lernen dürfen, gelassen aber dennoch verantwortungsvoll zu sein. Wir können ihnen zeigen, dass es gut ist, den Diabetes im Team zu haben, als Kumpel oder Familienmitglied zum Beispiel. Positive, kindgerechte Kommunikation (siehe auch Kapitel 11) und unsere eigene Akzeptanz ihres Diabetes, die unsere Kinder mit ihren feinen Antennen deutlich spüren, sind dabei wichtige Helfer.

Zum Ende des Grundschulalters hin werden externe Vorbilder immer wichtiger für unseren Nachwuchs. Stars, Sternchen, Schauspieler*innen, Sänger*innen, Sportler*innen, aber auch Kinder und Jugendliche oder junge Erwachsene, zu denen unsere Kinder aufschauen – sie alle tragen als Vorbilder zur Entwicklung unserer Kinder bei. Vielleicht gibt es hier jemanden mit Diabetes Typ 1, von der oder dem sie sich etwas abschauen können? Auf diese Weise fällt es oftmals leichter, unsere Vorbildfunktion weiterzureichen und loszulassen, um Eigenständigkeit, anfangs noch innerhalb der Komfortzone, zu ermöglichen und das Selbstbewusstsein unserer tapferen Diabetesheld*innen zu stärken.

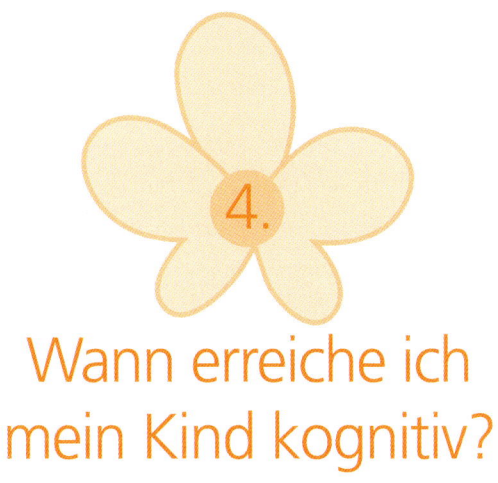

Wann erreiche ich mein Kind kognitiv?

Stellt euch einmal vor, jede Botschaft, die ihr an euer Kind sendet, ist eine duftende Blüte, die, von euch durch einen Trichter geleitet, bei eurem Kind unbeschadet ankommen soll. Ihr steckt sie oben in den Trichter hinein, sie fällt möglichst direkt hindurch, kommt an und wird von eurem Kind ohne Verlust aufgenommen und verarbeitet. Das wäre der Idealfall.

Nun steckt allerdings in der Realität im Trichter das wahre Leben, durch das sich die Blüte ihren Weg zu bahnen versucht:

- Ablenkungen der Sinne – sehen, hören, fühlen, schmecken, riechen – in unserem Beispiel einmal als Zuckerwatte dargestellt,
- psychische Faktoren, zum Beispiel Stress oder Emotionen – verkörpern wir sie einmal als Erdbeersauce für die positiven und Schokoladensauce für die negativen,
- körperliche Aspekte wie Müdigkeit, Erschöpfung, Hunger etc. – hier einmal als Streusel in Szene gesetzt und
- Körperprozesse wie Hormone und Vorgänge in den Zellen – in unserem Beispiel dickflüssiger Zuckerguss.

Sicherlich könnte man noch mehr Faktoren benennen, aber zur Veranschaulichung reicht es aus meiner Sicht. Nun versucht doch einmal, hier die duftende Blüte oben in den Trichter zu stecken. Kommt sie unten wieder heraus? Und falls ja, ist sie unbeschadet? Ich würde einmal vermuten: keine Chance. Sie wird sich höchstwahrscheinlich in der Zuckerwatte verfangen, mit Schokoladen- und Erdbeersauce benetzt, was dann wieder die Streusel magisch anzieht, und der klebrige Zuckerguss sorgt für den Rest. Farbe, Duft und Form verändern sich, ihre Makellosigkeit ist dahin.

So ähnlich stelle ich es mir vor, wenn wir versuchen, Themen, die uns wichtig sind, an unsere Kinder zu adressieren. Je nachdem, welchen Moment und welches Setting wir wählen, haben wir bessere oder schlechtere Chancen, dass wir zu ihnen durchdringen.

Wenn ich also zum Beispiel Diabetesbelange mit Nonie besprechen möchte – *Learnings* austauschen, Eigenständigkeit initiieren, den Tag reflektieren usw. –, bin ich gut beraten, einen Zeitpunkt dafür zu finden, wo sie aufnahmefähig ist. Idealerweise ist sie weder abgelenkt noch müde, noch hungrig, noch genervt, noch befindet sie sich in einem hormonellen Wachstumsschub Richtung Teenager. Je mehr ich in meinen eigenen Stress verfalle, desto weniger Aufmerksamkeit schenke ich diesem wichtigen Aspekt. Es kann also vorkommen, dass ich in einem völlig suboptimalen Moment auf sie zugehe. Dann kann sie aufgrund aller Faktoren, die sich zu diesem Zeitpunkt in ihrem Trichter befinden, gar nicht aufmerksam sein. In meiner Erfahrung erwarten Eltern oftmals aber genau in diesem Moment, dass die Kinder sich zusammenreißen, funktionieren und trotz aller Verstopfung des Trichters die gesendeten Botschaften, teils erzieherischer Natur, ohne Verluste aufnehmen können. Weil es den Eltern gerade so in den Kram passt. Oft geht man zerknirscht und genervt auseinander, was dann wiederum auch viel Energie kostet. Und mir passiert das, wenn ich ehrlich bin, auch, wenn ich nicht achtsam bin.

Ich möchte das Bewusstsein für diesen Trichterprozess an dieser Stelle schärfen. Wenn wir es schaffen, sehr präsent zu beobachten, wann unsere Kinder aufnahmefähig sind, ist uns aus meiner Sicht sehr geholfen. Denn dann sickert das, was wir ihnen unbedingt mitgeben möchten, auch bei ihnen ein.

Und vielleicht ist auch unser eigener Trichter manchmal voller, als wir zugeben möchten, was uns in dem Moment selbst nicht aufnahmebereit für Botschaften von unserem Gegenüber macht. Ich appelliere also daran, der Durchlässigkeit des eigenen Trichters in der Selbstreflexion einmal auf den Grund zu gehen.

Bei uns zuhause habe ich ein paar Anzeichen beobachtet, an denen ich inzwischen ganz gut ableiten kann, ob ein Gespräch gerade sinnvoll sein könnte oder nicht:

- Wie ordentlich ist das Zimmer? Hier gibt es horrende Schwankungen, die zumindest bei uns oft mit der inneren Gemütslage und derweil auch mit ablaufenden Körperprozessen zusammenhängen.
- Wie gut hat Nonie aktuell Diabetesbelange auf dem Schirm, die sie eigentlich schon routiniert ausführen kann?
- Wie reflektiert ist sie von sich aus gerade?
- Wie läuft es in der Schule (Ordnung, Vergessen, Hausaufgaben usw.)?
- Wie gut erinnert sie sich an Absprachen und Dinge, die es zu erledigen gibt?
- Wie stark schwanken ihre Blutzuckerwerte? Für mich auch ein Zeichen dafür, wie stark ihr Körper gerade beschäftigt ist, sofern man die üblichen Verdächtigen wie FPE-Effekte (Erklärung siehe S. 138), Bewegung und Außeneinflüsse im Griff hat.

Auch diese Liste könnte man noch weiterführen. Ich stelle fest, während ich meine Kinder im Alltag beobachte, dass sie gute Tage oder Wochen und herausforderndere haben. Ist es nicht fast wahnwitzig, in solch einer Zeit, wo ihr Trichter voller schokoladensaucengetränkter Zuckerwatte und gespickt mit Streuseln und klebrigem Guss ist, auch noch mit kognitiv anspruchsvollen Gesprächsthemen zu kommen? Schließlich möchten wir oftmals mit diesen Gesprächen Denkprozesse anregen, uns in Erziehungsbelangen üben, neue Verhaltensweisen etablieren und/oder uns wichtige Abläufe optimieren. Kommt dann nicht letztlich nur Quatsch mit Sauce heraus?

Einen entspannten Zeitpunkt zu finden, ist zugegebenerweise nicht immer leicht. Und manchmal geht es halt auch wirklich einfach nicht anders! Aber wenn ich auf diesen Aspekt achte, entdecke ich schon Momente, wo meine Töchter kognitiv zugänglicher sind als in anderen Momenten. Der Vorteil ist, dass die gesendeten Botschaften dann auch wirklich einsickern und ich nicht x-mal von vorne beginnen brauche, was wiederum auch an meinen Nerven zehrt und meinen Trichter noch weiter füllt. Dann spitzt sich die Situation zu und damit ist auch niemandem geholfen.

Gerade Diabetesthemen, die zuhause gemeinsam diskutiert werden und ja noch on top zu all den anderen Alltagsgeschehnissen kommen, haben eine entspannte Atmosphäre verdient. Zwischen Tür und Angel klappt es selten gut. Vielleicht erreicht man die Kinder auch besser bei einem lang ersehnten Eis, im Auto auf dem Weg zum Kino, wo nun endlich der Film läuft, auf den sich die Kinder schon so lange gefreut haben, oder gemeinsam aufs Sofa gekuschelt mit dem Lieblingsstofftier im Arm. Erzählt mir in den sozialen Medien oder per E-Mail gerne von euren Erfahrungen …

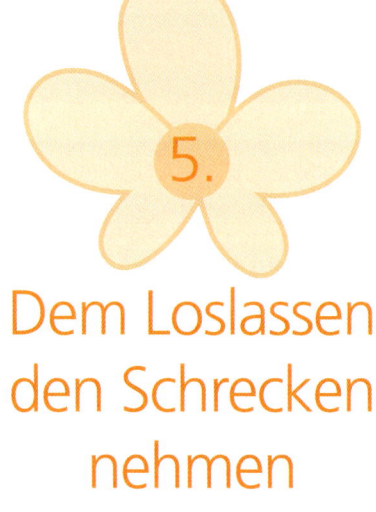

Dem Loslassen den Schrecken nehmen

Im Laufe der Grundschulzeit könnt ihr beobachten, dass die Gedankengänge eurer Kinder komplexer und reifer werden. In dem Zuge fangen sie auch an, ihren Diabetes anders wahrzunehmen. Sie werden Schritt für Schritt zuverlässiger und Dinge, die vorher nur in Maßen klappten, wie zum Beispiel vielleicht die Einstellung des Bewegungsmodus beim Sport oder die kurze Info per *WhatsApp*, dass sie schnelle Kohlenhydrate genommen haben, klappen immer besser.

Natürlich kommt es darauf an, wann euer Kind Diabetes bekommen hat. Ein Drittklässler, der neu dabei ist, braucht natürlich vielleicht noch mehr Unterstützung als ein Drittklässler, der seit mehreren Jahren mit Diabetes Typ 1 lebt. Aber auch da werdet ihr eine Entwicklung erkennen.

Mit wachsendem Bewusstsein und Verständnis für ihren Diabetes werden die Kinder aktiver in dessen Management. Welche Aufgaben Nonie in welcher Klassenstufe schon übernehmen konnte, lest ihr in Kapitel 7. Wichtig ist es, auf die Kinder einzugehen, wenn sie uns berichten, wie sie Alltagssituationen mit Diabetes gemeistert haben. Auch die Frage „Wie machst du das denn eigentlich in der Schule / beim Sport …?" oder „Was ist deiner Ansicht nach morgen für den Schulausflug wichtig in Sachen Diabetes?" kann helfen, um ein Gespräch zu beginnen und zu verstehen, wie weit unsere Kids kognitiv schon sind und wie wir helfen können. Sowohl der Austausch im Vorfeld einer eigenständigen Aktivität als auch das Gespräch hinterher können dazu beitragen, dass wir Vertrauen aufbauen und unsere Kinder merken, dass wir sie loslassen, um sie einmal selbst machen zu lassen.

Wer eine *Follow-App* besitzt oder durch beispielsweise einen *Do-it-Yourself-Loop (DIY-Loop)* auf die Gewebezuckerwerte des Nachwuchses aus der Ferne schauen kann, wird es sich wahrscheinlich kaum nehmen lassen, immer einmal wieder zu luschern, wie es so läuft. Die Kunst im Anschluss liegt dann darin, entspannt über die Zeit des eigenständigen Managements zu sprechen. Und manchmal werden uns unsere Kinder auch überraschen, wenn sie zum Beispiel eigenständig den Sportmodus auf der Pumpe eingeschaltet haben, obwohl wir vergessen haben, sie daran zu erinnern. Ohne Möglichkeit, die Gewebezuckerwerte der Kinder aus der Ferne zu betrachten, steigt in der Regel die Neugierde nach ihrer Rückkehr, einen Blick auf die Werte in Abwesenheit zu werfen. Auch da ist es wichtig, nicht aus der Haut zu fahren, vielleicht erst einmal etwas Positives anzumerken und im richtigen Moment darüber zu sprechen, wo gegebenenfalls noch Optimierungspotenzial liegt und warum. Übergebt das erste Wort doch einmal an eure Kids und schaut, wie sie die Zeit, die sie selbst am Ruder waren in Sachen Diabetesmanagement, reflektieren. Oft ist man erstaunt, welche Gedanken sich die Kinder schon machen, wenn man sie zu Wort kommen lässt und ihnen das Reden nicht gleich abnimmt.

Mir hilft es, mir ein W*orst-case*-Szenario auszumalen, bei dem ich in den meisten Fällen feststelle, dass im Normalfall nichts wirklich Schlimmes passieren kann. Und ganz ehrlich, auch wenn die Kinder später groß sind und komplett allein durch ihren Alltag mit T1D stiefeln, können jeden Tag Dinge passieren, die uns unter unserer Obhut aufschrecken lassen würden. Aber stellen sie eine ernsthafte Gefahr dar? Meist können wir diese Frage zum Glück mit Nein beantworten. Auch eine Risikoabwägung kann helfen:

- Wie schnell kann ich eingreifen, wenn es nicht rund läuft?
- Wer ist in der Nähe und wie komme ich an diese Person heran?
- Sind Extreme (Mahlzeiten / Bewegung) zu erwarten?
- Sind andere Schwierigkeiten denkbar? (zum Beispiel Katheter herausreißen, Funklöcher, Aufregung/Ablenkung …)
- Wer ist zur Stelle bzw. wie schnell zur Stelle, falls das Infusionsset/der Sensor gewechselt werden sollte, oder kann mein Kind das zur Not mit Coaching per Telefon und Unterstützung vor Ort schon allein?
- Wer kann zur Not vor Ort Insulin per Spritze oder das Notfall-Nasenpulver verabreichen? Oder wie schnell kann jemand, der in diesen Dingen geschult ist, vor Ort sein?

Je nachdem, ob ich mit großen Schwierigkeiten oder Extremen rechne, wäge ich ab, ob ich den Sprung in die Eigenständigkeit verantworten kann oder doch lieber nicht. Und mit jedem Anlauf werde ich mutiger, weil ich immer wieder merke, wie aufnahmefähig und verantwortungsbewusst Nonie schon ist, wenn es wirklich darauf ankommt. Da ziehe ich meinen Hut vor ihr. Das geht aber nur, wenn nicht nur sie sich traut, sondern vor allem auch ich, indem ich nach Abwägung des Risikos loslasse. Denn die Kinder sind oft wagemutiger, im positiven Sinne gemeint, als ihre Eltern oder Betreuer*innen. Loslassen und Verantwortung kontrolliert abgeben zu lernen, ohne Schrecken und Ogottogott, ohne Panik und Herzrasen, ist für uns Erziehungsberechtigte ein wichtiger Schritt, um die Eigenständigkeit unserer Kinder zu fördern. Aber eigentlich ist es nicht *ein* Schritt, sondern es sind ganz viele kleine, auf beiden Seiten. Ich bin überzeugt davon, dass es sich lohnt, in Vertrauen zu investieren, und dass dieses auf Resonanz stoßen wird in der Mehrzahl der Fälle. Und sollte es doch einmal daneben gehen, haben wir durch unsere Risikoabwägung im Vorfeld sichergestellt, dass wir das gemeinsam wieder in den Griff bekommen und rettend zur Seite eilen können.

Wir delegieren zwar an unsere Kinder und fördern somit situativ ihre Eigenständigkeit, die letztliche Verantwortung liegt aber dennoch immer bei uns. Das gilt auch, wenn wir Unterstützung von außen erhalten. Schuldzuweisungen laufen also letztlich ins Leere, zerstören, was wir gerade im Begriff sind, behutsam aufzubauen, und somit können wir dieses Kapitel gleich aussparen und konstruktiv gemeinsam nach vorne schauen. Auf das Thema *Mutmaßen* und *Messen mit gleichem Maß* gehe ich im Anschlusskapitel gleich weiter ein.

Derzeit, in der vierten Klasse, schaue ich, dass immer jemand mit maximal einer Stunde Entfernung in ihrer Nähe ist, der oder die in der Lage ist, sich im Notfall um das Insulin, den Katheter bzw. den Sensor zu kümmern. Das sind derzeit für uns noch die größten Herausforderungen, die Nonie nicht allein bewältigen kann. Nachts kann ich sie im Fall eines Über- oder Unterzuckers, den die Pumpe nicht allein regeln kann, inzwischen schon recht zielsicher anrufen, wenn sie woanders übernachtet. Dann managen wir das gemeinsam per Telefon.

Mein wichtigstes Mantra, Nonie oder anderen betreuenden Personen gegenüber, ist immer wieder: „Bitte seid erreichbar, aber wirklich, und nicht nur mit *jaja*."

Es ist hilfreich, im Anschluss an eine eigenständige Sequenz mit Nonie darüber zu sprechen, was sich gut angefühlt hat, was noch schwierig war, was super gelaufen ist und wo es noch Optimierungsmöglichkeiten gibt. Unsere Kinder *wollen* lernen und können das auch, wenn wir dafür einen Zeitpunkt wählen, wo sie kognitiv erreichbar sind, wie im letzten Kapitel geschildert.

Zwei Beispiele habe ich für euch zum Abschluss dieses Kapitels:

Allein ins Kino

Zu Beginn der vierten Klasse, Nonie war noch neun Jahre alt, wollte sie mit einer Freundin allein ins Kino gehen. Natürlich hatten wir genau an dem Tag unsere Waage vergessen, aber ohne die große Tüte Popcorn und ein Slush Eis (ein spezielles Wassereis) ging es gar nicht. Also riskierte ich es, sie einfach der Schnauze nach Insulin für 120 g Kohlenhydrate (KH) spritzen zu lassen, die *WETID-App*, eine sehr gut konzipierte App von Heiko Scharfenort zur Schätzung von KH und mehr in Lebensmitteln im Diabetesmanagement, half uns bei der Entscheidung, und siehe da, sie war die ganze Zeit über im grünen Bereich. Da diese App eine Karotte zeigt, nennen wir sie auch die *Karotten-App*. Inzwischen gibt es sie auch als Buch für alle, die gerade nicht digital sein wollen oder können. Ich entschied mich gegen einen verlängerten Bolus aufgrund des schnellen Eises. Ich begleitete die beiden in den Kinosaal, stellte sicher, dass Nonie Handyempfang hatte, wir stellten ihn auf Vibration und packten das Handy so in die Tasche, dass sie die

Vibration auf jeden Fall spürte. Als Test rief ich sie kurz an. Natürlich blickten einige der anderen Eltern komisch, denn sie wussten ja nicht, warum es für mich wichtig war, meine Tochter auch während des Films erreichen zu können. Nonie bekam noch schnelle Kohlenhydrate in die Tasche, und schon düste ich wieder ab. Und Freunde der Sonne, was soll ich sagen, es ging gut! Manchmal ist das Glück eben mit den Mutigen. Aber dafür ist es wichtig, das Loslassen zu wagen.

Meine Risikoabwägung: Zwei Stunden sind für mein Empfinden überschaubar und ich war fünfzehn Autominuten entfernt. Was hätte ich getan, wenn ihr Gewebezucker rasant nach unten gefallen wäre? Ich hätte sie angerufen. Und wenn ihr Gewebezucker in die Höhe geschossen wäre? Auch dann hätte ich sie angerufen und sie um eine Korrektur gebeten.

Mama, mir ist aber doch schwindelig

Im Dezember 2022, also auch noch mit neun Jahren, hatten wir abends gegen 21.30 Uhr die Situation, dass sich Nonies Kurve ungefähr bei 80 mg/dl (4,4 mmol/l) zu stabilisieren schien, nachdem die Werte vorher stark gefallen waren. Es sah also nach einer nun beginnenden, geraden, flachen Linie aus, und zudem war der Bewegungsmodus bereits seit geraumer Zeit aktiviert aufgrund eines anstrengenden Basketballtrainings am Nachmittag. Die Pumpe half bei der Stabilisierung der Werte ebenfalls mit. Nonie sah mich allerdings an und sagte: „Mama, mir ist aber doch schwindelig." Nun konnte ich argumentieren, dass sich das nicht in den Werten zeigte, ich konnte sie blutig messen lassen oder ihr vertrauen. Nach kurzer Risikoabwägung entschied ich mich für Letzteres: Abwarten, also Alternative 1, fühlte sich aufgrund der vorher erfolgten sportlichen Anstrengung verkehrt an. Blutig messen lassen, um nur aus Prinzip einen Beweis zu erzeugen, fand ich in diesem Fall nicht angemessen, da ich entspannt war und die Werte sehr engmaschig im Blick behalten konnte, sobald sie schlafen würde. Im Falle eines plötzlichen Anstiegs hätte ich schnell reagieren können. Also entschied ich mich dafür, ihr im Vertrauen auf ihr eigenes Körpergefühl 50 ml Saft zu geben, also eine kleine Portion, in dem Wissen, dass die Pumpe aufgrund ihrer AID-Technologie selbst ja auch nachhalf, die Kurve zu stabilisieren.

Und Nonie behielt recht, denn, wie die Kurve unten zeigt, blieben die Werte recht konstant auf ungefähr 80 mg/dl (4,4 mmol/l), was bedeutete, dass ihr Blutzuckerwert recht sicher, als sie den Schwindel bemerkte, bereits niedriger war und ohne den Saft wahrscheinlich auch ihr Gewebezuckerwert abgefallen wäre in Richtung Unterzucker. Das stellte ich natürlich erst fest, als sie schon schlief, und ich schrieb mir einen kleinen Post-it, um auf keinen Fall zu vergessen, sie am folgenden Morgen nochmals zu loben und ihr kurz aufzuzeigen, dass sie hier ausgezeichnet in sich hineingefühlt hatte. Für ihr Selbstvertrauen war es wichtig, dass ich ihr vertraut hatte, und unser beider Zusammenhalt als unschlagbares Dia-Team hat es auch gestärkt.

Ein Schlüsselsatz, um ihr in dem Moment vollends vertrauen zu können, war für mich im Vorfeld an jenem Tag folgender gewesen: „Mama, das war das härteste Training meines Lebens heute." Wie eine Alte 😉. Gut also, dass ich präsent war, als sie mit mir kommunizierte, und ich ihr aktiv zugehört hatte. Ehrlich gestanden, gibt es auch Tage, an denen mir dies nicht so gut gelingt …

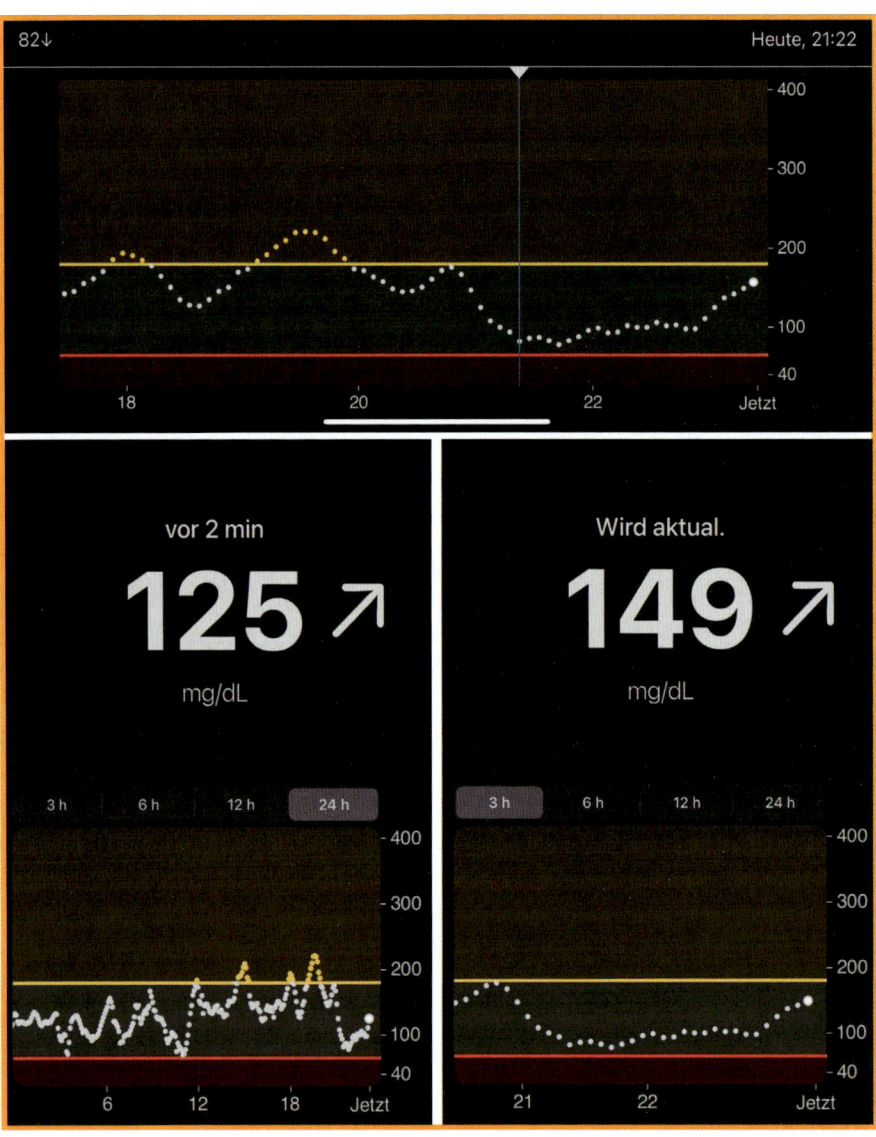

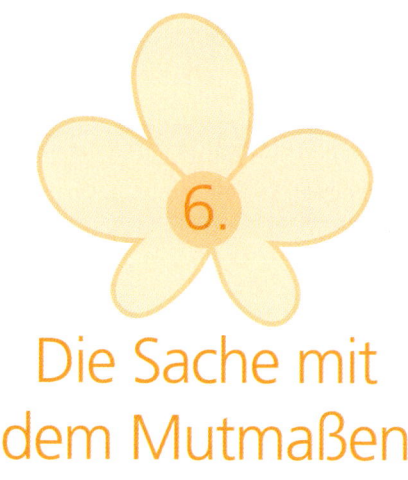

6. Die Sache mit dem Mutmaßen

Hier eine kurze, aber wichtige Bitte, einen Appell würde ich es sogar nennen:
- Bitte mutmaßt nicht, sondern fragt nach.
- Bitte regt euch nicht auf, bevor ihr nicht wisst, wie es wirklich war.
- Bitte zieht keine voreiligen Schlüsse, bevor ihr nicht die komplette Geschichte kennt.

Warum schreibe ich dieses Kapitel? Ich denke, ich fasse mir mit diesem Kapitel auch ein Stück weit an die eigene Nase: Patchwork, Nonies fortschreitende Eigenständigkeit, Fremdbetreuungen durch andere Mütter am Nachmittag und nachts, Hilfe von den Geschwistern und vom Bonus-Dad. Ich bin häufig in diesen Situationen weit weg und doch irgendwie ganz nah dabei, ja sogar mittendrin durch unseren Austausch per Chat und durch die *Dexcom Follow-App*. Digitalität und Technik sind in diesem Fall Fluch und Segen zugleich.

Oft tauche ich in Situationen, wo ich Nonie nicht selbst betreue, in eine andere Welt ein, größtenteils fremdbestimmt, zumindest, wenn es um berufliche Abwesenheiten geht. Da fällt es mir schwer, einen klaren Kopf zu bewahren, wenn zuhause mit dem Diabetesmanagement nicht alles glatt läuft. Schließlich kenne ich aus der Ferne nicht alle Puzzleteile. Auch ich laufe dann Gefahr, zumindest in meinen Gedanken vorschnell ohne Kenntnis der Fakten ein „Nicht okay", ein „Mensch, du weißt doch, wie wichtig das ist" oder ein „Wie konntet ihr das vergessen" zu formulieren.

Dabei stellt sich im gemeinsamen Gespräch später meist heraus, dass sich sehr wohl Gedanken gemacht und mit Sorgfalt vorgegangen wurde. Deshalb ärgere ich mich dann fast im selben Moment schon wieder über mein zum Teil stilles, kritisches und oftmals unnötiges Kopfkino, das ich ab und an zudem einfach nicht für mich behalten konnte.

Was mir in solchen Momenten hilft, ist, mir bewusst zu machen, dass auch bei mir fast *täglich* nicht alles glatt läuft. Quasi jeden einzelnen Tag gibt es Situationen, in denen ich, trotz meiner Erfahrung und Routine, den Diabetes meiner Tochter noch weiser hätte manövrieren können. Aber das Leben besteht nun einmal nicht nur aus Diabetesmanagement und sollte es für mein Befinden auch nicht. Jede Betreuungsperson versucht auf ihre Weise, das Beste zu geben und uns unter die Arme zu greifen. Davon können wir, denke ich, erst einmal prinzipiell ausgehen. Einmal stehen der Spaß und die Unbeschwertheit im Vordergrund, einmal eher der Lerneffekt und noch ein anderes Mal einfach nur das Leben, in dem der Diabetes auch einmal für ein paar Stunden keine Rolle spielen darf.

Wenn wir nun von anderen Perfektion erwarten, die uns selbst im täglichen Umgang mit dem Diabetes überfordert, messen wir mit zweierlei Maß. Hinzu kommt noch, dass wir oftmals über die größere Erfahrung, die besser sortierte Trickkiste und die vielleicht auch routiniertere Gelassenheit verfügen, ein Grund mehr also, Gnade vor Recht ergehen zu lassen.

Betrachten wir die Situationen, in denen wir aus der Ferne aus der Haut fahren möchten, einmal vom Herzen her, werden wir selten zu dem Schluss kommen, dass niedere Absichten oder Fahrlässigkeit hinter dem beobachteten Verhalten stecken. Meist entpuppen sich vielmehr andere situative Prioritäten, eine Unsicherheit oder schlichtweg dann doch Überforderung aufgrund der uns so wohlbekannten Komplexität, die T1D im Alltag so mit sich bringt.

Genau, wie auch wir trotz aller Routine regelmäßig dann doch wieder eben diese Überforderung am eigenen Leibe spüren, geht es auch unseren tapferen Diabeteskindern und ihren Unterstützer*innen, wenn wir ihnen die Verantwortung übertragen. Und sogar als Nonie sich übers Wochenende mit der Klinik in eine Dia-Freizeit stürzte, stellte das Management der einzelnen Kinder trotz aller professionellen Routine eine kontinuierliche Herausforderung dar. So ist er halt, der Diabetes: anspruchsvoll, schnell beleidigt und nachtragend – bei uns, bei unseren Kids und bei anderen, sich kümmernden Dritten. Da macht er keine wohlwollende Ausnahme.

Wenn sich zum Beispiel bei meiner Tochter in meiner Obhut ein Unterzucker entwickelt, kenne ich in der Regel die Ursache. Ich weiß, ob mehr Bewegung, zu viel Insulin, starke Hitze, Probleme bei der Mahlzeitenberechnung oder noch andere Dinge dafür verantwortlich sein könnten. Ich kann es herleiten, analysieren und etwas daraus lernen. Zumindest meistens … Aber an dieser Stelle dennoch und immer wieder wichtig zu betonen: Manchmal bin auch ich mit meinem Latein am Ende. Dann läuft der Versuch, einen Ursache-Wirkung-Bezug herzustellen, auch bei mir gnadenlos ins Leere. Da hilft dann nur Nachsicht: Schwamm drüber, morgen ist ein neuer Tag.

Wenn andere sich kümmern oder Nonie sich selbst kümmert, fehlt die sich mir selbst erschließende Ursache-Wirkung-Transparenz in der Regel ganz oder zumindest teilweise und es wird umso wichtiger, zunächst einmal zu verstehen, was genau zu diesem zum Beispiel Unterzucker geführt hat. Zuhören ist angesagt. Und wenn ich dann doch vorschnell einmal ein „Habt ihr nicht gut gemacht" auf den Lippen habe, kann es helfen, dass ich mir dies letztlich doch verkneife. Schließlich ist Nonie auch in meiner Obhut nicht vor einem Unterzucker gefeit. Auch ich bin unachtsam und mache in Sachen Diabetes Fehler, und das regelmäßig. Diese Fehler kommen vor. Es ist wichtig, dass wir uns unsere Fehler eingestehen. Ungeschehen können wir sie nicht machen, aber daraus lernen, und das ist von immenser Bedeutung, wenn man mit Diabetes lebt. Allerdings erfordert das Ehrlichkeit uns selbst gegenüber. Auch hier haben wir eine Vorbildfunktion und in einem ruhigen Gespräch fällt es oft leichter, sich bewusst zu werden, was schiefgelaufen ist. Dann können gemeinsam Schlüsse für die Zukunft gezogen werden. Und es gilt: Gleiches Maß für alle, denn was uns passiert, kann genauso gut anderen passieren. Hand aufs Herz: Die in unserer Obhut produzierten Unterzucker sind nicht besser als die, bei denen wir aus der Ferne zuschauen, oder? Und auch bei der Fremdbetreuung oder wenn sich unsere Kinder eigenständig kümmern, gilt natürlich umso mehr, dass im Nachhinein nicht immer ein Ursache-Wirkungs-Bezug hergestellt werden kann. Ich kann nur empfehlen, lasst es dann auch einfach einmal los und startet am nächsten Tag neu. Das kann für alle Beteiligten erleichternd sein.

Horcht auch bitte einmal zu diesem Klassiker in euch hinein: Ist es wirklich etwas *ganz anderes,* wenn uns selbst Unachtsamkeiten passieren? Lassen wir uns die Situation bzw. die Hintergründe erklären, geben wir denen, die sich gekümmert haben, eine Chance, Licht ins Dunkel zu bringen. Sie können dann, ohne dass wir ins Mutmaßen verfallen, die Lücken füllen, die wir auf die Ferne nicht sehen konnten. Dann fällt es uns vielleicht sogar ein, ein Lob auszusprechen für die Bemühungen und gemachten Überlegungen. Wir haben auf die Ferne nur äußerst selten das komplette Bild dessen, was sich im Umfeld unseres Diabeteskindes abspielt.

Die fehlenden Puzzleteile durch Mutmaßen zu füllen, kann aus einer hoffnungsvoll engagierten Szenerie ganz schnell eine düstere Weltuntergangsstimmung machen.

Wie sehr wir mutmaßen und uns verschätzen können bei der Beobachtung von Situationen oder Menschen, zeigen die folgenden beiden Beispiele:

> **1. Wir sehen einen Mann mit Glatze.**
>
> Was geht in euch vor bei diesem Bild? Bitte überlegt einmal, warum dieser Mann eine Glatze haben könnte.
>
> Egal, was euch als Erstes kommt, egal, wie sehr ihr mutmaßt, egal, welche Erfahrungen ihr mit *Glatzköpfen* bereits in eurem Leben gemacht habt, werdet ihr die Wahrheit erst erfahren, wenn ihr ihn ansprecht, nachfragt und seiner Geschichte lauscht. Erst dann könnt ihr einschätzen, ob es sich um eine Veranlagung, eine Krankheit, einen Style oder vielleicht noch etwas ganz anderes handelt, worauf ihr von selbst nie gekommen wärt. Vielleicht hat er auch einfach eine Wette verloren?

> **2. Während eines Telefonats werden wir von unserem Bekannten ohne Erklärung schroff und aus unserer Sicht respektlos abgewürgt.**
>
> Auch hier kann ein Kopfkino starten, das höchstwahrscheinlich unnötig ist. Ich fange jetzt gar nicht an mit dem Durchspielen von möglichen Szenarien. Durchatmen, ruhig bleiben, an eine gute Erklärung glauben und im nächsten Gespräch nachhaken, was die Hintergründe des Symptoms *Abwürgen* waren: Wenn wir es schaffen, so zu handeln, tappen wir nicht in die Falle des Mutmaßens, nähren das gegenseitige Vertrauen und stärken den Zusammenhalt.

Also bitte ich euch, lasst uns Fragen stellen, um die Hintergründe zu beleuchten, und lasst uns zuhören, um die gesamte Geschichte zu verstehen. Dann können wir gemeinsam schauen, zu welchen Erkenntnissen wir kommen, was wir mitnehmen können für die Zukunft und worüber wir vielleicht auch gemeinsam lachen können.

Letztlich besteht heutzutage zum Glück äußerst selten Lebensgefahr im Management des Diabetes unserer Kinder. Fünfe auch einmal kontrolliert gerade sein zu lassen, es zu schaffen, selbst dann und wann abzuschalten und sich anderen Interessen zuzuwenden, ist mit einer großen Portion Vertrauen in die Bemühungen der Personen, die uns zur Hand gehen, möglich.

Unsere eigenen Dia-Kinder und unser Netzwerk helfen uns, dass wir zeitweise und mit zunehmendem Alter unserer Kinder immer häufiger unseren eigenen Prioritäten nachgehen können. Diese Prioritäten sind wichtig, damit wir selbst nicht untergehen und zu Marionetten des Diabetes werden. Sie sind aus meiner Sicht nicht nur ratsam, sondern unabdingbar, um nach der Diabetesdiagnose wieder zu uns selbst zu finden und mit genügend eigenen Kräften und einer guten *Resilienz* im Alltag ein Vorbild sein zu können für unsere Kinder und unser Umfeld. Dafür lohnt es sich, zeitweise wohlwollend und voller Dankbarkeit, egal, wie es am Ende läuft, die Zügel aus den eigenen Händen zu geben.

Unsere Kinder werden in absehbarer Zukunft *ihren* Diabetes – ja, es ist nämlich gar nicht *unserer* – bis auf Ausnahmen ganz allein managen. Lasst uns froh sein und dankbar über Erfahrungen und *Learnings*, die sie auf dem Weg dorthin *mit uns gemeinsam* machen dürfen. Und auch, und gerade, an Pech und Pannen, die uns selbst, unseren Kindern und weiteren Unterstützer*innen passieren, und über die wir uns entspannt austauschen können, reifen sie und lernen fürs Leben.

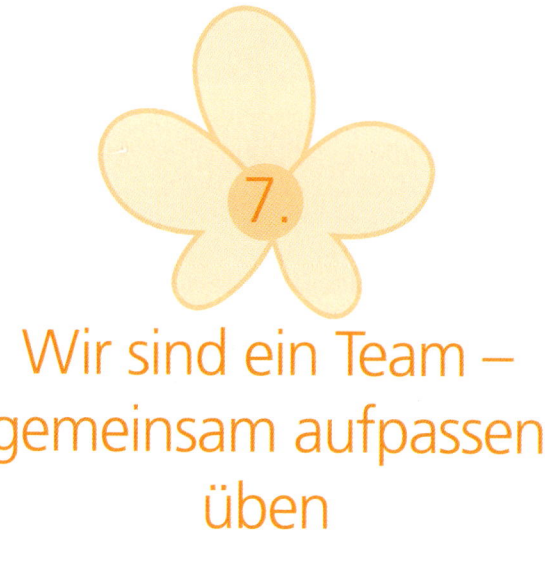

7. Wir sind ein Team – gemeinsam aufpassen üben

Im Laufe der Grundschulzeit entwickeln sich unsere Kinder, wie bereits geschildert, auf ganz natürliche Weise in Richtung Eigenständigkeit. Entdeckungsfreudig, unbedarft und voller kindlicher Neugierde machen sie dabei auch vor dem Diabetesmanagement keinen Halt. Mit ein wenig Aufmerksamkeit werdet ihr Schritt für Schritt Veränderungen wahrnehmen. Es ist wichtig, darauf zu achten, welche Signale euer Kind hierzu aussendet, um es zwar auch ein Stück weit fordern zu können, aber eben nicht zu überfordern. Und alles für euer Kind in Bezug auf den Diabetes zu übernehmen, obwohl es eigentlich schon eine gewisse Eigenständigkeit entwickeln könnte, ist auch auf Dauer keine Lösung. Diabetesverantwortung zu übernehmen, kann bedeuten, dass euer Kind mit vor Stolz geschwellter Brust heimkommt, aber auch, dass die Schultern hängen, weil es die Last spürt und es vielleicht doch noch zu viel Verantwortung ist. Jedes Kind ist anders.

Unsere Devise im Diabetesalltag lautet:
Wir sind ein Team!

Und das bedeutet:
- Gemeinsam im Alltag aufpassen und wachsam sein.
- Gemeinsam antizipieren, was passieren könnte.
- Gemeinsam üben, Kohlenhydrate zu berechnen bzw. zu schätzen.
- Gemeinsam Korrekturen vornehmen.
- Gemeinsam überlegen, welchen Effekt welches Essen und welche Bewegung haben könnte.
- Gemeinsam analysieren und besprechen, ob und warum unsere Strategien erfolgreich waren oder nicht und was wir in der Kurve beobachten.
- Gemeinsam für die Zukunft lernen.
- Gemeinsam lachen, wenn's mal nicht klappt.

Wie wir diese Devise in den einzelnen Klassenstufen der Grundschule umgesetzt haben, könnt ihr in den nach diesem Kapitel folgenden Unterkapiteln 7.1. bis 7.5. nachlesen. Wir Eltern und weitere Personen mit betreuenden Funktionen ziehen uns und tun es bis heute Schritt für Schritt immer weiter aus Nonies Diabetesmanagement zurück und gehen auf diese Weise langsam vom *Wir* zum *Du* über, vom „Wie können wir das managen?" zum „Wie hast du das gemanagt?" bzw. zum „Welche Gedanken hast du dir dazu gemacht?". Nur in den Nächten kümmere ich mich auch in der weiterführenden Schule erst einmal weiter allein, wenn wir zuhause sind, bzw. habe ihre Werte im Blick und die Alarme eingeschaltet, wenn sie auswärts schläft. Ich bin nachts für sie da und übernehme, agiere proaktiv und reagiere. Sie hilft mir, wenn ich sie brauche. Nonie ist eine großartige Teamplayerin, wofür ich sehr dankbar bin, und das sage ich ihr von Zeit zu Zeit. Ich hoffe, ihr tut das auch. Ich möchte euch von Herzen dazu ermuntern.

Auch im Teamwork sind wir Vorbilder. Wenn wir mit Gelassenheit und Ehrlichkeit sagen können „Ich hab da 'nen Fehler gemacht, und zwar …", können unsere Kinder mit großer Wahrscheinlichkeit auch leichter zugeben, wenn sie hier und da etwas übersehen haben. Wir können sie trotzdem loben, dafür, dass sie sich Gedanken gemacht haben und sie von ihren Überlegungen berichten lassen. Mit anerkennenden Worten zum Einstieg in die Diskussion fällt es oft leichter, Unachtsamkeiten zuzugeben und dann gemeinsam *Learnings* und Optimierungspotenzial für die Zukunft zu erkennen. Und nur weil es nicht so geklappt hat, wie wir oder unsere Kinder es sich vorgestellt haben, heißt das ja nicht, dass man sich im Vorfeld keine Gedanken gemacht hätte. Diese können wir einleitend anerkennen, egal, was am Ende dabei herausgekommen ist.

Ich versuche, sehr offen und ehrlich zu kommunizieren, und verschweige Nonie und meinem Umfeld gegenüber auch nicht, dass ich regelmäßig Fehler im Diabetesmanagement mache bzw. ihn noch optimaler lenken könnte. Ich bemühe mich dabei um Gelassenheit, gekoppelt mit analytischer Reflexion. Und auch ich lerne noch fast jeden einzelnen Tag hinzu. Hier und da teile ich meine Erkenntnisse kind- und altersgerecht mit meiner Tochter. Wer weiß, vielleicht bleibt es irgendwann hängen. Manchmal überrascht sie mich, weil wirklich etwas hängengeblieben ist, womit ich in dem Moment gar nicht gerechnet hätte. Der stete Tropfen höhlt eben auch beim Diabetesmanagement den Stein. Und manchmal kann sie sogar schon mehr als ich, zum Beispiel wenn sie in ihren Körper hineinhört und wir auf dieser Basis Entscheidungen für ihr Diabetesmanagement treffen. Diese weichen regelmäßig ab von dem, was ich empfohlen hätte, aber ich versuche, sofern ich es verantwortbar finde, ihrer Empfehlung zu folgen. Ihr Diabetes, ihre Regeln – zumindest möchte ich da irgendwann hin.

Wie mache ich das mit dem Teamgedanken im Patchwork? Zum Thema Fremdbetreuung und Patchwork gibt es in meinem ersten Buch, „Rock around the Clock mit Diabetes Typ 1", ein ausführliches Kapitel für alle, die hier mehr in die Tiefe gehen möchten.

7. Wir sind ein Team – gemeinsam aufpassen üben

Derzeit kommuniziere ich mit Nonies Papa aktiv per *WhatsApp*, wenn es zu starken Schwankungen in den Werten kommt. Ich schicke Screenshots und führe aus, wie die Schwankungen meiner Meinung nach zustande gekommen sind. Falls es wichtige grundsätzliche *Learnings*, Erfahrungen und Erkenntnisse gibt, egal ob Erfolg oder Misserfolg, teile ich sie mit ihm. Ich lasse das Ego beiseite – zumindest meistens –, denn es geht nur um die Gesundheit unserer gemeinsamen Tochter und Erkenntnisse für das tägliche Diabetesmanagement, die für alle, die sich um sie kümmern, nützlich sind. Ich bin hier also einfach nur an der Sache interessiert und am gemeinsamen Ziel, das mit dem Dia-Management trotz Trennung und Patchwork gut zu machen, gemeinsam im Team, für unsere Tochter. Dass es ihr gut geht, ist unser beider Verantwortung, und die teilen wir uns nach wie vor. Wenn ich einen Fehler gemacht habe oder etwas übersehen habe, schaffe ich es inzwischen, dies ohne Scham oder Schuldgefühl zuzugeben und zu kommunizieren, für die gemeinsame Sache.

Und noch etwas liegt mir am Herzen, wenn es darum geht, gemeinsam aufpassen zu üben. Diabetesmanagement bedeutet regelmäßig auch Improvisation. Am besten improvisieren wir, wenn wir das Handwerkszeug gelernt haben. Durch Unsicherheit wird aus Improvisation Planlosigkeit. Und Planlosigkeit kann auch Stress bedeuten. Für uns hat es sich im Alltag bewährt, bei Improvisationsbedarf erst einmal kurz innezuhalten und durchzugehen, entweder allein oder im Team, was nun genau zu tun ist. Was sind bekannte Elemente, was ist neu? Und wie kann ich den unbekannten Variablen den Schrecken nehmen, um eben nicht in Panik und somit Planlosigkeit zu verfallen? Oft hilft eine Schritt-für-Schritt-Vorgehensweise und gegebenenfalls eine Rückversicherung durch eine weitere Person, ob man hier nicht gerade in die völlig verkehrte Richtung denkt. Man tastet sich also im Zweifel gemeinsam in das unbekannte Terrain vor.

Ein Beispiel hierzu:

Am 1. Januar sind wir von Norddeutschland mit dem Auto nach Hause nach Bayern gefahren, den ganzen Tag lang. Ich hatte das Insulin bei meinen Eltern vergessen. Aber eigentlich war noch genügend Vorrat im Reservoir von Nonies Pumpe. Leider stiegen just an dem Tag im Auto ihre Werte schnell auf über 400 mg/dl (22,2 mmol/l) an, obwohl ich ständig Insulin hinterherspritzte. Auch die Blutigmessung änderte daran nichts. Aus meiner Sicht handelte es sich um ein Problem mit dem Infusionsset. Das hatte ich natürlich im Vorfeld nicht absehen können. Noch nie zuvor hatte ich auf einer Fahrt Insulin vergessen. Nun galt es zu improvisieren. Ich atmete mich aus der aufsteigenden Panik zurück in die Entspannung und wägte meine Möglichkeiten ab, was letztlich ein sehr individueller Prozess ist: das Ganze bis zuhause noch drei Stunden aussitzen, Katheter wechseln (das komplette Infusionsset inklusive Reservoir tauschen entfiel als Möglichkeit aufgrund des fehlenden Insulins) und/oder Insulin mit einer Einmalspritze in den Bauch spritzen. Letzteres hatte ich immer von anderen gehört in Notfallsituationen, aber ich selbst hatte noch nie zu dieser Maßnahme gegriffen. Damit kann man zum Überbrücken die Pumpe umgehen, falls es mit der Technik ein

Problem gibt. Im Reservoir befand sich noch genügend Insulin. Aber ob ich es mit der Einmalspritze dort herausholen könnte? Ich war mir unsicher. Aussitzen wollte ich es aber auch nicht und beim Katheterwechsel hatte ich Sorge, dass wieder etwas schieflaufen könnte. Also entschied ich mich im Ausschlussverfahren für die Einmalspritze, die ich zum Glück wirklich bisher immer dabei gehabt hatte aufgrund der Schilderungen von anderen T1D-Eltern. Ich erklärte Nonie, was ich vorhatte und warum das notwendig war, und blieb dabei entspannt. Länger ausatmen als einatmen half mir in dieser Situation. Dann legte ich los, dachte auch wirklich immer nur an den direkt folgenden Schritt, und es dauerte halt ebenso lange, wie es notwendig war, um nicht in Hektik zu verfallen. Eine große Hürde war die Menge an Insulin, die es zu spritzen galt. Ich recherchierte hierzu an Ort und Stelle im Internet:

„*NovoRapid* Penfill: 1 Patrone enthält 3 ml entsprechend 300 Einheiten. 1 ml Lösung enthält 100 Einheiten Insulin aspart* (entsprechend 3,5 mg)."[18] Unsere Spritze fasst 0,3 ml Insulin. Ja, und jetzt? Da nun doch kurz ein bisschen Panik aufstieg und mein Gehirn deshalb akut überfordert war, wurde aus meiner Improvisation kurzzeitig eine Planlosigkeit. Ich zog meinen Mann zu Rate. Dass auf der Spritze stand „30 Einheiten", hatte ich glatt übersehen in meiner durch den aufkommenden Stress eingeschränkten Wahrnehmung. Achtung: Es gibt unterschiedliche Konzentrationen bei Insulin, deshalb bitte nachschauen, in welcher Konzentration euer Insulin vorliegt:

„Insulin ist eines der Medikamente, dessen Dosierung in Einheiten angegeben wird. Die Abkürzung I.E. (oder englisch I.U.: U = unit = Einheit) bedeutet "Internationale Einheit", womit ausgedrückt werden soll, dass Einheit in allen Ländern gleich definiert ist. Der Begriff I.E. darf nicht als Mengenangabe verstanden werden. In Abhängigkeit von der Konzentration kann zum Beispiel 1 ml Insulin 40 E oder aber auch 100 E enthalten. Die sog. "40er" Insuline (1 ml = 40 I.E. Insulin) sind in Deutschland weit verbreitet, in den angloamerikanischen Ländern sind die "100er" Insuline (1 ml = 100 I.E. Insulin) gebräuchlicher. Damit sofort erkennbar wird, welche Insulinkonzentration vorliegt, enthalten alle Packungen folgende Aufdrucke: U 40 bedeutet, es handelt sich um ein Insulin, das pro 1 ml 40 E enthält. Entsprechend enthält U 100 in 1 ml 100 E."[19]

Da kann man schon einmal durcheinanderkommen. Mir hat es geholfen, mich hierzu mit meinem Mann beraten zu können, der mir einfach als Unterstützung zur Seite stand ohne Kommentare wie „Ist doch ganz einfach" oder „Kannst du nicht mehr rechnen, oder was?".

Gemeinsam stellten wir fest, dass eine Einheit Insulin wirklich nach wenig aussah, weshalb wir noch dreimal nachrechneten, um sicherzugehen, dass wir uns nicht verrechnet hatten. Wir entschieden uns für drei Einheiten, also 0,03 ml

---

[18] *https://www.ema.europa.eu/en/documents/product-information/novorapid-epar-product-information_de.pdf*, S.2 (abgerufen am 29.03.2023).
[19] *https://www.diabetes-news.de/lexikon/e/einheit-e* (abgerufen am 29.03.2023).

Insulin. So genau konnten wir diese kleine Menge gar nicht aufziehen, taten aber unser Bestes. Der Blutzucker lag inzwischen bei knapp 500 mg/dl (27,8 mmol/l). Ich stellte mir den Sensoralarm sicherheitshalber auf 100 mg/dl (5,6 mmol/l), um notfalls sofort mit schnellen Kohlenhydraten entgegenwirken zu können.

Mit meinem Mann im Team und Nonie, die uns einfach nur vertraute, gelang es mir, wieder in den Improvisationsmodus zurückzukommen, hinaus aus der Panik und Planlosigkeit. Ich hatte jetzt ein gutes Gefühl.

Ihr Gewebezuckerwert sank nach einiger Zeit und landete tatsächlich im Zielbereich. Zuhause wechselte ich dann gleich den Katheter und auch das Reservoir.

Learning: Es war wichtig, dass ich mir Unterstützung geholt hatte, als ich merkte, dass ich selbst überfordert war und aufgrund der aufsteigenden Panik nicht mehr klar denken konnte. Zwei Hirne, und davon eines, das sicher nicht im Stressmodus unterwegs war, waren in diesem Fall besser als ein überfordertes. Die Entspanntheit meines Mannes und mein Diabeteswissen stellten sich an jenem Tag als eine sehr effektive Kombination heraus. Und ich kann euch wirklich empfehlen, diesen Notfall einmal in einem entspannten Moment zuhause durchzuspielen: Welches Insulin nutzt ihr in welcher Konzentration? Wie viel Insulin fasst eure Einmalspritze? Um wie viel senkt bei eurem Kind eine Einheit Insulin den Blutzucker? Und zieht dann auch wirklich die berechnete Menge Insulin für beispielsweise eine Korrektur von 400 mg/dl (22,2 mmol/l) auf 120 mg/dl (6,7 mmol/l) einmal mit der Einmalspritze auf. Danach ist es zumindest wahrscheinlicher, dass ihr im Improvisationsmodus bleibt und nicht in Panik und Planlosigkeit verfallt, wenn ihr im Notfall doch einmal zur Einmalspritze greift. Und falls ihr euch jetzt gerade beim Lesen dieses Abschnittes überfordert fühlt, geht das Ganze doch vielleicht bei eurem nächsten Regeltermin mit eurem Dia-Team einmal in Ruhe durch.

Nonies Bericht zu der beschriebenen Situation: „Ich hatte natürlich Angst, dass es wehtut und dass irgendetwas Ungewöhnliches passiert oder irgendetwas falsch ist. Diese Angst blieb auch die ganze Zeit. Wir haben wegen meiner großen Angst schon ein bisschen gebraucht, bis Mama mit der Spritze in meinen Bauch piksen durfte. Die sieht halt so groß aus und lang. Am Ende war es aber ok. Es hat ein bisschen gepikst, aber nicht so doll, wie befürchtet. Und Mama ist echt ruhig geblieben. Das hat mir geholfen. Als ich noch nicht bereit war, hat sie einfach gewartet, bis ich *okay* gesagt habe. Als mein Blutzuckerwert dann runterging, war ich auch echt erleichtert."

Hier ein weiteres Beispiel, das zeigt, wie das alltägliche Diabetes-Team zwischen Eltern und Dia-Kind funktionieren kann. Nonie war in diesem Beispiel noch recht frisch in der vierten Klasse:

Ich war drei Tage lang unterwegs auf einem Seminar, das mir sehr viel bedeutete und auf das ich mich schon lange gefreut hatte. Meine Mutter blieb in der Zeit bei uns zuhause und kümmerte sich um die Kinder. Das Diabetesmanagement übernahm prinzipiell mein Mann, der allerdings tagsüber aufgrund seiner Berufstätigkeit auch nicht immer verfügbar war. Aber zumindest nachts konnte ich auf ihn zählen, und wir hofften einfach, dass es tagsüber weitestgehend gut gehen würde. Aber da hatten wir unsere Rechnung ohne den launischen Diabetes gemacht, der wahrscheinlich ob der geringen Aufmerksamkeit, die er plötzlich von mir erhielt, etwas eingeschnappt reagierte. Wenn ich zuhause bin, manage ich den Diabetes von Nonie im Alltag noch größtenteils, mit ihr im Team natürlich, und organisiere, wenn möglich, meine Selbstständigkeit drum herum. Das klappt nicht immer, aber meine Selbstständigkeit schenkt mir da eine gewisse Freiheit, für die ich sehr dankbar bin. Mein Mann und ich versuchen, uns die Bälle zuzuspielen, was oft, aber eben nicht immer, weil zum Beispiel der Berufsalltag auch noch ein Wörtchen mitreden möchte, gelingt. Mit ihm im Team gibt es keine Anschuldigungen, keine Befindlichkeiten, keine Szenen zum Thema Diabetes. Jeder versucht, dem anderen bestmöglich zu helfen und Nonie tatkräftig zu unterstützen. Und Nonie packt auch mit an, so, wie sie eben schon kann, schrittweise immer mehr jetzt zum Ende der Grundschulzeit hin. Wir kommunizieren per *WhatsApp,* wenn wir in Sachen Diabetes agieren, damit es nicht zu doppelten Aktivitäten kommt. Das kann vorkommen, wenn er zum Beispiel direkt eine Korrektur vornimmt und ich dann ein bisschen später zu selbiger Schwankung mit Nonie telefoniere und sie in ihrer noch kindlichen Art einfach grad nicht auf dem Schirm hat, dass mein Mann in dieser Sache vor wenigen Momenten auch schon aktiv war. Meine Mutter war zur zusätzlichen Unterstützung im Haushalt extra angereist, sie kann aber den Diabetes nicht managen, und wir hielten sie somit aus jeglichen Diabetesüberlegungen heraus.

Gleich am ersten Tag meines Seminars zeigte die Kurve in der *Dexcom Follow-App* mehrere niedrige Zuckerwerte im Laufe des Tages, und ich dachte noch so bei mir „Das kann ja heiter werden". Die Werte beruhigten sich zwischenzeitlich dann aber zum Glück auch immer recht schnell wieder, weshalb ich nicht eingriff. Schließlich war mein Mann zuständig, so hatten wir es vereinbart, denn ich wollte auf jeden Fall etwas vom Seminar mitbekommen. Sonst hätte ich ja gleich zuhause bleiben können. Wozu hat man denn eine Vertretung …

Also rief ich Nonie erst gegen Abend an und fragte dann in aller Ruhe nach, was da jeweils passiert war. Wir gingen die Kurve ganz entspannt miteinander durch. Es war ein schöner Teammoment. Ich wollte das Geschehene einfach nur verstehen und war frei von Wertungen, negativen Emotionen, Stress, Schuldzuweisungen oder anklingender Sorge.

Ich hätte im Laufe des Tages auch eigene Überlegungen bezüglich der diversen Schwankungen anstellen und mutmaßen können, was die Ursachen hätten gewesen sein können, war dann aber froh, dass ich dieses Kapitel übersprungen hatte. Ich wäre im Leben nicht auf die dahinterliegenden Erklärungen, siehe weiter unten, gekommen, die in der Nachbesprechung ans Tageslicht kamen. Unser direkter Austausch per Telefon war also in der Tat sehr aufschlussreich. Ich bin heute noch froh, dass ich auf Nonie so entspannt zugegangen war an jenem Abend, denn sie hatte aus meiner Sicht sehr gute Erklärungen für das, was geschehen war, und erinnerte sich vorbildlich. Ich erkannte auch, dass sie sich teilweise schon eigene Gedanken gemacht hatte und ließ sie wissen, dass ich stolz auf sie war. Einige Aspekte waren in der Tat eher komplex und hätten auch mir passieren können. Ich denke, sie hat durch das Gespräch dazugelernt, da ich sie in dem Moment kognitiv erreichen konnte. Wir waren entspannt, und sie war weder müde noch hungrig noch unter Zeitdruck, als wir sprachen. Und ich wusste, dass sie es prinzipiell gut machen wollte. Wenn wir in einen Stressmodus gefallen wären, weiß ich nicht, ob Nonie überhaupt etwas aus unserem Gespräch mitgenommen hätte außer „Ganz schön nervig, die Mama, und anstrengend". Und vielleicht hätte sie mir dann auch nicht in jedem Punkt die Wahrheit erzählt 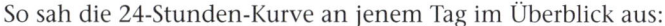.

So sah die 24-Stunden-Kurve an jenem Tag im Überblick aus:

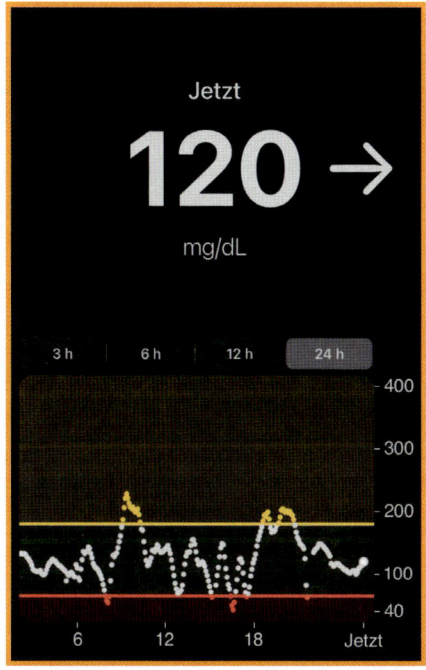

Und hier nun die diversen Schwankungen im Einzelnen:

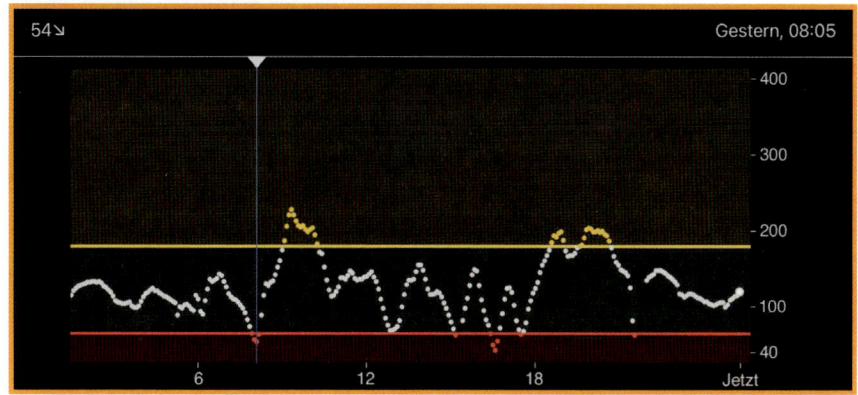

Die erste Unterzuckerung passierte morgens um 8.05 Uhr. Was war passiert? Nonie hatte sich mit meiner Mutter direkt vor dem Frühstück nach der Bolusabgabe verquatscht und deshalb nicht sofort gegessen, weshalb der Spritz-Ess-Abstand (SEA) zu lang war. Dafür gab ihr Wert nicht genügend Puffer her. Als sie in die Schule düste, hatte sie nicht auf ihren Wert geachtet und prompt konnte das Ganze eigentlich nur in einer Unterzuckerung enden, die dann auch zielsicher eintrat. Meine Mutter war ja nicht eingeweiht und mein Mann wohl bereits in einem beruflichen Call zu der Zeit. Durch die gemeinsame Analyse verstand Nonie, wie wichtig die Einschätzung des SEA war und dass mein morgendliches Fragen nach ihrem Wert, wenn sie aus dem Haus ging, vielleicht doch einen wichtigen Grund hatte. Wir nahmen uns vor, dass sie von nun an versuchen würde, selbst darauf zu kommen, nach ihrem Wert zu schauen, wenn sie das Haus verließ. Der stete Tropfen …

Der nächste recht niedrige Wert ereignete sich um 12.45 Uhr in der Mittagsbetreuung. Die Kurve kratzte knapp an einem Unterzucker vorbei. Was war geschehen? Die Kinder tobten, Nonie reagierte auf ihren „Es geht abwärts"-Alarm und nahm eigenständig eine schnelle KE zu sich. Und … tata … sie schickte mir sogar zeitnah ganz von sich aus einen Lolli per *WhatsApp*. Da war ich enorm stolz auf meine Tochter. Die Lolli-Kommunikation hatte ich bereits in der dritten Klasse eingeführt. Immer, wenn Nonie selbstständig schnelle Kohlenhydrate nahm, um einem (drohenden) Unterzucker entgegenzuwirken, sollte sie es mich per *WhatsApp* wissen lassen mit dem Lolli-Emoji, damit ich sie nicht mit einem Anruf nerven brauchte. Durch die Einnahme der Kohlenhydrate erübrigte sich ja strenggenommen mein Anruf, nur konnte ich das ohne eine proaktive Rückmeldung ihrerseits nicht wissen. Und so war der Lolli per *WhatsApp* nicht nur für mich etwas Beruhigendes, sondern auch Nonie profitierte davon, denn auf diese Weise brauchte ich sie nicht bei dem, was sie gerade unternahm, unnötig stören – Win-win.

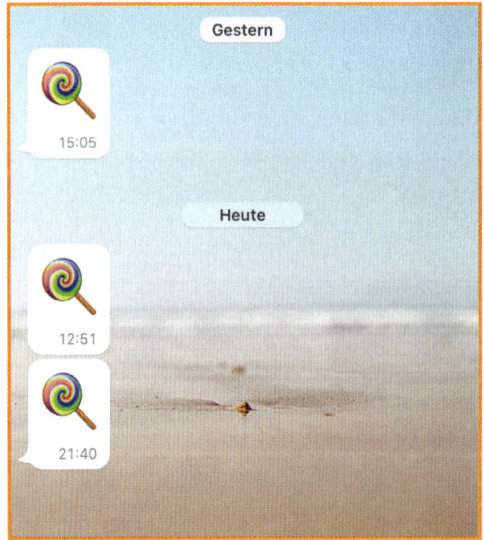

Um 15.10 Uhr kam es zum nächsten Zwischenfall. Ihr könnt euch vorstellen, dass mich das natürlich nicht ganz kalt ließ während meines Seminars. Dieses erforderte allerdings meine ganze Aufmerksamkeit, und ich hatte lange darauf gewartet, teilnehmen zu dürfen. So entschied ich mich, meinen Mann nochmals liebevoll daran zu erinnern, doch bitte die Gesamtsituation *zuverlässig* im Blick zu behalten, und hoffte, dass es nicht zu noch mehr akuten Alarmen kommen würde. Aber denkste …

Was steckte um 15.10 Uhr dahinter?

Nonie kam um 15 Uhr aus der Mittagsbetreuung und sah sogar noch nach ihrem Wert, allerdings erst, als sie bereits draußen bei ihrem Roller war. Sie aß eine kleine Tüte Gummibärchen, wofür ich sie abends explizit lobte, fuhr dann allerdings direkt los, weil es so ungemütlich und kalt draußen war. Sie wartete folglich also nicht mehr kurz ab, bis der Wert umschwang. Meine Empfehlung an sie: Versuch doch nächstes Mal, den Wert noch im Warmen zu prüfen und dann eventuell abzuwarten, falls du zu niedrig zum Rollerfahren bist. Vielleicht klebst du dir einen Zettel an die Garderobe in der Mittagsbetreuung?

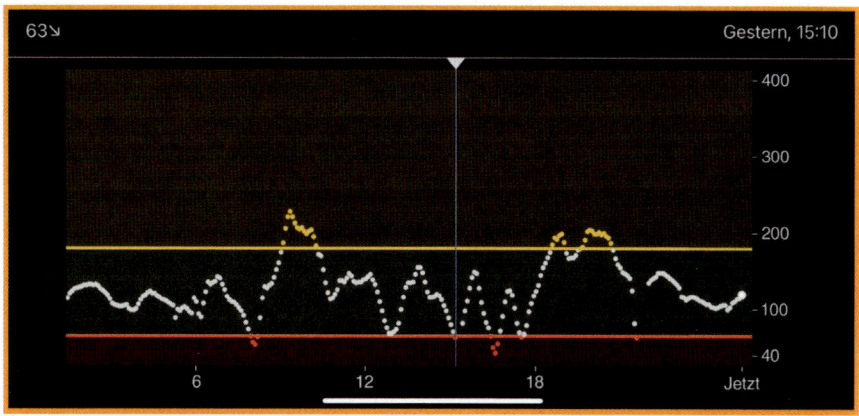

Eineinhalb Stunden später, um 16.35 Uhr, der nächste Vorfall: Dieses Mal war es ein starker Unterzucker, 43 mg/dl (2,3 mmol/l). Meine Unruhe stieg jetzt doch, aber mein Seminar war noch nicht vorbei. Nonie und meine Mutter hatten sich ohne Absprache mit meinem Mann für einen spontanen Spaziergang entschieden à la „Das Kind sollte heute auf jeden Fall aber auch noch mal an die frische Luft". Da meine Mutter so gar nicht in das Diabetesmanagement eingeweiht war, weil wir ihr die Komplexität nicht mehr zumuten wollten, achtete kein Erwachsener auf die Werte vor dieser sich ankündigenden Aktivität. Wie ich meine Mutter kenne, wollte sie meinen Mann auch auf keinen Fall bei der Arbeit stören für einen *simplen* Spaziergang. Der Unterzucker ließ nicht lange auf sich warten. Halleluja. Zum zweiten Mal an einem Tag also hier die Erkenntnis, dass es wichtig ist, den Wert zu prüfen, bevor man aus dem Haus geht. Hier fragte ich mich im Anschluss sehr selbstkritisch reflektierend, ob ich es Nonie nicht vielleicht leichter gemacht hätte, wenn ich das Thema „Check der Werte vor einer Aktivität" nicht die meiste Zeit bisher für sie zuhause einfach still übernommen hätte. Dann wäre sie in dieser Sache eventuell schon weiter und selbstständiger gewesen. Bisher hatte ich darüber nur mit ihr gesprochen, wenn es Handlungsbedarf gegeben hatte. Ich setzte mir den entsprechenden Merker, dass ich dies nun auch von meiner Seite aus aktiv angehen und ändern würde nach meiner Rückkehr.

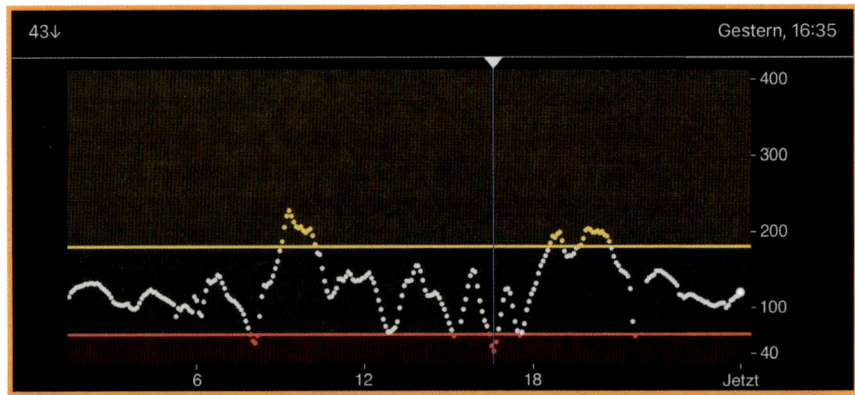

Aber das sollte es leider noch nicht gewesen sein. Kurz nach 17 Uhr klingelte der Alarm wieder. Jo-Jo-Effekt? Nein! Auf die Erklärung hätte man niemals allein kommen können: Beim Unterzucker davor sollte Nonie nach Rücksprache mit meinem Mann 100 ml Saft trinken. Er war dann auch gleich wieder verschwunden im nächsten Call, und somit versuchte Nonie die Tatsache, dass sie sich aus Versehen 150 ml eingeschenkt und dann auch getrunken hatte, mit eigenen Maßnahmen auszugleichen. Sie dachte eigenständig darüber nach, wie viel Insulin sie wohl für die zu vielen 50 ml benötigen würde. Die ersten 100 ml waren ja aufgrund des Unterzuckers umsonst gewesen. Sie verwechselte nun 50 ml Saft mit 50 mg/dl (2,8 mmol/l) Blutzuckerdifferenz und entschloss sich, 0,5 Einheiten Insulin nachzuspritzen. Für 50 ml Saft wäre es aber eigentlich richtig gewesen, 5 g Kohlenhydrate einzugeben, was nachmittags bei uns 0,25 Einheiten Insulin entspricht. Hier spritzte sie sich also aus Versehen in bester Absicht doppelt so viel, wie eigentlich nötig gewesen wäre ...

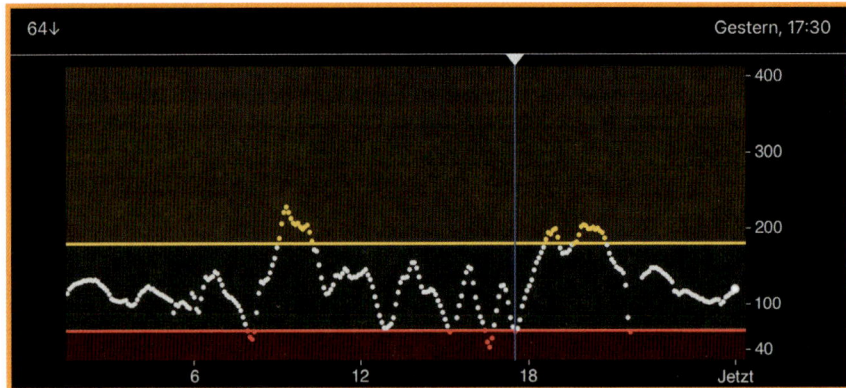

Ich habe ihr dann erklärt, dass es für die Zukunft besser ist, wenn sie die Kohlenhydrate (KH) direkt eingibt, was in der *t:slim-Pumpe* ja möglich ist, und nicht selbst das Insulin ausrechnet, weil sich das benötigte Insulin für die gleiche Menge KH je nach Tageszeit und Empfindlichkeit im Körper ändert.

Seit der dritten Klasse, wo sie das abzugebende Bolusinsulin noch mit der alten

Pumpe und einem Spickzettel selbstständig korrigiert hatte, wenn ihr Wert vor der Brotzeit eher hoch war, kann sie sich selbstständig eine Korrektur spritzen. Den Spickzettel hat sie immer dabei. Bei der neuen Pumpe, die ja bereits mitdenkt und ebenfalls eigenständig korrigiert, haben wir uns seit Anfang der vierten Klasse darauf geeinigt, dass sie sich, wenn sie es als dringend notwendig erachtet, nur auf 180 mg/dl (10,0 mmol/l) herunter korrigiert (10 mg/dl = 0,1 IE bei uns im Schnitt, das weiß sie inzwischen schon). Nicht weiter, um hier noch genügend Puffer für die Autokorrektur der Pumpe zu haben. Aber eigentlich soll sie derzeit noch, wenn sie allein ist, die Pumpe machen lassen und im Zweifel schauen, ob die Pumpe überhaupt eine Korrektur vorschlägt.

Durch diesen Zwischenfall hat sich ihr Wissen gefestigt, wie sie Brot bzw. Saft als Kohlenhydrate selbstständig in die Pumpe eingeben kann: Ich habe ihr in dem Zuge nochmals erklärt, dass in der Regel 10 g helles Brot 5 g KH entsprechen – das wusste sie bereits, diente aber als Referenz – und 50 ml Saft ebenfalls 5 g KH enthalten. Der stete Tropfen ... Wieder zuhause angekommen, würde ich das ein weiteres Mal und gegebenenfalls auch noch öfter mit ihr durchgehen, nahm ich mir vor.

Abends kam es dann noch zu einem Sensorfehler, den Nonie allein noch nicht auflösen konnte: Sie reagierte vorbildlich selbstständig auf den plötzlich so niedrigen Wert, indem sie, bereits im Bett liegend, Gummibärchen aß. Dies teilte sie mir sogar, zum zweiten Mal schon an jenem Tag, per Lolli auf *WhatsApp* mit, trotz der späten Stunde (siehe Abbildung weiter oben). Daraufhin rief ich sie kurz noch mal erneut an, und wir maßen gemeinsam blutig und kalibrierten den Sensor. Hier wurde dann auch Nonie bewusst, dass es sich um einen Sensorfehler handelte. Ich zeigt ihr anhand der Kurve nochmals die Anzeichen dafür. Ich versprach ihr dann, die Werte weiter zu beobachten, falls sie aufgrund der Gummibärchen zu stark ansteigen würden. Mein Mann befand sich zu der Zeit noch in einem wichtigen geschäftlichen Abendtermin, weshalb ich aus der Ferne wieder übernommen hatte. Die Werte blieben dann aber recht stabil im Zielbereich.

Puh, was für ein Tag. Ich denke, Nonies Körper füllte nun endlich seine Zuckerreserven wieder auf nach den vielen niedrigen Werten. Insofern war es wider besseren Wissens sehr weise von ihr gewesen, die Gummibärchen noch als abendlichen Snack zu essen. Super Team halt! Darauf wäre ich nämlich in dem Moment selbst gar nicht gekommen, obwohl es dann in der Analyse am nächsten Morgen einleuchtete und mir dieses Phänomen eigentlich auch bereits bekannt war. Nur aber eben an jenem Tag hatte ich das nicht auch noch auf dem Zettel. Denn der Tag war auch für mich sehr intensiv und fordernd gewesen, aus der Ferne mit Seminar und begleitendem Diabetesmanagement plus wertvollem Gespräch mit Nonie, aus dem sie möglichst auch etwas mitnehmen sollte für die Zukunft. Hier die richtige Gesprächstaktik zu finden, benötigte nochmals einige Anstrengungen meinerseits. Ich konnte quasi auf die Entfernung fühlen, wie sich ihr kleiner Körper nun erholte von den ganzen Abenteuern. Mein Mutterherz fand auch endlich Frieden und ich hatte nun eine Chance, selbst zur Ruhe zu kommen.

Der Folgetag startete dann exzellent. Ich hatte das Gefühl, dass Nonie aus unserem Gespräch vom Vortag bereits etwas in diesen neuen Tag mitgenommen hatte. Bravo!

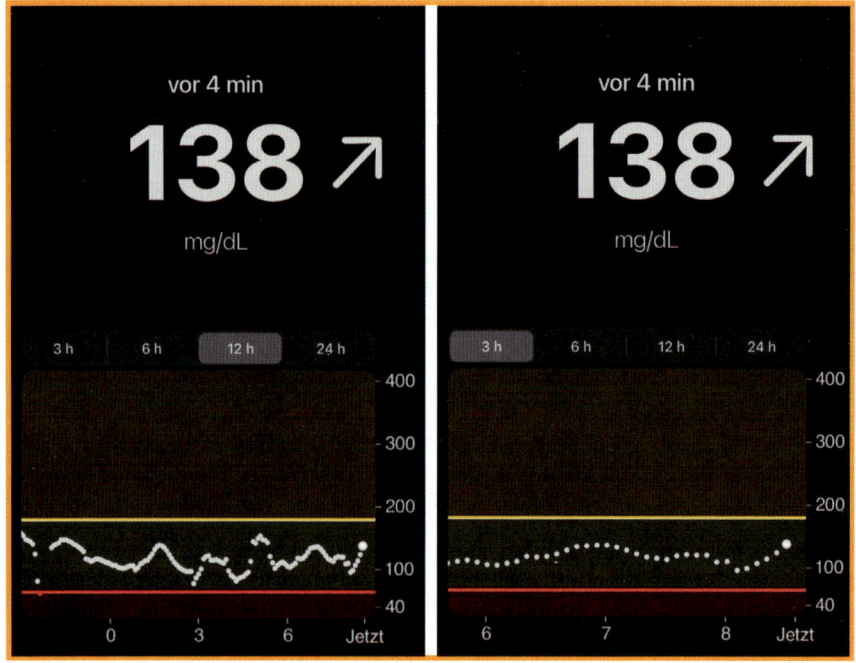

Rückblickend war es für mich ein doch sehr intensives und forderndes Loslassen gewesen, das sich letztlich aber auszahlte, denn Nonie machte in den drei Tagen einen gehörigen Schub in Sachen Eigenständigkeit.

Ist es nicht auch bei uns oft so, dass wir könnten, wenn es darauf ankäme, aber wenn jemand da ist, der etwas für uns übernimmt, wir gar nicht erst versuchen zu können? Insofern ermutige ich euch dazu, es einfach einmal zu wagen, kontrolliert loszulassen und möglichst entspannt – zumindest nach außen 😉 – und ohne in schwierige Emotionen zu verfallen, aus der Ferne zu beobachten, was passiert, natürlich mit Notfallplan in der Tasche. Mein Seminarort war zum Beispiel eineinhalb Stunden entfernt von zuhause, sodass ich notfalls recht schnell hätte zurückkommen können. Das Loslassen zeitlich dann auszuprobieren, wenn man grundsätzlich erst einmal nicht selbst im tiefsten Stress oder anderweitigen fremdgesteuerten Aktivitäten steckt, was die Gefahr, in eigene Panik zu verfallen, nur verstärken würde, ist aus meiner Sicht ein echtes Erfolgsrezept.

Es ist an uns, spätestens im Grundschulalter zu beginnen, unseren Dia-Kindern Verantwortung zu übertragen. Oft liegt vorher, also in der KiTa- und KiGa-Zeit, der Löwenanteil noch bei den Eltern, den Erzieher*innen oder weiteren Betreuer*innen. Der Wechsel in die Grundschule bedeutet ein bewusstes, schrittweises Umdenken von uns Eltern. Loslassen lernen, Fehler tolerieren, *Trial-and-Error* zulassen. Das alles ist immens wichtig, damit unsere Kinder überhaupt erst die Chance bekommen, sich mit *ihrem* Diabetes zu arrangieren und ihn auch selbst in ihr Team zu holen. Es hängt nicht mehr alles nur an uns, denn der Schulalltag unterliegt nicht zu jedem Zeitpunkt unserer Kontrolle. Es ist wichtig, dass wir unseren Fokus auf die Kinder richten und uns wohlwollend mit den Gegebenheiten, die wir nicht immer beeinflussen können, arrangieren. Es ist von Bedeutung, flexibel zu bleiben, sich auch auf neue Gegebenheiten einzulassen und sich zu trauen, schrittweise Neuland im Alltag mit Diabetes zu betreten. Nach der anfänglich berechtigten Starre, die viele nach der T1D-Diagnose überrollt, dürfen wir es wagen, langsam, aber dennoch mutig in Bewegung zu kommen. Der Wechsel in die Grundschule ist ein günstiger Zeitpunkt dafür, sofern die Diagnose nicht frisch direkt vor der Einschulung eintrudelt, wie das bei uns der Fall war. Die erste Klasse gestaltete sich aus diesem Grund als großer Sport für uns. In der zweiten ging es schon besser, aber in Bewegung kommen, flexibel werden, improvisieren und das geschickte Manövrieren habe ich aus besagten Gründen erst in der dritten Klasse so richtig beginnen können. Und da fing ich persönlich dann auch an, mich nach außen zu öffnen mit unserem *Instagram Account @diabetesbluemchen,* etwas später auch auf *TikTok,* und dem Schreiben des ersten Buches.

Unser Alltag, seine Notwendigkeiten, die Umstände und weiteren Begebenheiten, in und mit denen wir leben, tragen dazu bei, dass es in Sachen Loslassen und der Übertragung von Verantwortung das ein oder andere unvermeidbare, zum Teil recht kalte Wasser geben kann für uns Eltern und unsere Kinder. Seht es, analog zu meinem Seminarbeispiel, als Chance zur Weiterentwicklung eures Dia-Kindes, aber auch als eigene Chance, euch im Loslassen zu üben. Springt hinein ins kalte Wasser, vielleicht mit einer kleinen *Notheizung* im Gepäck und einem zumindest anfangs schnell erreichbaren Ufer. Aber springt, zusammen mit eurem tapferen Dia-Kind, das sich allein aufgrund seines Alters weiterentwickeln möchte, lernen möchte, euch immer stärker von sich aus Dinge abnehmen möchte und gut sein möchte für euch als Dia-Partner*in *in crime.*

Anmerkungen zu den nun folgenden Unterkapiteln:

In meinem ersten Buch, „Rock around the Clock mit Diabetes Typ 1", gehe ich noch näher auf den recht frischen Alltag mit Diabetes Typ 1 ein und erzähle etwas detaillierter, wie wir mit bestimmten Situationen umgegangen sind seit der Diagnose. Es geht dabei zum Beispiel um Sport, Nachmittage, Geburtstage, Übernachtungen, Fremdbetreuung, aber auch um die Schule. Und obwohl wir damals noch keine intelligente Pumpe hatten, also ohne AID-Technologie am Start waren, können sicherlich viele Aspekte und Erfahrungen aus unserem Alltag mit Diabetes Typ 1, die ich in diesem ersten Buch beleuchte, auch auf das Diabetesmanagement mit Hybrid-Closed-Loop-Technologie übertragen werden.

In diesem, meinem zweiten Buch steht die Entwicklung hin zur Eigenständigkeit im Fokus, und ich möchte im Folgenden nochmals kurz im Überblick skizzieren, was Nonie sich im Verlaufe der Grundschule schon zugetraut hat bzw. wir ihr. Wir waren und sind ein Team und tasten uns Schritt für Schritt vor in Richtung Eigenständigkeit. Und auch hier gibt es kein Richtig oder Falsch. Jedes Kind hat eigene Bedürfnisse, entwickelt sich individuell anhand seines persönlichen *Toolkits,* und mir ist wichtig, dass kein Erwartungsmanagement auf Basis unserer persönlichen, hier im Folgenden aufgeschriebenen Erfahrungen betrieben wird. Ausschlaggebend ist vielmehr, dass unser Dia-Kind ein gutes Gefühl für *seinen* Diabetes entwickelt, in welcher Geschwindigkeit auch immer. Es handelt sich in den folgenden Unterkapiteln also um erste Orientierungs- und Anhaltspunkte, die individuell hinterfragt und justiert werden sollten. Ich weiß von Kindern, die sich mit fünf Jahren den Katheter schon allein setzen, und von anderen, die im Teenageralter hierbei gerne noch Unterstützung suchen.

Bitte behaltet für den Kurzüberblick des gemeinsamen Diabetesmanagements von der ersten Klasse bis zum Start in der weiterführenden Schule im Hinterkopf, **dass Nonie zu Beginn der ersten Klasse erst acht Wochen Diabetes Typ 1 hatte** und wir einen Großteil der Grundschulzeit (erste bis zwei Drittel der dritten Klasse) mit einer Pumpe ohne AID-Technologie *(Accu-Chek Combo)* bewerkstelligt haben.

Mit dem Ausdruck Betreuer*in kann ich gemeint sein, aber auch Nonies Papa, Bonus-Dad, also ihr Stiefvater, oder ihre Schwestern, eine Lehrkraft, Erzieherin oder betreuende Eltern von Freundinnen zum Beispiel. Es geht hier primär darum, ob Nonie bei den folgenden Punkten eigenständig tätig war – dazu zählt auch, wenn die Pumpe automatisch übernimmt, denn auch dann ist Nonie eigenständig – oder ob sie von außen unterstützt wurde bzw. es ihr abgenommen wurde.

7. Wir sind ein Team – gemeinsam aufpassen üben

7.1. Erste Klasse

Insulinpumpe ohne AID-Technologie *(Accu-Chek Combo)*, *Dexcom G6,* keine Schulbegleitung, mit Betreuer*in ist im schulischen Kontext meist die Klassenlehrerin bzw. die Mittagsbetreuerin gemeint	
KH ausrechnen/schätzen	erfolgt durch Betreuer*in
Boluseingabe/-kontrolle/-abgabe	eigenständige Eingabe nach Ablesen vom Notizzettel durch Nonie, Eingabe wird von Betreuer*in geprüft / Betreuer*in gibt Korrektur ein, falls notwendig, und gibt das Insulin ab
Management verzögerter/verlängerter Bolus wegen niedriger Werte	durch Betreuer*in
Management verlängerter Bolus / Multiwave Bolus (*Pizzabolus*) wegen hohem Fettanteil oder FPE-Effekt	durch Betreuer*in
Korrektur bei hohen Werten zur Mahlzeit	durch Betreuer*in
Korrektur bei hohen Werten ohne Mahlzeit	durch Betreuer*in
Unterzuckermanagement / Lolli-Kommunikation	durch Betreuer*in, noch keine Lolli-Kommunikation in der ersten Klasse
Kommunikation mit der Schule vormittags / befreundeten Eltern bzw. Betreuer*in am Nachmittag	Kommunikation mit Lehrkraft / Betreuer*in per Smartphone, im Schnitt mehrfach täglich, keine Kommunikation mit Nonie direkt
Mittagessen in der Mittagsbetreuung	komplettes Management durch Betreuer*in
Verantwortungsübernahme bei Alarmen	durch Betreuer*in
Pumpe steuern (entlüften / Check Werte bzw. vorherige Eingaben etc.)	durch Betreuer*in
Katheter setzen / Insulinreservoir tauschen / Sensor setzen	durch Betreuer*in
Vorausdenken (Mahlzeiten/Snacks/Aktivitäten)	durch Betreuer*in
Management rund um Bewegung/Sport	durch Betreuer*in (auch vor und nach dem Schulsport)
Stoffwechseleffekte (FPE) und Sport-/Muskeleffekte (vor allem der Muskelauffülleffekt, bei dem die Muskeln nach hoher Anstrengung ihre Zuckerreserven wieder auffüllen, was zu einer Unterzuckerung führen kann, wenn man das nicht auf dem Zettel hat) nach Aktivität einschätzen	durch Betreuer*in
Bleibt Nonie allein zu Hause	nein
Nächte (zuhause)	komplettes Management durch Betreuer*in
Nächte (fremd)	noch nicht möglich
Learnings beim nächsten Mal selbstständig einbringen	noch zu früh
Wo liegt die Initiative fürs Diabetesmanagement	bei Betreuer*in

7.2. Zweite Klasse

Insulinpumpe ohne AID-Technologie *(Accu-Chek Combo)*, *Dexcom G6,* keine Schulbegleitung, mit Betreuer*in ist im schulischen Kontext meist die Klassenlehrerin bzw. die Mittagsbetreuerin gemeint	
KH ausrechnen/schätzen	erfolgt durch Betreuer*in
Boluseingabe/-kontrolle/-abgabe	Eingabe nach Ablesen vom Notizzettel bzw. auf Zuruf von der Betreuung durch Nonie selbstständig, Zuruf der Korrektur (wie oft nach oben/unten drücken auf der *Accu-Chek Combo-Pumpe*) und Eingabe durch Nonie, Sichtkontrolle bis Mitte der zweiten Klasse, Nonie gibt Insulin selbstständig ab
Management verzögerter/verlängerter Bolus wegen niedriger Werte	durch Betreuer*in
Management verlängerter Bolus / Multiwave Bolus (Pizzabolus) wegen hohem Fettanteil oder FPE-Effekt	durch Betreuer*in
Korrektur bei hohen Werten zur Mahlzeit	auf Zuruf (s.o.) durch Nonie
Korrektur bei hohen Werten ohne Mahlzeit	durch Betreuer*in
Unterzuckermanagement / Lolli-Kommunikation	durch Betreuer*in, wenn Unterzucker, nimmt Nonie eigenständig Gummibärchen oder andere verfügbare schnelle KE und wir kommunizieren, aber noch keine Lolli-Kommunikation von ihrer Seite aus
Kommunikation mit der Schule vormittags / befreundeten Eltern bzw. Betreuer*in am Nachmittag	Kommunikation mit Lehrkraft/Betreuer*in per Smartphone, im Schnitt mehrfach täglich, nachmittags z.T. Kommunikation mit Nonie direkt
Mittagessen in der Mittagsbetreuung	Ausrechnen KE/KH durch Betreuer*in, Eingabe durch Nonie, Korrektur durch Betreuer*in, Abgabe durch Nonie
Verantwortungsübernahme bei Alarmen	Unterzuckeralarm teilweise durch Nonie in Form von Gummibärcheneinnahme oder anderen verfügbaren schnellen KE, Rest durch Betreuer*in
Pumpe steuern (entlüften/Check Werte bzw. vorherige Eingaben etc.)	durch Betreuer*in
Katheter setzen / Insulinreservoir tauschen / Sensor setzen	durch Betreuer*in
Vorausdenken (Mahlzeiten/Snacks/Aktivitäten)	durch Betreuer*in
Management rund um Bewegung/Sport	durch Betreuer*in, Check vor und nach dem Schulsport bzw. bei außergewöhnlichen Aktivitäten Nonie gemeinsam mit Lehrkraft
Stoffwechseleffekte (FPE) und Sport-/Muskeleffekte nach Aktivität einschätzen	durch Betreuer*in
Bleibt Nonie allein zu Hause	kurz, abends mit Geschwistern

Nächte (zuhause)	komplettes Management durch Betreuer*in
Nächte (fremd)	noch nicht möglich
Learnings beim nächsten Mal selbstständig einbringen	noch zu früh
Wo liegt die Initiative fürs Diabetesmanagement	bei Betreuer*in

7.3. Dritte Klasse

Insulinpumpe ohne AID-Technologie *(Accu-Chek Combo)* bis Mai, Insulinpumpe mit AID-Technologie *(t:slim)* ab Juni, *Dexcom G6,* keine Schulbegleitung, mit Betreuer*in ist im schulischen Kontext meist die Klassenlehrerin bzw. die Mittagsbetreuerin gemeint.	
KH ausrechnen / schätzen	erfolgt prinzipiell durch Betreuer*in, aber Nonie lernt, einfache Umrechnungen wie zum Beispiel helles Brot 20 g = 1 KE / 10 g KH und Saft 100 ml = 1 KE / 10 g KH und fängt an, selbst abzuwiegen
Boluseingabe/-kontrolle/-abgabe	eigenständige Eingabe nach Ablesen vom Notizzettel bzw. auf Zuruf durch Nonie, eigenständige Korrektur noch mit der *Accu-Chek Combo* per Spickzettel bzw. dann mit der *t:slim* automatisch durch Algorithmus, Nonie gibt Insulin selbstständig ab, Lehrkraft greift in der Schule nur ein, wenn Nonie unsicher ist oder etwas ungewöhnlich/außerplanmäßig ist
Management verzögerter/ verlängerter Bolus wegen niedriger Werte	durch Betreuer*in, aber wir machen das immer öfter gemeinsam und zum Ende der dritten Klasse hin auf Zuruf (zum Beispiel *50:50 für 30 Minuten*) durch Nonie
Management verlängerter Bolus / Multiwave Bolus (Pizzabolus) wegen hohem Fettanteil oder FPE-Effekt	durch Betreuer*in, durch Algorithmus der *t:slim*, aber zum Ende der dritten Klasse hin nicht mehr wirklich verwendet, FPE-Effekten steuere ich bei der *t:slim* manuell entgegen, allerdings zaghaft, da die Pumpe ja auch bereits selbstständig korrigiert
Korrektur bei hohen Werten zur Mahlzeit	auf Zuruf durch Nonie (s.o.) bzw. durch *t:slim*-Algorithmus automatisch
Korrektur bei hohen Werten ohne Mahlzeit	auf Zuruf durch Nonie (s.o.) bzw. durch *t:slim*-Algorithmus automatisch, wenn länger sehr hohe Werte bei der *t:slim* korrigiert Betreuer*in zaghaft händisch bzw. kommuniziert einzugebende Korrektur an Nonie
Unterzuckermanagement / Lolli-Kommunikation	Betreuer*in tauscht sich bei jedem Unterzucker mit Nonie aus, Start Lolli-Kommunikation: Nonie kommuniziert von sich aus per *WhatsApp*, wenn sie allein schnelle KH zu sich nimmt, allerdings noch nicht zuverlässig

Kommunikation mit der Schule vormittags / befreundeten Eltern bzw. Betreuer*in am Nachmittag	Kommunikation nach Möglichkeit mit Nonie direkt (vormittags in den Schulpausen bzw. per *WhatsApp*) bzw. mit Lehrkraft/Betreuer*in per Smartphone, wenn es nicht anders geht; im Schnitt mehrfach täglich mit der *Accu-Chek Combo*, zwei- bis dreimal pro Woche mit der *t:slim;* Lehrkraft erinnert Nonie bei außergewöhnlichen Aktivitäten daran, ihren Wert regelmäßig zu prüfen
Mittagessen in der Mittagsbetreuung	Ausrechnen KE / KH durch Betreuer*in, Eingabe, Korrektur und Abgabe selbstständig durch Nonie
Verantwortungsübernahme bei Alarmen	Unterzuckeralarm teilweise durch Nonie in Form von Gummibärcheneinnahme oder anderen verfügbaren schnellen KE und Lolli-Kommunikation, Rest durch Betreuer*in
Pumpe steuern (entlüften/Check Werte bzw. vorherige Eingaben etc.)	in der Regel durch Betreuer*in, Nonie lernt zum Ende der *Accu-Chek Combo* und auch bei der *t:slim*, Menüpunkte selbst zu steuern (Fernmanagement der Menüpunkte per Telefon, wenn sie in der Schule oder nachmittags unterwegs ist, funktioniert immer besser)
Katheter setzen / Insulinreservoir tauschen / Sensor setzen	durch Betreuer*in
Vorausdenken (Mahlzeiten/Snacks/Aktivitäten)	durch Betreuer*in
Management rund um Bewegung/Sport	Verantwortung bei Betreuer*in, Nonie lernt, eigenständig zu prüfen, ob ihr Gewebezuckerwert bei Beginn von Bewegung / Sport über 140 mg/dl (7,8 mmol/l) bzw. 160 mg/dl (8,9 mmol/l) bei anstrengender Bewegung ist und lernt, welche KH sie ggf. folglich benötigt, inkl. langsame KH bei anstrengendem Sport (Basketball/Wandern) als Puffer bei einer länger andauernden Aktivität
Stoffwechseleffekte (FPE) und Sport-/Muskeleffekte nach Aktivität einschätzen	Wir weihen Nonie in das Thema Muskelauffülleffekte und FPE-Effekte ein, Betreuer*in managt das allerdings noch komplett, kommuniziert aber nun aktiv hierzu mit Nonie
Bleibt Nonie allein zu Hause	tagsüber bei Erreichbarkeit ja, abends mit Geschwistern
Nächte (zuhause)	komplettes Management durch Betreuer*in
Nächte (fremd)	zum Ende der *Accu-Chek Combo* erste Übernachtungsversuche, hier steuern die jeweiligen Gasteltern per telefonischer Fernanweisung die Pumpe nachts, falls etwas zu tun ist (1–4 mal pro Nacht), Weiterführung mit der *t:slim* (kein bis ein Zwischenfall pro Nacht von jeweiligen Gasteltern gehandhabt), erste zaghafte Versuche, Nonie nachts direkt anzurufen, wenn sie bei Freundinnen übernachtet oder bei Papa ist, funktionieren, allerdings ist sie sehr schlaftrunken, weshalb ich versucht habe, das dann doch zu vermeiden

Learnings beim nächsten Mal selbstständig einbringen	zaghafter Start: Nonie beginnt, sich an gemeinsam diskutierte *Learnings* zu erinnern und sie umzusetzen
Wo liegt die Initiative fürs Diabetesmanagement	bei Betreuer*in

7.4. Vierte Klasse

Insulinpumpe mit AID-Technologie (*t:slim*), *Dexcom G6*, keine Schulbegleitung, mit Betreuer*in ist im schulischen Kontext meist die Klassenlehrerin bzw. die Mittagsbetreuerin gemeint	
KH ausrechnen/schätzen	**Die Hauptverantwortung liegt nach wie vor bei dem/der Betreuer*in.** Wir rechnen und schätzen allerdings immer häufiger gemeinsam. Oft stimme ich ihr zu bei ihren Schätzungen. Nonie lernt, wie viel KH Nudeln, Reis und Kartoffeln haben, zusätzlich zu Brot und Saft, mit denen sie bereits gut umgehen kann. Ihre lebenswichtige Schokolade und Chips bestehen zur guten Hälfte aus Kohlenhydraten, prima, denn nun kann sie im Fall der Fälle diese Leckereien einfach selbst abwiegen. Sie berechnet die Hälfte und rundet leicht auf. Deal. Ich bitte sie allerdings im Fall von Chips und Schokolade darum, mir einen Donut per *WhatsApp* zu schicken (was es damit auf sich hat s.u. bei *erweiterte Lolli-Kommunikation*) und natürlich gibt es sowas nicht ständig, maßlos und mit Freischein. Es kommen im Laufe der vierten Klasse immer mehr Lebensmittel hinzu. Zum Ende der vierten Klasse, also mit nunmehr vier Jahren Erfahrung, schätzen wir z.T. komplette Mahlzeiten gemeinsam. Ich weiß noch, wie ich einen guten Freund mit Typ-1-Diabetes ungläubig ansah, als er mir direkt nach der Diagnose noch im Krankenhaus prophezeite, dass wir irgendwann die Kohlenhydrate nur noch schätzen würden. Nun ist es also oftmals im Alltag bereits so weit
Boluseingabe/-kontrolle/-abgabe	eigenständige Eingabe nach Ablesen vom Notizzettel bzw. auf Zuruf, z.T. eigenständiges Schätzen der KH, eigenständige Korrektur automatisch durch Algorithmus, Nonie gibt Insulin selbstständig ab, Lehrkraft greift in der Schule nur ein, wenn etwas ungewöhnlich/außerplanmäßig ist
Management verzögerter/verlängerter Bolus wegen niedriger Werte	Nonie beginnt, selbstständig einen verlängerten Bolus zu aktivieren, wenn sie zum Beispiel in der Schule zur Brotzeit eher niedrig ist. Zuhause bekommt sie die Eingaben oft noch auf Zuruf von mir
Management verlängerter Bolus / Multiwave Bolus (Pizzabolus) wegen hohem Fettanteil oder FPE-Effekt	Mit der *t:slim* nutzen wir diesen Modus quasi nie. Wenn sich ein FPE-Effekt ankündigt, lasse ich Nonie manuell Insulin nachspritzen, aber mit Bedacht, da die Pumpe ja bereits selbst gegensteuert
Korrektur bei hohen Werten zur Mahlzeit	auf Zuruf durch Nonie (s.o.) bzw. durch *t:slim*-Algorithmus automatisch

Korrektur bei hohen Werten ohne Mahlzeit	auf Zuruf durch Nonie (s.o.) bzw. durch *t:slim*-Algorithmus automatisch, wenn länger sehr hohe Werte bei der *t:slim* korrigiert Betreuer*in zaghaft händisch bzw. kommuniziert einzugebende Korrektur an Nonie
Unterzuckermanagement / Lolli-Kommunikation	Lolli-Kommunikation klappt immer besser, teilweise nimmt Nonie aber auch schnelle KH, ohne dies kundzutun. Betreuer*in meldet sich bei ihr und fragt noch, was Status ist, initiale Initiative liegt also inzwischen bei Nonie. Sie reagiert recht sicher auf niedrigen Zuckerwerte mit der Einnahme eines Hyposnacks. Start erweiterte Lolli-Kommunikation (s.u.)
Kommunikation mit der Schule vormittags / befreundeten Eltern bzw. Betreuer*in am Nachmittag	Kommunikation in der Regel mit Nonie direkt (vormittags in den Schulpausen bzw. per *WhatsApp* im Schnitt einmal pro Woche, nachmittags im Schnitt bei jedem zweiten Auswärtstermin, den sie allein wahrnimmt) bzw. mit Lehrkraft/Betreuer*in per Smartphone, wenn es nicht anders geht (im Schnitt ein- bis zweimal pro Monat); Lehrkraft agiert nur noch in Ausnahmen bzw. wenn Betreuer*in sie aktiv kontaktiert. Wenn es in der Schule einen diabetesbedingten Zwischenfall gibt, verlässt Nonie das Klassenzimmer, und wir besprechen am Telefon, was zu tun ist. Nonie bedient die Pumpe vollkommen selbstständig und kennt sich z.T. besser damit aus als ich
Mittagessen in der Mittagsbetreuung	Ausrechnen KE/KH durch Betreuer*in, Eingabe, Korrektur und Abgabe selbstständig durch Nonie
Verantwortungsübernahme bei Alarmen	Unterzuckeralarm meist bereits durch Nonie allein in Form von Gummibärcheneinnahme / Saft trinken bzw. der Einnahme von anderen verfügbaren Hyposnacks und Lolli-Kommunikation; bei Überzuckeralarm ruft Nonie immer öfter an und fragt, ob sie etwas unternehmen soll. Den Überzucker managt aber von der Hauptverantwortung her weiterhin der/die Betreuer*in
Pumpe steuern (Check Werte bzw. vorherige Eingaben etc.)	Nonie kann alle Menüpunkte selbst bedienen, und wir regeln Notwendigkeiten hierzu gemeinsam per Telefon, wenn wir getrennt sind
Katheter setzen / Insulinreservoir tauschen / Sensor setzen	durch Betreuer*in, Nonie möchte das noch nicht gänzlich allein machen. Sie beherrscht allerdings alle Schritte bis auf den letzten Schritt (Katheter setzen) für einen Katheterwechsel bereits selbstständig (ohne Insulinwechsel)
Vorausdenken (Mahlzeiten/Snacks/Aktivitäten)	Nonie entwickelt immer häufiger Eigeninitiative, wir regeln das teilweise noch im Team (zum Beispiel Pumpe eine Stunde vor dem Basketballtraining bereits in den Bewegungsmodus stellen; das Ausschalten des Bewegungsmodus nach dem Sport klappt immer häufiger auch allein, auch beim Schulsport denkt Nonie oft allein an den Bewegungsmodus)
Management rund um Bewegung/Sport	Nonie kann bis auf Ausnahmen, die auch uns Erwachsenen passieren, zielsicher ihren Gewebezuckerwert zu Beginn und während einer sportlichen Aktivität managen; ab und an frage ich nach, ob sie daran gedacht hat, aber die Antwort lautet meist: „Ja, Mama, klar." Die Initiative liegt also inzwischen meist bei Nonie. Das Einzige, wo sie noch Unterstützung braucht, ist, wenn die Werte beim Sport akut nicht passen, und auch beim Management danach besprechen wir uns noch

7. Wir sind ein Team – gemeinsam aufpassen üben

Stoffwechseleffekte (FPE) und Sport-/Muskeleffekte nach Aktivität einschätzen	Nonie kann Muskelauffülleffekte und FPE-Effekte immer zielsicherer selbst vorhersehen, teilweise fühlt ihr Körper nach einer Aktivität zum Beispiel auch, was er braucht, sie hört darauf und isst nach dem anstrengenden Basketballtraining zum Beispiel intuitiv Kohlenhydrate, ohne diese zu berechnen. Auf zu erwartende FPE-Effekte macht sie mich zunehmend von selbst aufmerksam (s.u. *erweiterte Lolli-Kommunikation*). Nur den Moment, wo der FPE-Effekt beginnt, und auch, wie lange er dauern wird, kann sie noch nicht allein abschätzen, aber den Start verpasse auch ich immer wieder, wenn ich mir keinen Wecker stelle auf 1,5 bis 2,5 Stunden nach Essensbeginn. Wann der Effekt wirklich vorbei ist, bleibt, zumindest bei uns, bis heute teilweise ein Mysterium, teilweise klappt die Einschätzung aber auch einwandfrei
Bleibt Nonie allein zu Hause	ja, zur Not auch abends inzwischen
Nächte (zuhause)	wenn Nonie bei Unterzucker wach wird, nimmt sie selbstständig schnelle KH, vergisst aber meist, mich in ihrem schlaftrunkenen Zustand darüber zu informieren, wir treffen uns dann meist an ihrem Bett; Überzucker managt noch komplett der/die Betreuer*in, sie hört den Alarm in der Regel gar nicht. Mit der *t:slim* sind Zwischenfälle selten geworden. Zu circa 90% sind die Nächte ruhig
Nächte (fremd)	Nonie ist nachts erreichbar und regelt ihren Diabetes selbst mit mir am Telefon; die jeweiligen Betreuer*innen werden nur involviert, wenn Nonie nicht ans Telefon geht (Ausnahme: Zeit mit Papa bzw. Bonus-Dad, da steuern sie das Ganze). Zwischenfälle sind aber bei Beachtung der weiter unten in diesem Kapitel hervorgehobenen Aspekten selten geworden, seit Nonie die *t:slim* hat
Learnings beim nächsten Mal selbstständig einbringen	klappt schon recht gut, denn Nonie setzt gemeinsam diskutierte *Learnings* immer häufiger und eigenständiger um. Natürlich vergisst sie dann und wann auch wieder etwas, aber das geht uns Erwachsenen genauso
Wo liegt die Initiative fürs Diabetesmanagement	teilweise bei Nonie, teilweise bei Betreuer*in, geschätzt 50:50 Mitte der vierten Klasse

In der vierten Klasse macht sich bei Nonie, wie man in der Übersicht gut erkennen kann, ein großer Entwicklungssprung bemerkbar in Richtung Eigenständigkeit. Ich nutze diesen Sprung, um den Übergang in die weiterführende Schule vorzubereiten und werde auch von mir aus mutiger. Da Nonie immer öfter eigenständig agiert, ist es wichtig, dass wir uns abends austauschen, wie der Tag gelaufen ist und welche Überlegungen in ihr Diabetesmanagement eingeflossen sind. Gemeinsam schauen wir uns an, was so richtig gut funktioniert hat, und sprechen auch über *Learnings*. Dieses Gespräch initiiere ich aktiv, oft zum Beispiel im Auto während eines elterlichen Fahrdienstes oder gemütlich in ihrem Zimmer, wenn sie chillt. Für Nonie ist ihr bereits eigenständiges Diabetesmanagement nicht wirklich ein Gesprächsthema, sondern entwickelt sich jetzt schnell in Richtung *business as usual* und ist als solches nicht erwähnenswert. Sie berichtet mir ja auch nicht jedes Mal darüber, wenn sie auf Toilette geht. Ich glaube, Diabetesmanagement gehört für sie nun so langsam einfach mit dazu, und sie macht kein großes Ding daraus.

Um Nonie aktiv auf die weiterführende Schule vorzubereiten, schätzen wir nun immer häufiger die Kohlenhydrate gemeinsam. Sie schätzt dabei oft als Erste. Vor Kurzem gab es Muffins in der Schule, die im Vorfeld nicht kommuniziert wurden von den Eltern des Geburtstagskindes. Normalerweise wiegen die Eltern Nonies Muffin am Vorabend ab, und ich schreibe die entsprechende KH-Zahl mit auf den täglichen Brotzeit-Zettel. Nonie berichtete mir an jenem Tag hinterher, dass sie den Muffin hochgehoben hatte, geschätzt hatte, wie viel er wohl wiegt, und dann von ihrer Schätzung die Hälfte an Kohlenhydraten in die Pumpe eingegeben hatte. Die Werte waren an dem Vormittag erstaunlich konstant im grünen Bereich. Mich beruhigt es ungemein, dass sie wohl eine gute Intuition zu haben scheint in Bezug auf ihren Diabetes und die AID-Technologie der *t:slim-Pumpe* ihr zudem mit ihrem eingebauten Algorithmus hilft. Aber auch diese Intuition kann sie nur entwickeln und schärfen, wenn wir unsere Kids machen lassen. Also lasst eure Dia-Kinder bitte ihre ersten Erfahrungen machen, lasst sie eigenständig, mutig und neugierig sein.

Auch Übernachtungen bei Freundinnen organisiere ich nun vermehrt. Dabei ist es für mich wichtig, dass Nonie *wirklich* erreichbar ist. Sie prüft das vorm Zubettgehen bewusst, da das für mich ein *must-have*-Kriterium ist, dass sie überhaupt bei Freundinnen übernachten darf. Auch die Verbindung zwischen Sensor und Handy stellen wir sicher, bevor sie woanders schlafen geht. Oft macht uns die WLAN-Verbindung einen Strich durch die Rechnung. Sie stellt dann auf mobile Daten um. Ich habe den Handy-Vertrag und die Einstellungen in ihrem Handy entsprechend angepasst.

Jetzt gerade, wo ich diese Zeilen verfasse, wir schreiben April 2023 und es ist 20.30 Uhr, übernachtet sie wieder bei einer Freundin, und zwar bei dieser Freundin das allererste Mal überhaupt. Die Mutter kennt sich mit Diabetes gar nicht aus, weshalb ich alles, was wir in Bezug auf den Diabetes absprechen, direkt mit Nonie per Telefon regle. Zum Essen hat sie mich heute allerdings gar nicht angerufen, denn sie nutzt zunehmend die in Kapitel 5 schon kurz erwähnte *WETID-App* von Heiko Scharfenort als Ratgeber für Kohlenhydratberechnungen. Die App wird ihr wohl auch heute beim angekündigten Besuch bei McDonald's am späten Nachmittag geholfen haben. Wir hatten uns die App auf der Hinfahrt zu ihrer Freundin nochmals gemeinsam angeschaut, und ich hatte ihr auf Nachfrage noch McDonald's buchstabiert. Ich setzte mich lediglich dafür ein, dass sie nicht abends gehen, sondern am späten Nachmittag, um eventuell auftretende FPE-Effekte nicht mitten in der Nacht aus der Ferne mit ihr managen zu brauchen. Derzeit passen die Werte, und so frage ich auch einfach mal nicht nach, es läuft ja schließlich, und morgen bekommt sie ein dickes Lob, egal, wie das jetzt hier weitergeht.

Eben gerade, es ist 23.45 Uhr, hat mich Nonie lediglich angerufen, weil sie noch ein bisschen mehr Bildschirmzeit bekommen wollte. Mitten in der Nacht, herrje, aber sei's drum, ich habe ihr noch 15 Minuten freigegeben. Von Diabetes keine Rede. Da ihr Wert aber just im Moment unseres Telefonats leicht hoch war, wahrscheinlich dann doch der späte FPE-Effekt nach McDonald's, gab ich ihr meinerseits in dem Zuge gleich eine zaghafte Korrektur durch in dem Wissen, dass die *t:slim* ja auch selbstständig korrigiert, nachts allerdings nur per Basalratenkorrektur. Wenn sie mich nicht wegen der Bildschirmzeit angerufen hätte, hätte ich sie bezüglich der Korrektur in diesem Fall nicht von meiner Seite aus kontaktiert. So passte es gerade, da wir sowieso telefonierten, das Korrekturthema war allerdings in unserem kurzen Gespräch eher eine Nebensache, komplett am Rande so nach dem Motto „By the way …". Aber die Gelegenheit habe ich direkt genutzt.

Neben der **unbedingten Erreichbarkeit** sowie **stabilen Verbindung zwischen Sensor und Handy**, damit auch die *Dexcom Follow-App* funktioniert, und nach Möglichkeit **der Vermeidung von FPE-reichem Essen am Abend**, gibt es für uns weitere wichtige Punkte bei einer auswärtigen Übernachtung, die wir im Vorfeld jedes Mal besprechen, damit sie sich einprägen. Nonie bekommt mit auf den Weg, dass sie bei **Bewegung** sehr bewusst ihren Gewebezuckerwert im Blick behält. Sie weiß inzwischen, dass dieser vor dem Start der Aktivität über 140 mg/dl (7,8 mmol/l) bzw. 160 mg/dl (8,9 mmol/l) bei einer voraussichtlich größeren Anstrengung liegen soll. Zudem hat sie durch ihre allwöchentlichen sportlichen Aktivitäten auch bereits ein gutes Gefühl dafür, ob sie und wie viel KH sie rund um das Thema Bewegung und Sport braucht und in welcher Kombination zwischen langsamen und schnellen KH. Die Pumpe hilft ihr dabei durch ihren Algorithmus, wenn Nonies eigene Einschätzung vielleicht doch noch nicht ganz akkurat ist. Das ist auch für mich eine große Erleichterung. Und ich achte darauf, dass ihr **Equipment** (Sensor/Sensorpflaster/Insulin/Infusionsset) für die geplante Übernachtung auswärts recht **frisch** ist, aber nicht zu frisch, sodass ich schon sicher weiß, dass es funktioniert.

Am Folgetag besprechen wir, wie es gelaufen ist. Nonie schätzt viel und liegt damit oft erstaunlich richtig. Koordiniert laufenlassen mit einer gemeinsamen, das Selbstvertrauen weiter stärkenden Analyse inklusive *Learnings* im Nachgang, empfinde ich als immens wichtig. Die Kinder managen mit der Zeit ihren Diabetes sowieso immer stärker selbst. Deshalb rate ich dazu, ihrem Tempo stützend und fördernd zu folgen und sie nicht zu bremsen. Nur dann haben sie die Chance, ein eigenes Gefühl für das Management ihres Diabetes zu entwickeln. Natürlich bin ich immer auf Abruf, falls ich dann doch gebraucht werde. Nonie ist oft eigenständiger, als ich von mir aus angenommen hätte. Da komme ich gedanklich zum Teil gar nicht mehr hinterher und bin dann ganz überrascht, was sie mir berichtet, wie zum Beispiel hier:

Ich holte sie vor ein paar Tagen am frühen Nachmittag von einer Freundin ab, wo sie ebenfalls zum ersten Mal seit der Diagnose 2019 wieder übernachtet hatte. Die Nacht war ein Traum gewesen und meine Erleichterung darüber sehr groß. Das gibt mir für die Zukunft und weitere nächtliche Abenteuer ein gutes Gefühl. Sie berichtete mir ganz stolz, dass sie an jenem Vormittag nach der Übernachtung schon 13 000 Schritte gemacht hätte. Da blieb mir kurz das Herz stehen, und ich blickte noch mal schnell und unauffällig, nach außen völlig entspannt, aber innerlich doch leicht hektisch, auf die *Follow-App,* ob ich wohl irgendetwas übersehen hatte. Aber die Linie verlief erstaunlich gerade und komplett unaufgeregt im Zielbereich. Derweil erzählte sie mir, dass sie morgens ein Nutella-Brot gegessen und eine Laugenbrezel gefrühstückt hätte. Sie hatte mir sogar im Rahmen unserer erweiterten *Lolli-Kommunikation* (mehr dazu direkt im Anschluss noch in diesem Kapitel) einen entsprechenden Donut für den vorhersehbaren FPE-Effekt per *WhatsApp* geschickt. Da ich allerdings in meinen eigenen Arbeitsalltag eintauchte, achtete ich dann nicht weiter auf ihre Werte aus der Ferne, und Alarme erhielt ich keine. Nonie erzählte, dass ihre Freundin und sie zu Fuß zum Baumarkt gegangen seien, ganz allein, um sich Müllgreifzangen zu besorgen. Damit befreiten sie dann den ganzen Vormittag lang die nähere Umgebung von unschönem, liegen gelassenen Müll. Deshalb die vielen Schritte. Beachtlich! Darauf wäre ich im Leben nicht gekommen und schmunzelte sie warmherzig und ein bisschen verliebt an. Sie hatte nach eigenen Angaben das Frühstück vorher komplett geschätzt, weil sie keine Lust auf die Waage gehabt hatte und sagte nur: „Mama, ich hatte das so im Gefühl." Ich bedankte mich innerlich still bei mir selbst, dass wir das Schätzen schon mehrfach geübt hatten. Halleluja. Sie hätte die KH wahrscheinlich auch ohne gemeinsames Üben einfach so geschätzt, unser vorheriges Üben kam also zufällig genau zum richtigen Zeitpunkt. Zudem führte sie aus, dass sie sich des FPE-Effektes des Frühstücks bewusst gewesen wäre und deshalb entschieden hätte, dass das voraussichtlich genügen würde für den Fußmarsch zum Baumarkt.

Ich glaube, ich hätte mir doch arg viele Gedanken gemacht und die Tendenz gehabt, das FPE-haltige Frühstück und den Ausflug zum Baumarkt mit Umgebungsmüll-Aktivität zu mikromanagen, wenn ich davon gewusst hätte. So präsentierte sie mir lediglich stolz das Ergebnis, und ich kam aus dem Staunen gar nicht mehr heraus. Bravo, kleine große Maus! Ich beschloss an jenem Tag, dass uns ein bisschen „Was-ich-nicht-weiß-macht-mich-nicht-heiß"-Loslass-Mentalität meinerseits gut tat und Entspannung in unser gemeinsames Dia-Management brachte. Letztlich zählt das Ergebnis, und das passte an jenem Vormittag hervorragend. Ich würde sogar wagen zu vermuten, dass ich es an jenem Tage durch ein Hineingrätschen meinerseits höchstwahrscheinlich nur hätte verschlimmbessern können, da die Kurve echt perfekt verlief. Gaaaaaanz viel Respekt, liebe Nonie!

Wisst ihr noch, wie es war, als eure Kinder mit vielleicht drei oder vier Jahren das erste Mal vollkommen allein mit ihrem Spielbesuch klarkamen und ihr einfach mal eine halbe oder ganze Stunde lang nicht gebraucht wurdet? Bei mir zumindest war es so, dass ich damals ein bisschen herumsaß wie Falschgeld und gar nicht so recht wusste, was ich mit mir anfangen sollte mit dieser nun neu gewonnen, freien Zeit. Diese anfängliche Unbeholfenheit wich dann allerdings schnell alternativen Beschäftigungsideen. Aber ebenso ein Gefühl überkommt mich derzeit regelmäßig, jetzt, wo Nonie ihr Diabetesmanagement immer öfter temporär allein übernimmt.

Auf die Klassenfahrt Ende der vierten Klasse gehe ich im nächsten Kapitel ein.

Erweiterte Lolli-Kommunikation

Nun möchte ich euch endlich in unsere erweiterte Lolli-Kommunikation einweihen. Seit der dritten Klasse schickt Nonie mir, wenn sie daran denkt, einen Lolli per *WhatsApp*, wenn sie wegen eines niedrigen Zuckerwertes schnelle Kohlenhydrate nimmt. Dann nerve ich sie nicht mit einem Anruf oder einem Stürmen ihres Zimmers, weil ich weiß, dass sie bereits reagiert hat.

Diese Kommunikation haben wir Mitte der vierten Klasse ausgeweitet, um Nonies Eigenständigkeit und Handlungsmöglichkeiten, ohne dass wir uns jedes Mal dazu austauschen, zu fördern. Ziel ist eine unkomplizierte Transparenz dessen, was sie im Alleingang in Sachen Diabetes unternimmt, ein stilles Inkenntnissetzen. Denn dann weiß ich, wenn ihr Gewebezuckerwert beispielsweise ansteigt, dass es daran liegt, dass sie gerade etwas gegessen hat. Oder ich lehne mich zurück, wenn der Wert sehr hoch ist, wenn ich sehe, dass sie sich selbstständig eine Korrektur gegeben hat. Dann brauche ich auch in der Schule in dem Moment nicht stören, weil ich auf diese Weise sicher bin, dass sie einen niedrigen Wert bemerkt und alles im Griff hat.

Akuter Anlass für diese Maßnahme war die Übernachtung bei einer Freundin. Da lief es mit dem Diabetesmanagement so gar nicht rund, und wir sprachen im Anschluss darüber. Allerdings ließ ich erst ein paar Tage ins Land streichen und wartete auf eine passende Gelegenheit, wo sie aufnahmebereit war und auch ich mich entspannt auf die Diskussion einlassen konnte. Dieser Moment ergab sich dann, als wir von unserem Routine-Diabetes-Termin heimfuhren, bei dem sie von der Ärztin in höchsten Tönen gelobt wurde, da sie ihren Schulalltag schon so prima ganz allein managt und auch den Bewegungsmodus sehr regelmäßig selbstständig aktiviert und deaktiviert. In diesem beschwingten Zustand konnte ich sie sehr gut erreichen.

Sie hatte an jenem Abend bei der besagten Freundin Chips gegessen und Schokolade, spät am Abend, aber mir nichts davon erzählt, obwohl ich grundsätzlich versuche, sehr entspannt zu reagieren bei diesen menschlich nachvollziehbaren Eskapaden. Ich verbiete ihr diese Schmankerl nicht, möchte sie nur kennen, damit wir das Diabetesmanagement entsprechend darauf ausrichten können. An jenem Abend ging ihr Wert folglich natürlich hoch, und wir kämpften die halbe Nacht, ich aus der Ferne, sie mit der Pumpe im Team, mit ihrem Stoffwechsel, um den Gewebezucker wieder in den grünen Bereich zu bekommen. Bis sie mit der ganzen Wahrheit herausrückte, hinterfragte ich an jenem Abend per Telefon auch nochmals, ob es vielleicht am Equipment liegen könnte und regte an, sie doch abzuholen, um das alles Zuhause in Ruhe zu prüfen. Daraufhin erst erfuhr ich dann von den Chips und der Schokolade, denn sie selbst wusste ja, dass es nicht das Equipment war und wollte nicht abgeholt werden.

Dieser Trick funktioniert im Übrigen immer wieder bei uns, wenn Nonie mir FPE-Effekte nicht proaktiv aufdeckt. Ich sage dann: „Ich glaube, der Katheter funktioniert nicht mehr, denn deine Werte gehen gar nicht mehr runter. Wir sollten ihn besser jetzt schon wechseln." Dann kommt recht berechenbar die Antwort: „Äh, Mama, also, äh, vielleicht habe ich doch nicht nur ein Stück Schokolade gegessen. Und von der Chipstüte ist auch nicht mehr viel übrig, ach, und der Cookie war ganz schön groß. Vielleicht ist es also doch nicht der Katheter."

Das nächtliche Management war auch für Nonie in jener Nacht äußerst anstrengend und in dem Sinne ein gutes *Learning*. Daraufhin war sie bereit, darüber zu sprechen, wie wir das in Zukunft handhaben könnten, sodass es für beide Seiten akzeptabel war. Die nächste Übernachtung war zudem schon in greifbarer Nähe und insofern brauchten wir hier schnell eine gangbare Lösung.

Wir vereinbarten vier Emojis für unsere *WhatsApp*-Kommunikation mit dem Ziel, dass wir dann nicht so oft telefonieren brauchten und sie somit ungestörter war bei ihren Freundinnen und Auswärtsaktivitäten:

- 🍭 wie bisher für Momente, in denen sie aufgrund eines niedrigen Zuckerwertes schnelle Kohlenhydrate nimmt.
- 🍩 für Lebensmittel, die einen späteren FPE-Effekt erahnen lassen (zum Beispiel Laugenbrezel, Pommes, Donut, Lasagne, Chips, Sahneeis, Schokolade, Pizza etc.), als Vorwarnung sozusagen, damit ich mir einen gedanklichen Merker setzen kann.
- 💉 wenn sie selbst Insulin abgibt (Korrektur), in der Regel auf Vorschlag der Pumpe, oder, wenn darüber hinaus, mit 180 ml/dl (10 mmol/l) als Zielwert, um der Intelligenz des AID-Systems Rechnung zu tragen; wenn sie daran denkt, fügt sie noch hinzu, wie viel Insulin sie abgegeben hat.
- 🍽️ wenn sie eine normale Mahlzeit zu sich nimmt oder einen Snack, für den sie Insulin abgibt.

Etwas später gesellte sich noch ein fünftes Emoji hinzu:

- 🏃 wenn sie eine Aktivität in Form von Bewegung startet.

Ich habe ihr in Aussicht gestellt, dass wir irgendwann Mitte fünfte Klasse damit auch wieder aufhören können, wenn wir feststellen, dass sie es gut im Griff hat und sich sicher fühlt. Letztlich ist es eine Form von Übergangshilfe meinerseits, da ich durch die *WhatsApp*-Kommunikation eingeweiht bin und somit effizienter helfen kann.

Kurze Zeit später funktionierte diese Kommunikation dann schon sehr gut. Natürlich ist *Trial-and-Error* und einiges Vergessen dabei, aber das gehört halt in kontrolliertem Maße dazu auf dem Weg in die Eigenständigkeit.

7. Wir sind ein Team – gemeinsam aufpassen üben

Unsere vier initialen Zeichen:

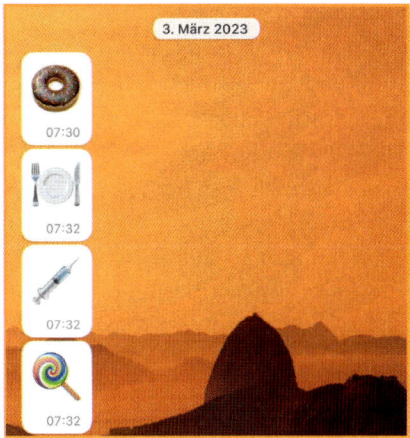

Ein Schultag mit Zeichenkommunikation

Hier wäre die von Nonie initiierte Korrektur morgens nicht nötig gewesen und führte dann auch zu einem niedrigen Zuckerwert, allerdings noch keinem Unterzucker. Ich habe lediglich beobachtet und quittiert, dass ich es gesehen habe, um ihre aktive Kommunikation mir gegenüber zu honorieren. Über das Korrekturspritzen haben wir im Anschluss noch mal gesprochen und sie hat ein *Learning* daraus mitgenommen:

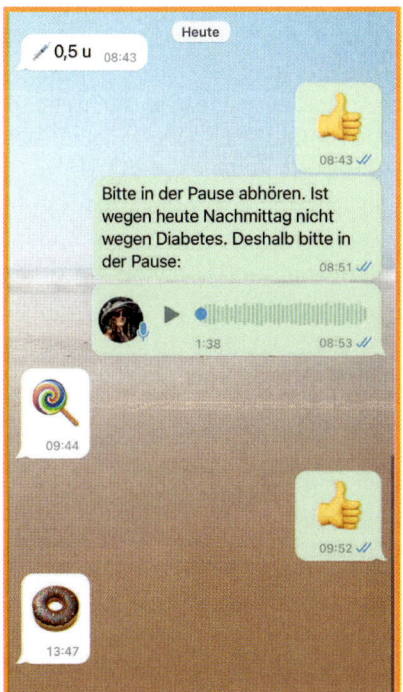

Zum Abschluss dieses Kapitels ein paar Alltagsbeispiele aus der letzten Zeit:

Magen-Darm – ganz schön gut nachgedacht

In der Akutphase von Nonies letztem Magen-Darm-Infekt steckte ich vormittags in einigen beruflichen Calls und manövrierte die Krankenpflege von Nonie darum herum. Vor einem dieser Calls hatte ich sie mit Zwieback versorgt und einem KH-Zettelchen. Zwei Stunden später war mein Call vorbei, der Zwieback weg und die Werte passten gut. Nonie führte dazu aus, dass sie den Zwieback gegessen hatte, aber zunächst ohne Insulingabe, weil sie sichergehen wollte, ob er wirklich drinblieb. Erst als das gegeben war, hat sie sich das Insulin gespritzt. Super gemacht, liebe Nonie!

Die *Control-IQ*-Funktion der Pumpe hatte durch eine automatische Korrektur dafür gesorgt, dass recht zeitnah nach dem Essen des Zwiebacks schon automatisch Insulin abgegeben wurde, als der Wert anstieg. Als Nonie die auf dem Zettelchen stehende Menge KH dann später erst in die Pumpe eingab, glich die Pumpe dies selbstständig aus, indem sie nun weniger Insulin abgab, als für diese Menge KH zu der Uhrzeit üblich gewesen wäre. Die AID-Technologie hilft uns im Alltag sehr, diese kleinen Unachtsamkeiten oder noch Unwissenheiten von Seiten Nonies auszugleichen oder auch Schätzungen gnädig glattzubügeln. Zudem weiß ich, dass Nonie und die Technik ein Team bilden und sie auf diese Weise intelligente Unterstützung findet. Sie nimmt ihre *t:slim-Pumpe* und ihren *Dexcom G6-Sensor* als Kumpel wahr.

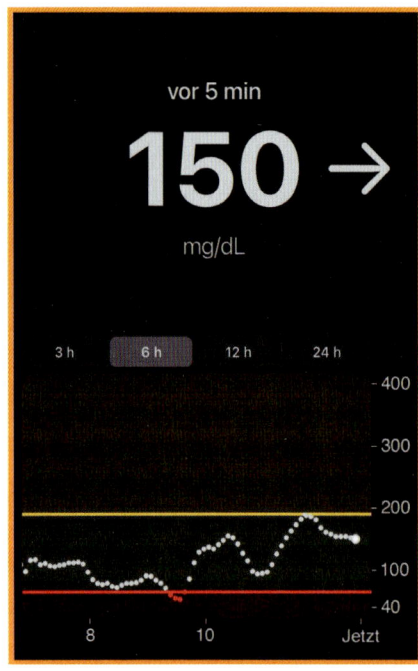

Unterzucker zur Brotzeit

In der Mitte des Schuljahres kam es einmal kurz vor der Brotzeit zu einem Unterzucker in der Schule. Als ich diesbezüglich anfing, mit der Klassenlehrerin per Handy zu kommunizieren, schrieb sie mir zurück, dass Nonie das bereits gut im Griff hätte. Sie hatte einfach direkt nach dem Unterzuckeralarm, an jenem Vormittag also etwas früher als ihre Klassenkamerad*innen, schon begonnen, die Brotzeit zu essen, nachdem sie einen kleinen Traubenzucker genommen hatte. Während ihrer Brotzeit hatte sie zudem darauf geachtet, die schnellen KH zuerst zu essen und sich das entsprechende Insulin verlängert gespritzt mit einer Verteilung von 0:100 auf eine Viertelstunde verteilt. Und das vollkommen selbstständig. Da war ich echt baff. „Jetzt ist sie zehn", dachte ich bei mir. Sie hatte an dem Tag Geburtstag. Links die dazugehörige Kurve.

Falsche Werte

Zu Beginn des zweiten Halbjahres der vierten Klasse stand ein Transmitterwechsel des Sensors an. Die Gewebezuckerkurve zeigte kurz vor dem Wechsel starke Unregelmäßigkeiten. Nach dem Wechsel kam es dann nachts im Rahmen der Justierung des neuen Transmitters und Sensors zu zwei fälschlichen Unterzuckeralarmen. Ich kalibriere den Sensor, denn blutig nachgemessen war Nonie nicht niedrig, sondern im grünen Bereich (siehe Screenshott weiter unten).

Da es sich beim Folgetag um einen Schultag handelte, gab ich Nonie morgens mit, dass sie nicht gleich Zucker einwerfen brauchte, wenn es zu einem erneuten Niedrigalarm kam, sondern erst in sich hineinfühlen und ggf. auch blutig messen sollte, um zu schauen, ob es sich wieder um einen Fehlalarm handeln könnte. Auch das Kalibrieren nach Blutigmessung konnte Nonie schon zuverlässig allein.

Prompt kam es kurz nach 9 Uhr zu einem Unterzuckerungsalarm. Nonie berichtete mir, dass sie sich aber sehr wohl auch wirklich komisch gefühlt habe, nachdem sie in sich hineingehorcht hatte, und deshalb gleich selbstständig blutig gemessen hatte. Das Bild (s.u.) schickte sie mir per *WhatsApp*. Sie nahm dann direkt einen Hyposnack. Ich hatte sie im Anschluss dann noch gebeten, dass sie noch mal in sich hineinfühlen sollte, ob sie ggf. noch mehr KH brauchte (z.B. einen Saft). Sie hatte zuvor Sport gehabt, also lieber etwas Puffer gegen den drohenden Jojo-Effekt, als in den nächsten Unterzucker rasseln.

An jenem Tag hat sie ihren Diabetes wirklich prima gehandhabt, denn sie stellte von sich aus Überlegungen an, ob es sich um einen falschen Alarm handelte oder einen echten Unterzucker. Zudem hat sie ihr Gefühl dann noch mit der Blutigmessung hieb- und stichfest gemacht plus per *WhatsApp* mit mir kommuniziert. Bravo!

Für diejenigen, denen das im Screenshot auffällt: Die Uhr vom Blutzuckermessgerät ist nicht gestellt 😉, passt also nicht zum *WhatsApp*-Screenshot. Wir brauchen das Blutigmessgerät ja inzwischen nur noch selten für akute Messungen, weshalb wir uns die Mühe des Uhrstellens nicht machen.

Resümee: Wir hatten seit dem Transmitterwechsel am Vortag also zwei „falsche" Unterzucker und einen echten. Der echte kam höchstwahrscheinlich vom Sport. Entweder sie hatte vor dem Sport nicht auf den Wert geachtet oder der Sport war an dem besagten Vormittag anstrengender gewesen als sonst. Ich fragte an jenem Tag im Nachgang allerdings mal nicht nach, sondern lobte sie ausschließlich, dass sie die Unterzuckersituation so toll selbstständig gemanagt hatte und auch aktiv mit mir dazu kommuniziert hatte. Ich wollte daran keine Optimierungsbotschaft knüpfen, die das Lob letztlich geschmälert hätte. Bei der nächsten Gelegenheit würden wir dann wieder über die empfohlenen Werte vor einer körperlichen Betätigung sprechen und somit das Thema Sport nochmals separat aufnehmen. Alles zu seiner Zeit und heute stand das Lob im Vordergrund zusammen mit der Problematik der immer einmal auftretenden falschen Alarme und Abweichungen der angezeigten Gewebezuckerwerte im Vergleich zu den gemessenen Blutzuckerwerten bei neuem Sensor und z.T. auch Transmitter in den ersten 24 Stunden.

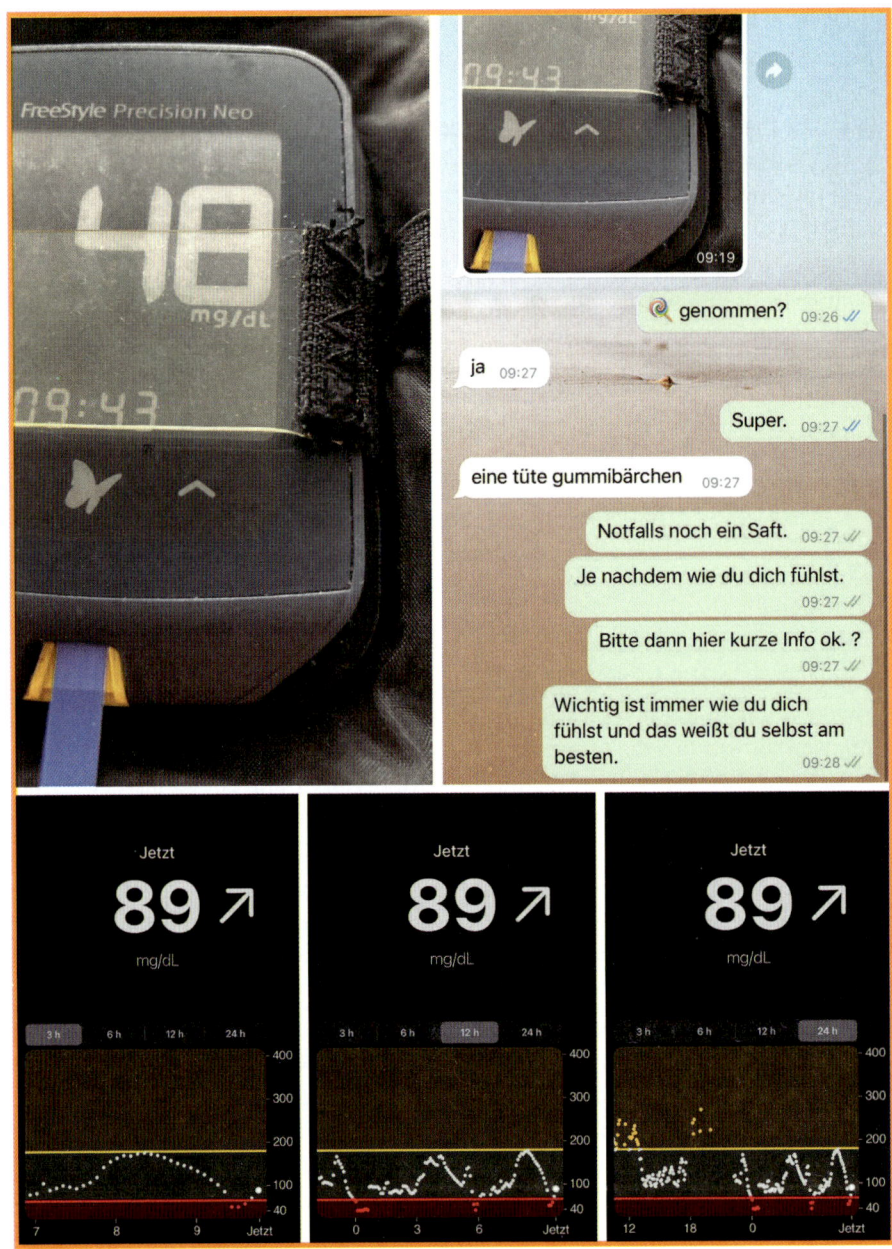

Erste Sensibilisierung zum Thema Basalrate

Im Frühjahr 2023, also ebenfalls zum Start des zweiten Halbjahres in der vierten Klasse, ging Nonie einmal länger – ganze sieben Stunden lang, ich war nicht dabei und das war überhaupt nicht abgesprochen gewesen – ohne Pumpe schwimmen. Zudem gab es in der Zeit Eis und Laugenbrezel und die Wasserratten chillten eher im Whirlpool, als sich aktiv zu bewegen. Entsprechend explodierte der Gewebezucker förmlich. Ich konnte sie wegen eines Funklochs im Schwimmbad auch nicht erreichen. Also eine Herausforderung auf ganzer Linie … eine Mama auf *Instagram* sprach einmal vom Schwimmen als Endgegner, und an jenem Tag konnte ich mich dieser Meinung nur anschließen.

Dieses Erlebnis nahm ich zum Anlass, um Nonie im Nachgang auch erstmals an das Thema Basalrate heranzuführen. Und natürlich sprachen wir in dem Zuge nochmals über Bewegung, FPE-Effekte und Erreichbarkeit. Der stete Tropfen …

Wir sahen gemeinsam in der Pumpe nach, wie viel Basalinsulin sie pro Stunde automatisch von der Pumpe erhielt, und schrieben diesen Wert auf. Ich glaube, es war hilfreich, dass sie es wirklich schwarz auf weiß vor Augen hatte. Insgesamt kamen wir auf 14 Einheiten pro Tag. Ich erklärte ihr, dass das Basalinsulin wie ein Grundrauschen, also eine Art Grundversorgung, war, das stetig abgegeben wurde, weil der Körper den ganzen Tag über ein bisschen Insulin brauchte, um optimal funktionieren zu können. Ich sagte dann zu ihr: „Stell dir vor, du spritzt dir jetzt diese 14 Einheiten Insulin aus Versehen einfach so auf einmal. Das hätte dann wohl einen wirklich heftigen Unterzucker zur Folge. Oder stell dir jetzt einmal vor, dein Körper braucht diese 14 Einheiten und dann kommt da nichts. Das gleicht letztlich vielleicht einem sehr, sehr heftigen FPE-Effekt, den man nur schwer in den Griff bekommt." Je nach Tageszeit handelte es sich immerhin um ½ bis 1 Einheit pro Stunde. Nonie verstand dadurch erstmals, dass es Basalinsulin gab und was es mit dem Basalinsulin auf sich hatte.

Unser Beschluss an jenem Tag: Wenn sie ohne Pumpe unterwegs ist, zum Beispiel im Schwimmbad oder am Strand, kann sie sich, wenn sie sich nicht viel bewegt, aber auch nichts mit KH isst, circa ½ Einheit Insulin pro Stunde recht gefahrlos spritzen. Dafür stöpselt sie kurz die Pumpe an. Das gleicht dann das fehlende Basalinsulin aus. Falls sie während dieser Zeit isst und dafür die Pumpe sowieso anstöpselt, hilft es, die Kurve kurz zu prüfen und ggf. manuell etwas mehr Insulin abzugeben, um die fehlende Basalrate auszugleichen. Eine Korrektur auf 180 mg/dl (10,0 mmol/l) ist in dem Fall ohne weitere Absprache in Ordnung, aber natürlich nur, wenn sie sich danach nicht gleich heftig bewegt. Ich bin gespannt, ob das das nächste Mal klappt und wie sich das Thema Pumpe über den Sommer einspielt.

7.5. Übergang zur weiterführenden Schule

Hier möchte ich zunächst auf die *Klassenfahrt* zum Ende der vierten Klasse hin eingehen, da ich sie auch schon als Übergang zur weiterführenden Schule bzw. dessen Vorbereitung sehe:

Nonie fuhr im Juli 2023 drei Tage auf Klassenfahrt. Montag früh ging es los, am Mittwochnachmittag war sie zurück. Es ging auf eine Hütte des Deutschen Alpenvereins (DAV) in die Berge, eine Stunde von zuhause entfernt.

Etwa drei Monate vorher traf ich mich mit Nonies Klassenlehrerin für eine Grundabsprache. Wir entschieden, dass ich nicht mitkommen würde, da wir durch die AID-Technologie und auch die Art und Weise, wie Nonie inzwischen im Schulalltag mit ihrem Diabetes umging, zuversichtlich waren, dass Nonie ihren Diabetes weitestgehend allein managen konnte. Zudem übernachtete sie nun regelmäßig bei Freundinnen, und auch das verlief großartig. Einmal blieb sie sogar für zwei Nächte bei einer Freundin, und unser Dia-Team, bestehend aus Nonie, ihrer Pumpe, ihrem Sensor, mir und dem Diabetes, zeigte sich als leistungsstark und zuverlässig. Nonie ließ inzwischen erkennen, dass sie für ihr Alter sehr verantwortungsbewusst agieren konnte. Außerdem reichte ein Infusionsset für die gesamte Dauer der Klassenfahrt. Es war also kein Wechsel des Equipments notwendig. Wir vereinbarten aber auch, dass ich innerhalb von einer Stunde zur Stelle sein könnte, falls wir dies für notwendig erachteten.

Ich würde für die Zeit der Klassenfahrt direkt mit Nonie kommunizieren und übte von da an fleißig die erweiterte Lolli-Kommunikation mit ihr. Sie durfte als Einzige ihr Handy mitnehmen, ein echtes Privileg für Nonie.

In der Woche vor der Klassenfahrt erhielt ich eine E-Mail der Klassenlehrerin mit den Eckpunkten der Fahrt in Punkto Planung, Aktivitäten und Mahlzeiten. Diese E-Mail war unglaublich hilfreich für unsere Planung und auch als Basis für die Kommunikation während der Klassenfahrt Gold wert, denn nun hatte ich einen Anker und stocherte auf die Ferne nicht mehr im Dunkeln, was wohl gerade los sein könnte vor Ort. Vielen Dank dafür!

Ich antworte auf die E-Mail wie folgt und druckte mir diese Antwort auch als Briefing für Nonie aus:

Liebe Frau B.,

ich bin guter Dinge, was die Klassenfahrt und Nonies Diabetes angeht. Sie ist schon sehr schön eigenständig und hat auch schon mehrfach auswärts übernachtet und sich komplett (mit mir auf die Ferne als Coach) allein gekümmert. Wichtig ist, dass sie stets erreichbar ist auf ihrem Handy und möglichst immer auch Werte in der App hat. Das könnten Sie ab und an prüfen mit Ihrem Handy (Anm.: die Klassenlehrerin ist auch in der Follow-App von Dexcom freigeschaltet) und sie ggf. daran erinnern. Wenn etwas sein sollte, würde ich Nonie zunächst versuchen, direkt telefonisch zu erreichen.

Ich bespreche auf jeden Fall die Lolli-Kommunikation noch mal mit ihr. Auch daran könnten Sie sie immer mal erinnern:

🍭 *= niedriger Zuckerwert und deshalb KH eingenommen*

🍚 *= ich esse etwas (Mahlzeit / Snack)*

🍩 *= ich esse etwas mit wahrscheinlich einem FPE-Effekt (also fettreiches Essen wie Sahneeis, Nutella, Schokolade)*

💉 *= ich gebe eine Korrektur ab*

🏃 *= wir bewegen uns jetzt viel.*

Ich erwarte nicht, dass sie sich jedes Mal daran erinnert, aber jedes Mal, wenn es klappt, hilft es mir beim Coaching auf die Ferne / bei der Ferndiagnose, was los sein könnte, wenn etwas nicht passt.

Zu Ihrer E-Mail meine wichtigsten Überlegungen (vielen Dank, dass Sie sich da so viel Mühe gegeben haben, das hilft mir sehr!) als Startpunkt:

Vor Wanderungen/Aktivitäten/Schwimmen sollte sie je nach Anstrengung und Dauer auf einem Wert von mindestens 160 mg/dl (8,9 mmol/l) wenn nicht sogar 180 mg/dl (10,0 mmol/l) sein. Bei einer langen Wanderung kann sie zum Start auch einen Schokoriegel essen, um etwas Puffer zu haben. Ich gebe ihr welche mit. Vor dem Wandern bitte möglichst mit ca. 1 Std. Vorlauf (auf keinen Fall mehr, wenn es weniger ist, ist es halt so) das Bewegungsmännchen aktivieren. Nach der Aktivität wieder ausmachen nicht vergessen. Zu den Wanderungen bitte schnelle KH und Schoko dabeihaben (ich gebe ihr was mit) plus das Täschchen mit dem Blutigmessgerät.

Bitte teilen Sie mir mit, ob Schwimmen im See auf dem Programm steht. Das konnte ich Ihrer E-Mail nicht entnehmen. Da würde ich dann live bzw. zeitnah mit ihr aktiv kommunizieren, denn Schwimmen ist herausfordernd von der Komplexität und Nachwirkung her ;-).

Montag Brotzeit: da hat sie ein KH-Zettelchen dabei.

Montag Muffins / Kuchen: egal, welches Gebäck, nehmen Sie bitte 40% KH an. Nonie bringt eine Waage mit.

Montag Pizzasemmeln: Bitte, wenn möglich, Nonies Semmel vorher abwiegen, erst dann belegen. 50% des Gewichts gleich KH-Anteil. Der Rest hat keine KH.

Montag Stockbrot: bitte 10 g KH pro Stockbrot spritzen lassen.

Dienstag Frühstück: Toast hat 50% KH-Anteil, Marmelade hat 10 g KH pro Scheibe / Brötchenhälfte, Müsli: Milch / Joghurt kann ausnahmsweise vernachlässigt werden, das Müsli selbst hat auf 30 g ca. 20 g KH (es sei denn, Sie haben die Packung und können genau nachschauen, ansonsten gerne diesen Pi mal Daumen Wert nehmen), Sojakakao gebe ich ihr mit, jede Packung hat 20 g KH. Saft hat 10 g KH auf 100 g Saft.

Dienstag Brotzeit: Brot/Brötchen hat 50% KH-Anteil.

Dienstag Nudeln: 45 g = 10g KH (ohne Sauce), falls schon alles vermengt ist, rechnen wir mit 60 g Nudelgericht = 10 g KH als Schätzwert.

Dienstag Eis: bitte auf die Packung schauen, Portionseis mit Portionsangaben wäre toll, da einfacher als das Abwiegen aus einer großen Eispackung, falls es doch eine große Packung ist, bitte lt. Packungsangabe vorgehen und Eis abwiegen.

Dienstag Hotdog: Brötchen: 50% KH-Anteil, Ketchup: 20 g = 6 g KH (das ist ein großer Klecks und, wenn Sie nicht wiegen wollen, das, was ich Pi mal Daumen für 1 Hotdog an KH ansetzen würde).

Mittwoch Frühstück: siehe Dienstag 😊*.*

Ich bespreche diese E-Mail auch mit Nonie und drucke sie ihr zudem aus, damit sie sie mitnehmen kann. Ich bin immer erreichbar und würde Sie zur Not anrufen, wenn es dringend ist und ich Nonie nicht direkt erreiche. Ist das okay? Wenn alle Stricke reißen, kann ich innerhalb von einer Stunde bei Ihnen sein. Equipment braucht nicht gewechselt werden in der Zeit. Falls doch etwas mit dem Sensor/Katheter passiert, können wir das aus meiner Sicht schon per Ferndiagnose versuchen zu managen, ansonsten setze ich mich ins Auto.

Passt das so für Sie?
Herzliche Grüße
Maren Sturny

Am Tag davor, also Sonntag, hieß es dann packen:

Zunächst packten wir ganz in Ruhe alle Dinge, die auf der Packliste der Schule verzeichnet waren, ganz ohne Diabetes. Danach kümmerten wir uns um die Diabetessachen. Ersatz fürs Equipment packten wir in Tupperdosen oder kleine Täschchen, je nachdem, wie empfindlich die einzelnen Teile waren. Auch Einmalspritzen packte Nonie ein für den notfalligsten Notfall. Dann wäre ich allerdings angereist, hätte aber auf diese Weise schon alle Optionen vor Ort parat und somit nicht in einer eventuell aufkommenden Panik die Hälfte zuhause vergessen.

Diese Sachen befanden sich in einem Extrafach im Koffer, wo sie nicht störten. Sie waren auf diese Weise erst einmal unsichtbar, und vielleicht würden wir sie ja gar nicht brauchen. Sie konnten also einfach unkompliziert im Koffer bleiben. Auch Hyposnacks in Form von Traubenzucker, Haribo und Schokolade gab ich Nonie mit, diese allerdings im Hauptfach des Koffers, damit sie vor Ort auch daran dachte, immer etwas einzustecken. Die Ladekabel für Pumpe und Handy sowie unser Pumpenkissen, damit Nonie im Sommer nachts keinen Bauchgurt tragen brauchte (Anmerkung: Gibt es bei Interesse auf meiner Homepage), landeten ebenfalls im Koffer. Clip und Bauchtasche trug sie tagsüber sowieso bei sich. Die Pumpe wurde Sonntagnachmittag noch mal frisch geladen, und der Akku reichte in der Regel dann locker vier bis fünf Tage. Das Ladekabel steckten wir also nur für irgendeinen, derzeit noch nicht absehbaren Notfall ein.

Für das Auffüllen/Nachbestellen des Diabetes-Equipments habe ich prinzipiell eine Checkliste, die ich vor jedem Regeltermin mit unserem Diabetes-Team ausdrucke, um anzukreuzen, was für Ersatz wir benötigten. Diese Liste nahm ich auch fürs Packen für die Klassenfahrt zur Hand als Gedankenstütze:

- Insulin *Novorapid* Penfill à 3 ml (10 Stk pro Pkg)
- Tupfer fürs Blutigmessen
- Lancetten *Fine Touch* 25/Pkg
- *Freestyle Abbott* Blutzucker Messstreifen für *Precision Neo* Gerät (100 Stk)
- *t:slim AutoSoft 90* Infusion Set Grau / Blau / Pink (à 10 Stk) 6 mm, 60 cm
- *t:slim X2* Reservoir 3 ml inkl. Spritze, 10 Stk / Pkg
- *Dexcom* Sechsmonatsrezept (Sensor und Transmitter)
- Hautdesinfektion *Cutasept* 250 ml bzw. 50 ml
- *Braun* Alkohol Pads 70% 100er Pack
- *Leukotape* 350 ml

- *Kytta* Salbe
- *Bepanthen*
- Vitamin D 2000 (120 Stk)
- *Freestyle Abbott* Ketone Messstreifen für *Precision Neo* Gerät
- Ersatz Einmalspritzen
- *Baqsimi* Nasenpulver

In ihren Rucksack steckten wir das Blutigmessgerät inklusive Ersatzbatterien, eine Powerbank mit zusätzlichem Kabel, Hyposnacks, Saft im Tetra Pak und unsere mobile Waage plus Ersatzbatterien.

Sonntag am späten Nachmittag wechselte ich Insulin und Katheter. So hatten wir noch das Abendessen und die Nacht Zeit, um zu prüfen, ob mit dem Equipment alles passte. Den Sensor hatte ich bereits zwei Tage vorher getauscht, um hier ebenfalls sicherzugehen, dass damit alles rund lief.

Nach dem Packen machten wir eine kurze Erholungspause und trafen uns dann wieder für unser Briefinggespräch. Basis dafür war meine E-Mail an die Klassenlehrerin. Ich achtete darauf, dass Nonie aufnahmebereit war. Wir gingen die E-Mail gemeinsam durch. Ich ließ Nonie viel selbst nochmals plausibilisieren und auch wiederholen und fragte nach, warum das, was ich aufgeschrieben hatte, wichtig war. Auch an ihren Schlauch erinnerte ich sie, denn ganz selten war sie schon daran hängengeblieben und hatte ihn dadurch aus Versehen entfernt. Ich sagte ihr, dass wir, wenn das passieren würde, versuchen würden, dass sie sich den Katheter selbst wechselte. Falls das nicht klappen würde, würde ich mich ins Auto setzen und vorbeikommen. Sie kannte alle notwendigen Schritte beim Katheterwechsel und konnte diese auch bereits allein ausführen. Nur das Setzen an sich hatte sie bisher nicht machen wollen, und ich hatte es entspannt dabei belassen. Die Zeit würde kommen, da war ich mir sicher. Insofern hatte sie nun einen Anreiz, ihren Schlauch immer gut zu verstauen, damit sie nicht selbst tätig werden brauchte in Sachen Katheterwechsel.

Der erste Tag (Montag)

Nach einer Vorzeigenacht (s.u.) waren wir beide guter Dinge, dass alles glattlaufen würde.

Nonie wollte allein – ohne peinliche Eltern – zur S-Bahn-Haltestelle gehen, die nur drei Gehminuten entfernt in unserer Straße lag und Treffpunkt für die Klasse war. Ich ließ sie allein losziehen, informierte aber kurz die Lehrerin per Handy darüber und fragte in dem Zuge, ob sie noch etwas auf dem Herzen hatte. Eine Frage kam von ihr zurück bezüglich KH/KE/BE, die ich per Telefon schnell klären konnte.

> **Gedankliche Hilfestellung zum Minimieren elterlicher Sorgen**
>
> Letztlich besteht die Klassenfahrt einfach aus mehreren Schul-/Wandertagen mit mehreren Übernachtungen. Diese Einzelteile managt Nonie bereits erfolgreich allein, denn auch in der vierten Klasse gibt es über den normalen Schulalltag hinaus, den sie ebenfalls bereits selbstständig bestreitet in Sachen Diabetes, Wandertage. Und das mit dem Übernachten haben wir ja auch bereits mehrfach geübt, und es ist prima gelaufen.
>
> Jetzt fügen wir die Einzelteile einfach zu einer ersten kurzen Reise in Form der Klassenfahrt zusammen. Man kann also das potenzielle Ogottogott gedanklich in seine bekannten und bereits bewältigten Segmente (Frühstück, Schulausflug, Mahlzeiten und Snacks, Nachmittagsaktivität, auswärts übernachten) zerlegen und ihm damit den Schrecken nehmen.
>
> Eventuell hilft diese Sichtweise auch bei der Kommunikation im Vorfeld mit eurem Kind, falls es sich selbst unsicher ist, ob es das schaffen kann. Und vergesst bitte nicht, dass die Kinder uns spiegeln. Bleiben wir gelassen und sicher, dass unser Kind diese neue und ungewohnte Situation wuppt, steigt die Wahrscheinlichkeit, dass sich auch unser Kind diese erste kleine Reise zutraut und mit stolz geschwellter Brust von dannen zieht. Und anschließend hilft es, im weiteren Verlauf immer nur an die aktuelle Etappe zu denken und so einen Abschnitt nach dem anderen zu meistern. Auf diese Art und Weise eine Klassenfahrt zu managen, kann ggf. auch den Lehrer*innen und Betreuer*innen helfen, falls sich dort Sorgen und Unsicherheiten abzeichnen.
>
> In Sachen Notfallmanagement ging ich übrigens im Vorfeld der Klassenfahrt das für den Schulalltag bereits abgestimmte Prozedere nochmals persönlich mit der Klassenlehrerin durch: Wie funktioniert das *Baqsimi* Nasenpulver, wann wird es gegeben (bei uns bei einer schweren Unterzuckerung mit Bewusstlosigkeit), wann ruft man den Notarzt (in selbigem Fall) und wie komme ich ins Spiel (abhängig von der Entfernung).

Zurück zum ersten Tag der Klassenfahrt: Es lief super und Nonie delegierte sogar die Lolli-Kommunikation bereits an ihre Lehrerin 🙂. Meine Nonie halt …

Nachricht der Lehrerin:

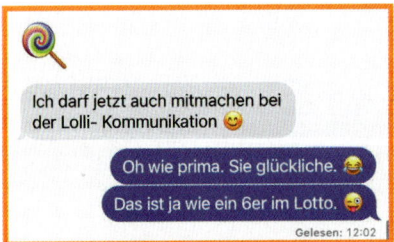

7. Wir sind ein Team – gemeinsam aufpassen üben

Nonie schickte mir zudem am Montagvormittag zuverlässig zwei Emojis unserer erweiterten Lolli-Kommunikation und im Laufe des Tages dann noch weitere. Nonie aktivierte auch das Bewegungsmännchen selbstständig und machte es nach erfolgter Aktivität wieder aus, was ich abends am Telefon erfuhr.

Hier zwei Screenshots:

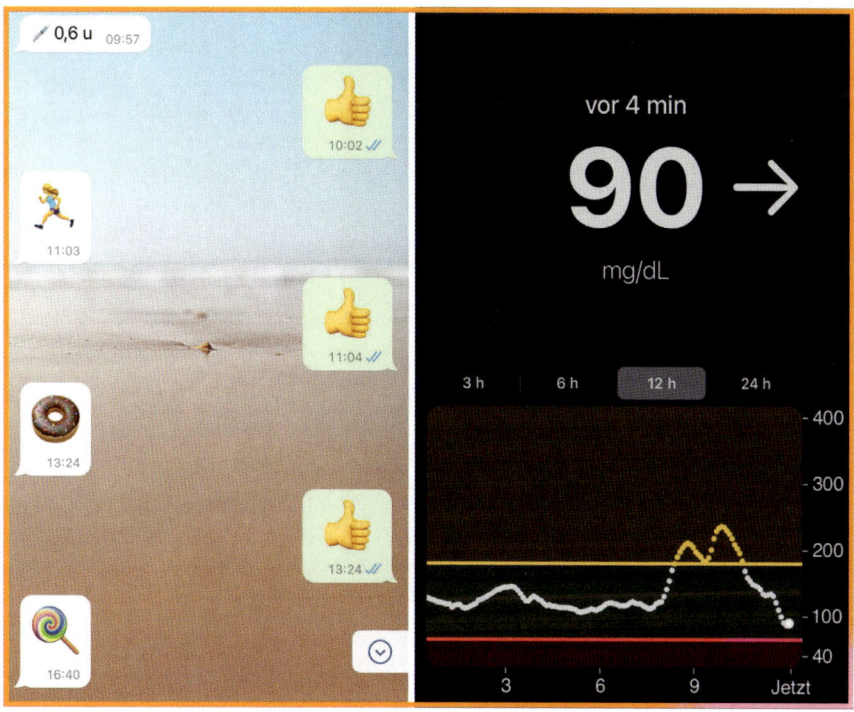

Am Abend kam es zu einem Unterzucker, wohl aufgrund des Muskelauffülleffektes, bedingt durch die anstrengende Wanderung. Aber auch da reagierte sie zeitnah. Wir telefonierten kurz, weil mir das KitKat wichtig war als zusätzlicher Puffer für den bei Nonie tendenziell länger anhaltenden Muskelauffülleffekt. Ich hatte nicht gleich eine Lesebestätigung erhalten auf meine KitKat-Nachricht an sie. Am Telefon sagte ich ihr dann und schrieb ihr auch nochmals, dass sie es an diesem Tag nicht besser hätte machen können und wie stolz ich auf sie war.

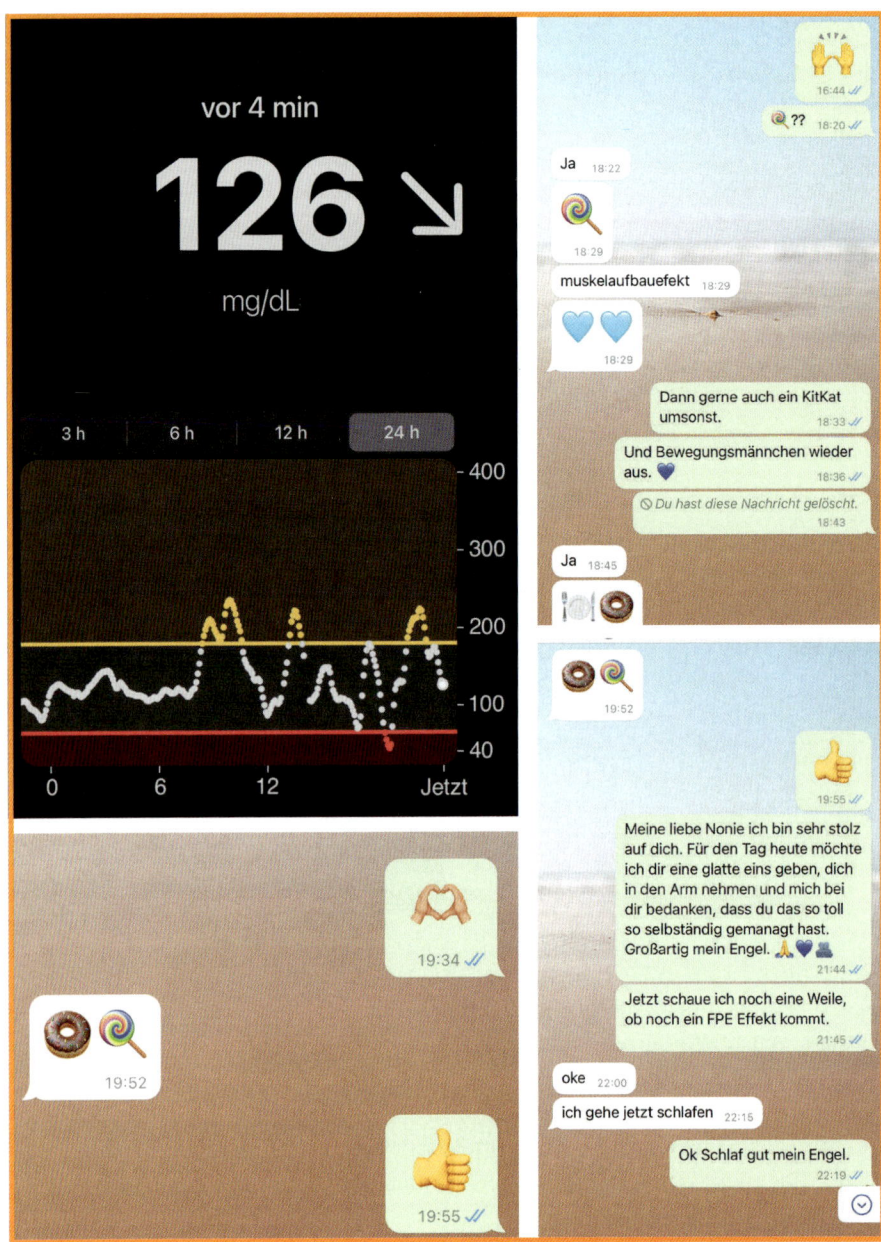

Die erste Nacht und der weitere Verlauf (Dienstag und Mittwoch)

Als ich morgens aufwachte, traute ich meinen Augen kaum. Nonie hatte eine echte Profi-Nacht hingelegt, und das trotz Muskelauffülleffekt vom Wandern und FPE-Effekt vom Essen abends. Mit ganz viel Glück konnte man darauf hoffen, dass sich diese beiden Effekte gegenseitig aufhoben, und genau das war anscheinend geschehen:

7. Wir sind ein Team – gemeinsam aufpassen üben

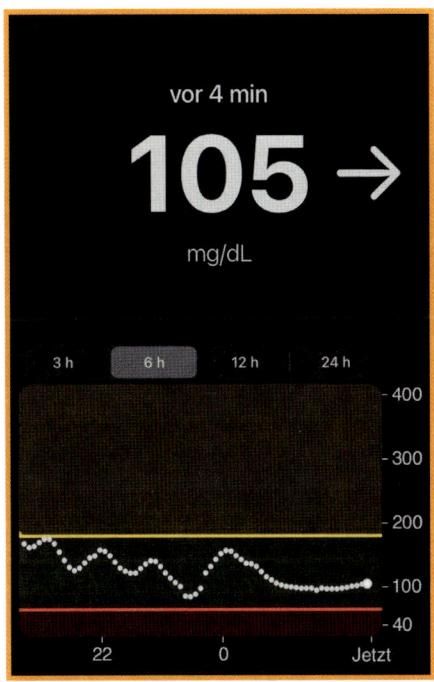

Auf *WhatsApp* kontaktierte mich Nonie direkt nach dem Aufwachen:

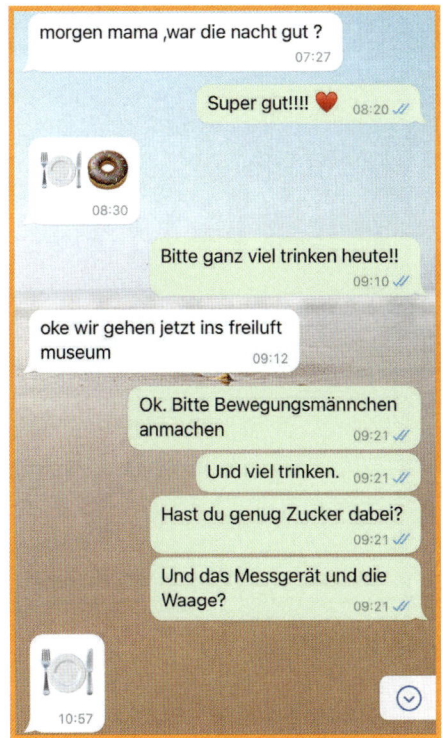

Sie brillierte auch an diesem Tag mit einer proaktiven und reflektierten Kommunikation über *WhatsApp* und ihre Werte waren ein echter Traum, so gut, dass ich es fast gar nicht glauben konnte:

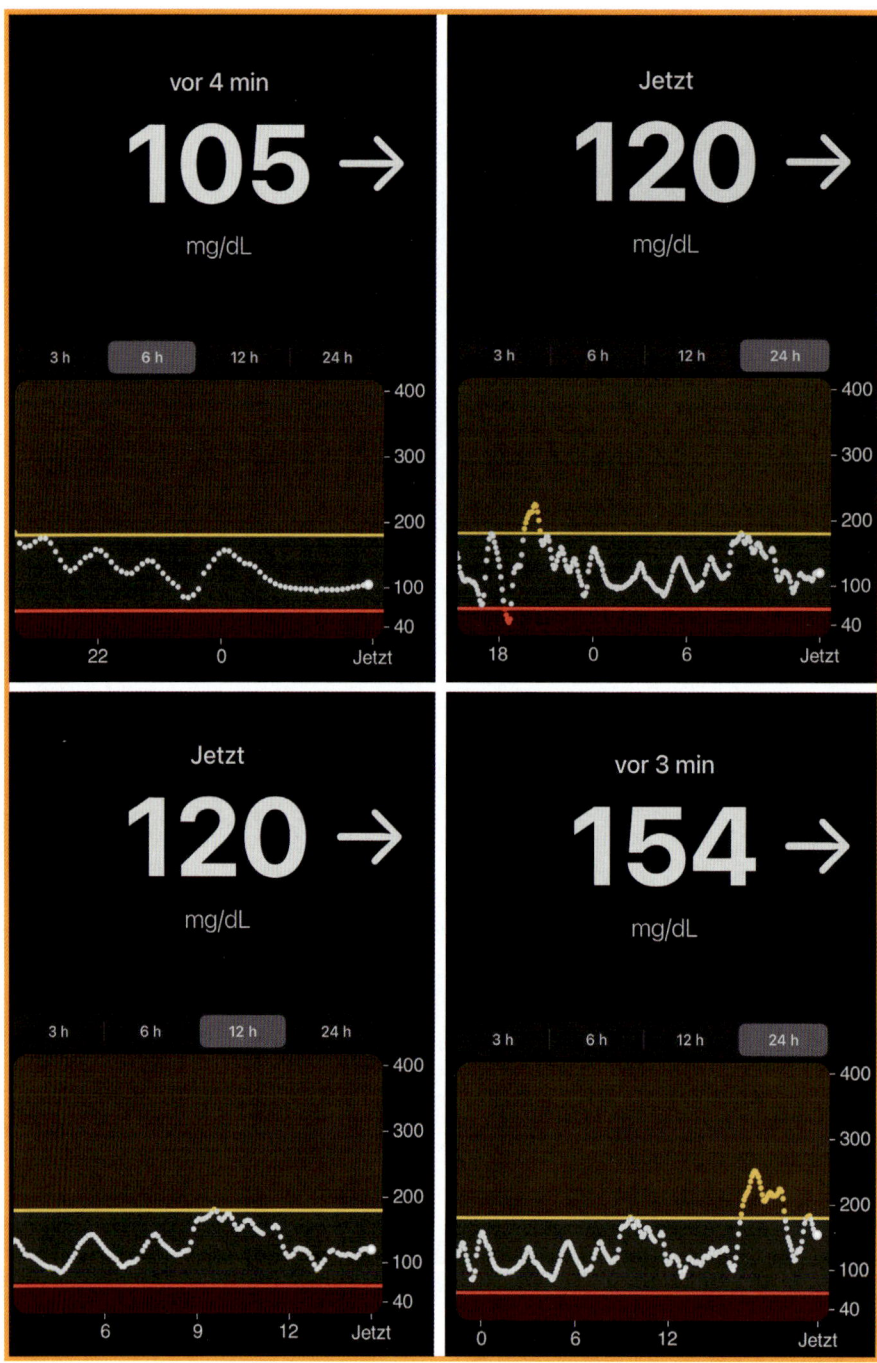

Und auch hier bestätigten sich die Worte von Dr. Carmen Albrecht: „Unsere Kinder wollen im Grundschulalter gut für uns sein." Ich war (und bin bis heute) unglaublich stolz auf Nonie, die das Thema Diabetes während der Klassenfahrt wie eine Alte managte: routiniert, unaufgeregt, bedacht, reflektiert. So beeindruckende Werte schaffe ich noch nicht einmal. Und das schaffte sie trotz Wanderungen, Hitze, FPE-Effekten, Aufregung, ungewohnter Umgebung, und, und, und. Und hey, können wir mal darüber reden, dass sie es einfach echt grad allein macht! Da könnte ich fast heulen vor Glück, Erleichterung und Mutterstolz.

Die zweite Nacht war dann allerdings doch etwas bewegter wegen der Hotdogs. Ich glaube, dass da mehr Butter/Fett enthalten war, als Pi mal Daumen angenommen. Wir hatten uns die Nährwertangaben auf der Packung nicht angesehen. Und zudem hatte Nonie vergessen, ihre drei Schokobons aufzudecken. Aber sie hat dann toll mitgemacht nachts, als wir diesen FPE-Effekt gemeinsam ausbügelten. Und auch die Lehrerin war eine große Stütze, denn Nonie zeigte sich bei einer der beiden notwendigen Korrekturboli allein dann doch etwas schlaftrunken. Wahrscheinlich hatte ich in dem Moment, als es galt zu handeln, eine Tiefschlafphase erwischt. Die Lehrerin war, als ich sie bat, kurz zu Nonie zu gehen, um zu unterstützen, sowieso noch damit beschäftigt, sich um die Kinder zu kümmern, die sich ohne ihre Eltern nicht so recht wohl fühlten. Ich brauchte sie also nicht zu wecken. Gemeinsam waren wir ein unschlagbares Team.

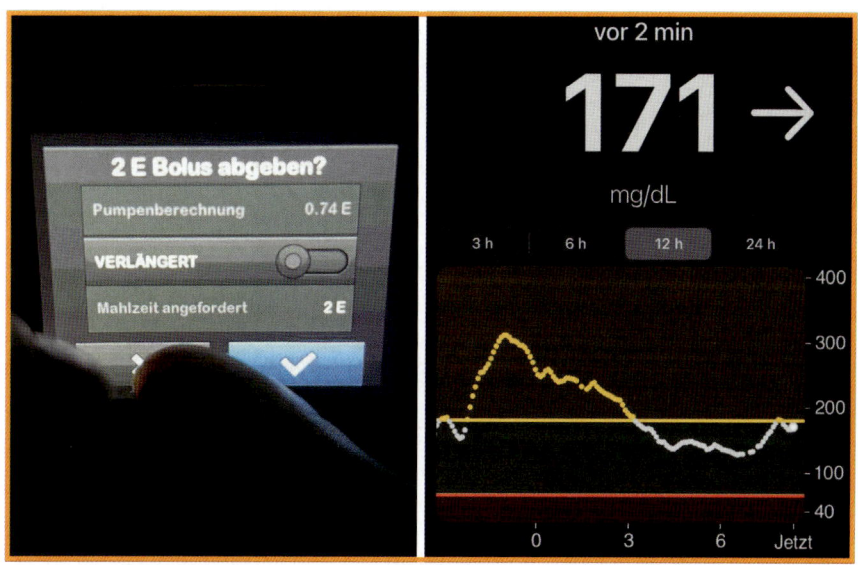

Der Folgetag war gleichzeitig auch Abreisetag, und es geschah in Sachen Diabetes nichts Erwähnenswertes mehr.

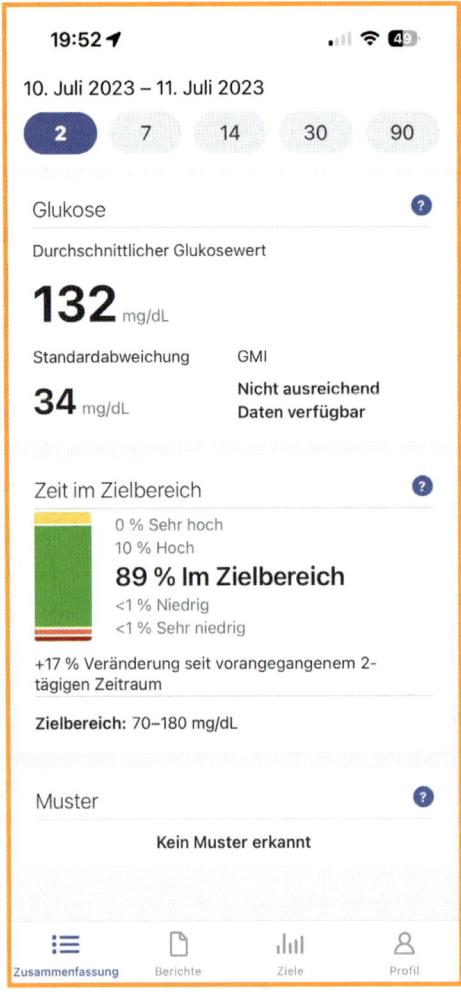

Hier Nonies Bilanz ihrer Klassenfahrt

Ich als Mama sage nur: „Wow, liebe Nonie, vielleicht solltest Du das jetzt immer allein machen …" Spaß beiseite, denn sie war schon auch froh, als sie zurückkam, dass das Ganze von der Hauptverantwortung wieder auf mich überging: „Mama, das mit dem Diabetes ging voll klar. Irgendwie hab ich das ganz automatisch gemacht ohne viel Nachdenken. Okay, manchmal hab ich dann doch was vergessen, aber das hat ja dann doch immer irgendwie geklappt. Danke für deine Hilfe, Mama. Aber jetzt bin ich auch echt froh, dass du wieder da bist und ich nicht mehr an alles allein denken brauche. Und, Mama, dass ich das Handy als Einzige mitnehmen durfte, war schon echt cool. Da haben die anderen ganz schön große Augen gemacht. Es hat total Spaß gemacht insgesamt. Der Diabetes hat mich nicht gestört. Er war nicht wichtig. Meine Freunde waren wichtig und was wir alles Tolles gemacht haben."

Das nächste Mal würde sie das Ruder bei der Klassenfahrt Anfang der fünften Klasse übernehmen, und dann ganze fünf Tage. Dazu mehr in Kapitel 14.4.

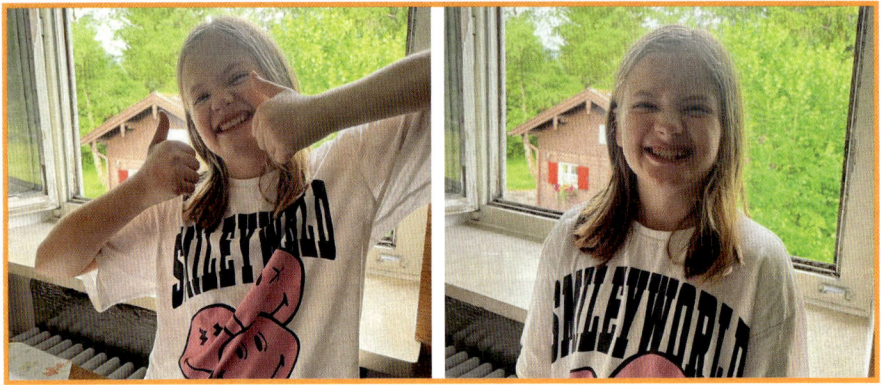

7. Wir sind ein Team – gemeinsam aufpassen üben

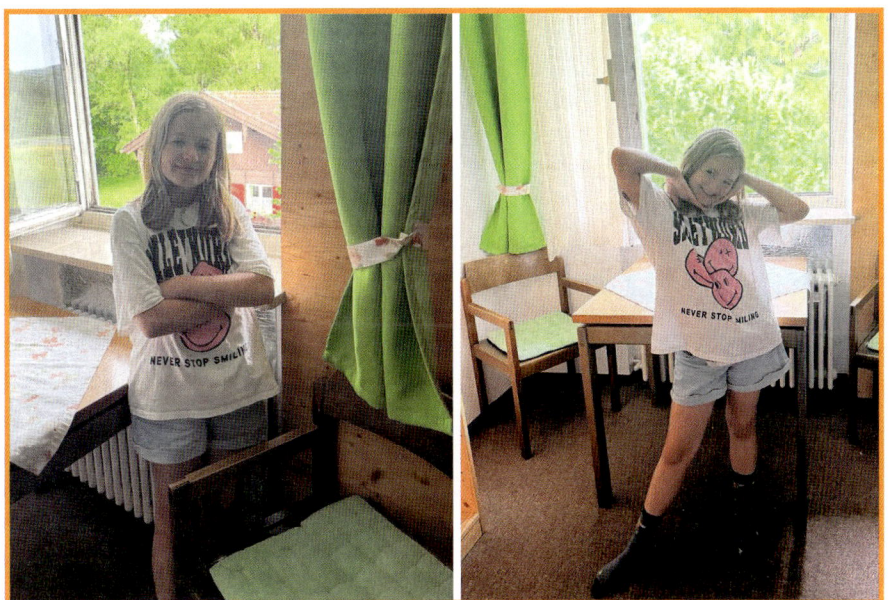

Was habe ich bei der Auswahl der weiterführenden Schule beachtet und was waren unsere Entscheidungskriterien für die dann ausgewählte Schule?

Wir sind in ALLE in Frage kommenden Schulen gefahren und haben dort die Schnupperangebote wahrgenommen (Elternabend und Schülernachmittag), um ein Gefühl für die jeweilige Schule zu bekommen. Am Ende haben wir uns für eine Schule entschieden, die anfangs gar nicht auf unserer Auswahlliste stand, und ich bin froh, dass wir letztlich so breit an diese Sache herangegangen sind.

Folgende Kriterien haben wir zu Rate gezogen:
- Eindruck vor Ort und Wohlfühlfaktor für Nonie und mich
- Faktor „Herz" und Offenheit bei der Direktion und im Kollegium:
  – Dafür habe ich mit Lehrer*innen und dem Direktorat während der Schnupperzeit vor Ort gesprochen, unsere Situation geschildert und auf die Reaktion geachtet.
  – Ich habe auch nachgefragt, ob es schon Schüler*innen mit T1D gibt und ebenfalls geschaut, wie meine Gesprächspartner*innen reagieren.
  – Wie gehen die Kolleg*innen untereinander miteinander um? Wie empfinde ich die Nähe zwischen Kollegium und Direktion?
  – Fühle ich Herz, den gegenseitigen Respekt und spüre ich Einfühlungsvermögen/Menschlichkeit? Achtet auch auf die Zwischentöne bei den Schnupperangeboten, das Ungesagte, die Gestik und den Ablauf. Ist da Platz für eine chronische Erkrankung? Wie fühlt sich das an?
- Thema Inklusion und Nachteilsausgleich: Wird das aktiv auf der Homepage angesprochen? Gibt es eine/n Ansprechpartner/in?
- Homepage: Welchen Eindruck macht sie?
- Entfernung zum Wohnort / Erreichbarkeit

- Ggf. kann man noch schauen, ob ältere Geschwisterkinder auch an der Schule sind (das hat bei uns allerdings keinen Ausschlag gegeben, denn Nonie ist nicht an derselben Schule wie ihre Schwestern, weil wir die ausgewählte Schule einfach am geeignetsten für sie fanden, unabhängig von den Geschwistern)
- Die ausgewählte Schule ist:
    - „Schule ohne Rassismus / Schule mit Courage", ein wichtiger Soft-Skill-Faktor aus meiner Sicht für das Thema Verständnis/Inklusion/chronische Erkrankung
    - „Umweltschule in Europa / internationale Nachhaltigkeitsschule"
    - „Digitale Schule": in Sachen Handynutzung und WLAN / Empfang hilfreich
    - „Fairtrade-Schule"

Es kommt in dieser Schule also nicht nur auf Leistung und Disziplin an, sondern es zählen auch weitere Werte. Das fühlte sich gut an für uns.

Die Direktorin der ausgewählten Schule antwortete mir auf die Frage, ob es weitere Kinder mit T1D gäbe, von sich aus vollkommen spontan wie folgt:

„Da ist Ihre Tochter in bester Gesellschaft. Nicht nur einige Schüler*innen, sondern auch jemand aus dem Kollegium hat T1D. Wir haben einen gesonderten Kühlschrank für die Medikamente und auch Notfallinsulin parat. Und wenn Ihre Tochter einen Unterzucker hat, kommt sie zu mir ins Büro, und wir trinken erst einmal einen Tee zusammen, bis es ihr besser geht."

Ich meine, hallo, können wir einmal darüber reden, wie viele Steine mir bei dieser Antwort vom Herzen gefallen sind? Vor Erleichterung habe ich ehrlicherweise nach diesem Gespräch ein paar Tränen verdrückt, gestehe ich hier gerne.

Der Integrationsbeauftragte einer anderen, theoretisch in Frage kommenden Schule antworte auf die gleiche Frage zum Beispiel mit: „Weiß ich doch nicht, ob und wer hier T1D hat. Die Schüler*innen verstecken das halt im Zweifel." Blödsinn aus meiner Sicht, denn zum einen kann man es mit wachen Augen einfach nicht übersehen beim heutigen Stand der Technik und auch Lehrer*innen reden hinter verschlossenen Türen meiner Ansicht nach miteinander über die Schüler*innen und tauschen sich aus. Und im Falle eines Handlungsbedarfs ist es schlichtweg unverantwortlich, die Situation nicht einschätzen zu können. Insofern bitte ich euch, geht offen mit dem Diabetes um, damit eure Kinder und auch die Lehrerschaft eine Chance haben, gemeinsam und mit dem Diabetes zu agieren und nicht wider besseren Wissens gegen ihn. Die Einstellung und Offenheit der Schule ist eine Sache, eure Öffnung in dieser Sache und ein proaktives Auf-die-Schule-Zugehen eine andere.

Ich möchte hier auch nochmals auf das Thema Freund*innen eingehen, also wie sehr hängt die Entscheidung für eine Schule daran, wo Nonies Freundinnen hingehen? Wir haben uns in ihrem Fall dagegen entschieden, die Auswahl ihrer

Schule von der der Freundinnen abhängig zu machen. Nonie liebt das Abenteuer und ist recht flexibel in neuen Situationen und ungewohnten Umgebungen. Sie passt sich gut an und hat nicht *die eine* Freundin, mit der sie durch dick und dünn gehen würde. Sie hat mehrere und es wechselt immer mal, wer gerade die „Dick-und-Dünn-Kandidatin" ist. Natürlich ist es schön, wenn sich die Kinder zufällig für dieselbe Schule entscheiden. Aber ich habe bei meinen beiden Großen gelernt, dass sich die Karten in der fünften Klasse sowieso meist wieder neu mischen, was Freundschaften angeht. Meine Mittlere hatte sich extra wegen ihrer damals allerbesten Freundin – Marke *unzertrennlich* – für eine bestimmte Schule entschieden, die für beide einen Kompromiss bedeutete. Die Freundschaft hielt auf Biegen und Brechen noch zwei Jahre, danach orientierten sie sich einvernehmlich anderweitig, und jetzt ist diese „Ex"-Freundin gar nicht mehr auf ihrer Schule. Ich glaube dennoch, dass es damals die richtige Entscheidung war, da meiner Mittleren Freundschaften und der Bezug nach außen mit Kontinuität und Vertrauen unglaublich und bis heute wichtig sind. Nonie ist von der Persönlichkeit her anders gestrickt und unaufgeregter. Sie wird sicherlich neue Freund*innen finden und freut sich sogar schon darauf. Es spielt also auch die Persönlichkeitsstruktur eures Kindes (siehe Kapitel 2.2.) eine große Rolle, um zu entscheiden, ob und wie wichtig eine gemeinsame Schule für die befreundeten Kinder ist. In Nonies Freundinnenpool haben sich alle für unterschiedliche Schulen entschieden. Wer weiß, vielleicht schweißt sie das ja auch zusammen, und sie treffen sich gerade deshalb regelmäßig auch nach dem Übergang in die weiterführende Schule? Wir werden sehen.

Überlegungen und Absprachen mit der zukünftigen Schule im Vorfeld und das Thema Nachteilsausgleich

Ich habe mich beim Informations-Elternabend und auch später bei der Einschreibung im Mai mit der Direktorin persönlich zusammengesetzt und während des Schnuppernachmittags für die Schüler*innen zusätzlich mit dem Beratungslehrer der Schule, der sich auch um den Übertritt kümmert, gesprochen. Wichtig ist den beiden, wie auch mir, dass es Nonie an der Schule gut geht. Da wir offen mit dem Thema Diabetes umgehen, geht auch die Schule offen damit um. Sie passt sich hier den Wünschen der jeweiligen Familie an. Ich habe vorgeschlagen, zu Beginn der fünften Klasse einen Informationsabend mitzugestalten, ggf. sogar für die gesamte Schule, für alle, die Interesse zeigen. Zudem kann ich mir in Absprache mit der Direktion vorstellen, dem Sanitäter-Team nochmals das Wichtigste zu T1D zu erklären. Und natürlich habe ich mich bereiterklärt, mit der Klassenleitung persönlich zu sprechen und auch einmal in den Unterricht zu kommen, um mit Nonie gemeinsam von ihrem Diabetes zu erzählen.

In dem Zuge erwähnte ich gegenüber der Direktorin auch unsere Social-Media-Kampagne in Sachen Diabetes namens „*Chill Deine Vorurteile*": 24 kurze Clips zum Thema Vorurteile, Stigmata und Missverständnisse – im Diabetes-Jargon kurz als Bullshit tituliert – zur Aufklärung für die Plattformen *TikTok*, *Instagram* und *YouTube Shorts* gedacht. Kurz, knackig, kurzweilig, humorvoll, aber dennoch lehrreich mit dem Ziel, etwas gegen Diabetes-Vorurteile (Schwerpunkt auf T1D) zu unternehmen. Unterstützt wurde die Kampagne von *#KidsKon* (dem Diabetes Kinder- und Jugendkongress) und der Firma *Medtronic*. Die Kampagne wurde von Bastian Niemeier, Nina Joachim und mir Anfang 2023 initiiert und bisher in zwei Staffeln umgesetzt. Auch Nonie als Protagonistin und ein paar weitere Gäste aus der T1D-Szene mit kurzen Auftritten spielen in den Clips mit. Mehr dazu auf *https://chilldeinevorurteile.com/*.

Ein wichtiges Thema, das der Beratungslehrer direkt ansprach, war die Klassenfahrt, die an dieser Schule bereits zu Beginn der fünften Klasse stattfindet, um den initialen Zusammenhalt der Klasse zu stärken und direkt zum Start die Möglichkeit für neue Freundschaften zu erleichtern. Ich habe ausgeführt, dass Nonie am Ende der vierten Klasse, Anfang Juli, noch eine dreitägige Klassenfahrt macht, die wir als Test ansehen könnten, um ein Gefühl dafür zu bekommen, wie selbstständig sie in Sachen Diabetes schon ist. Dass das prima geklappt hat, wisst ihr ja jetzt bereits. Da die Klassenfahrt Anfang der fünften Klasse fünf Tage dauert, habe ich angeboten, in der Mitte vorbeizukommen, um Nonie den Katheter zu wechseln, falls sie das bis dahin noch nicht selbstständig machen möchte. Zudem könne ich dann einmal checken, dass alles in Ordnung ist. Auch habe ich natürlich betont, dass ich jederzeit anreisen kann, wenn die Notwendigkeit besteht. Ich glaube, das hat der Schule ein gutes Gefühl gegeben, und wir haben weitere Detailabsprachen auf Mitte September zum Schulstart nach den bayerischen Sommerferien vertagt.

Wie die Klassenfahrt im Oktober verläuft, erzähle ich in Kapitel 14.4. im Fallbeispiel „OMG – Allein auf Klassenfahrt zu Beginn der fünften Klasse". Jetzt, wo ich diese Zeilen hier initial schreibe, es ist Juli, weiß ich selbst noch nicht, wie das wird und bin gespannt, aber sehr guter Dinge nach der kürzlichen Erfahrung in Sachen Klassenfahrt.

Bei der Einschreibung sind die Direktorin und ich auch das Thema *Nachteilsausgleich* durchgegangen. Hier die wichtigsten Eckpunkte (Achtung, gilt für Bayern und ich bin mir nicht sicher, ob es überall in Deutschland gleich gehandhabt wird):

- Es gibt einen Nachteilsausgleich für Schüler*innen mit Diabetes Typ 1:
  - Dieser besteht vor allem darin, Unterbrechungen nicht nur während des normalen Schulalltags zu genehmigen, sondern diese insbesondere während Prüfungen und Tests für ein eventuell dringend notwendiges Diabetesmanagement zu legitimieren und die benötigte Zeit am Ende anzuhängen.
  - Zu den Unterbrechungen zählen Blutzuckermessungen, die Einnahme von Mahlzeiten/Hyposnacks sowie auch Pausen bis zu 15 Minuten, bedingt durch extrem hohe oder niedrige Blutzuckerwerte.
  - Während des Unterrichts darf der/die Schüler*in sich um den Diabetes kümmern (Blutzucker messen, etwas essen/trinken, auf Toilette gehen).

- Auch die Überwachung des Diabetesmanagements während des Schulalltags wird im Nachteilsausgleich geregelt, indem ihr grundsätzlich stattgegeben wird (Bedienung der Pumpe, ggf. auch durch ein Smartphone, Überprüfung der Sensorwerte).
- Das **Schreiben in Sachen Nachteilsausgleich**, bei uns betitelt mit „Empfehlungen zum Umgang mit einer chronischen Erkrankung im Schulalltag", wurde durch unser Diabetes-Team veranlasst. Am Münchner Klinikum *Dritter Orden* fällt das in den Verantwortungsbereich der *Staatlichen Schule für Kranke* mit Sitz am Kölner Platz 1, Haus 22. Hier herrscht diesbezüglich eine beruhigende Routine.
- Es wurde von der *Schule für Kranke* zusammen mit einem **Begleitschreiben**, in welchem kompakt Basics zum Thema T1D erklärt werden, direkt an die Direktion der neuen Schule geschickt. Ich erhielt eine Kopie. Zu den erwähnten Basics gehören kurze Ausführungen dazu:
    - dass es sich um eine chronische Stoffwechselstörung handelt,
    - wie es sich mit der Bauchspeicheldrüse, kohlenhydrathaltigen Mahlzeiten und der notwendigen Gabe von lebenswichtigem Insulin verhält
    - und was es mit den Blutzuckermessungen, Unterzuckerungen und Überzuckerungen auf sich hat.
    - Auch Traubenzucker, Ausflüge und Sportunterricht werden kurz erwähnt.
- Zudem wird in dem Begleitschreiben ausgeführt, dass Nonie unter Berücksichtigung der oben genannten Punkte prinzipiell genauso leistungsfähig ist wie andere Kinder und es wichtig ist, sie nicht nur aufgrund des T1D ohne akuten Anlass zurückzustellen. Mitleid wäre fehl am Platz und kontraproduktiv, Verständnis und Aufklärung hingegen sind sehr wichtig. Und Verständnis ist umfassend wichtig: zum Beispiel bei Auszeiten, Fehlzeiten und auch psychosozialen Faktoren.
- Die Schule schickte das Schreiben in Sachen Nachteilsausgleich zusammen mit einer **ärztlichen Bescheinigung**, dass die chronische, lebenslange Erkrankung *insulinpflichtiger Diabetes Typ 1* vorliegt, die mit einer sensorunterstützten Insulinpumpentherapie versorgt wird (so der Wortlaut), an die Ministerialbeauftragte für Gymnasien. Hier wird entschieden, ob der Antrag auf Nachteilsausgleich genehmigt wird. Die ärztliche Bescheinigung wurde ebenfalls durch das Diabetes-Team erstellt, aber an mich geschickt, und ich leitete eine Kopie an die weiterführende Schule weiter. Auch eine **Kopie des Schwerbehindertenausweises** sowie **einen formlosen Antrag**, in dem ich um die Genehmigung des Nachteilsausgleichs bat, übergab ich zum Zweck der Weiterleitung ans Ministerium an die Direktorin am Tag der Einschreibung.
- Das Diabetes-Team hat zudem ein **Schreiben** an die neue Schule geschickt mit dem **Angebot von Schulungen von Betreuer*innen**. Diesen Brief erhielt ich in Kopie.

- Auch ein **Infoblatt** „Was ist Diabetes?" sowie ein **Merkblatt** für das Klassenzimmer legte die *Schule für Kranke* den Unterlagen für die neue Schule bei. Diese Blätter erhielt ich ebenfalls in Kopie.
- Ich schickte abschließend **eine zusammenfassende E-Mail an die Direktorin der neuen Schule**, in der ich nochmals alle notwendigen Unterlagen zum Verbleib in der Schule und zur Weiterleitung ans Ministerium zusammenfasste und in dem Zuge gleich nach dem aktuellen Status bezüglich der noch ausstehenden Genehmigung durch das Ministerium fragte. Letztlich ging der Antrag schulseitig im August 2023 ans Ministerium und wir erhielten den Bescheid, in dem der Nachteilsausgleich für drei Schuljahre, also bis Ende 7. Klasse, bewilligt wurde, Mitte Oktober 2023. Laut Schreiben des Ministeriums ist dann wohl recht pragmatisch eine Verlängerung in Zusammenarbeit mit der Schule beantragbar.

Zusammenfassend klingt das sicherlich für einige eher komplex, und leider kann es das auch sein, abhängig vom betreuenden Diabetes-Team, den Behörden und auch der Kooperationsbereitschaft der Schule. Eine Schule mit aktiver Kommunikation zum Thema Inklusion könnte hier von Vorteil sein, sofern sie Inklusion auch leben und nicht nur darüber auf ihrer Homepage schreiben. Auch das kann man sicherlich vorfühlen. Es kann aber, wie bei uns geschehen, auch sein, dass ihr Glück habt und das Thema Nachteilsausgleich für Schüler*innen sehr routiniert gehandhabt wird von den pädiatrischen Diabetes-Teams, gerade ab der weiterführenden Schule, und ihr hier auf deren Erfahrungen zurückgreifen könnt. Fragt aktiv nach dem Routineprozess und besprecht, was ihr dazu beitragen könnt und sollt. Da man nie weiß, wie es letztlich im Schulalltag wirklich läuft und wie verständnisvoll die einzelnen Lehrer*innen sind, ist es aus meiner Sicht besser, diesen Prozess einmal durchlaufen zu haben. Damit stellt ihr sicher, dass euer Dia-Kind keine Nachteile durch seinen Diabetes im Schulalltag hat.

7. Wir sind ein Team – gemeinsam aufpassen üben

So lief es dann letztlich im ersten Monat auf der weiterführenden Schule:
Zu Beginn der fünften Klasse managt Nonie ihren Diabetes wie folgt:

Insulinpumpe mit AID-Technologie ((t:slim), *Dexcom G6*)	
KH ausrechnen / schätzen	Nonie macht circa 70% der Eingaben komplett selbstständig, meist geschätzt, und informiert mich auch nicht darüber. Bei mir landen in der Regel die Besonderheiten (Krankheit, Wachstum, Hormone, FPE-Effekt, Muskelauffülleffekt etc.). Ihre Schätzungen passen oft recht gut. Die erweiterte Lolli-Kommunikation funktioniert, wenn es wirklich darauf ankommt. Im normalen Alltag verzichtet Nonie inzwischen weitestgehend darauf, mich informiert zu halten
Boluseingabe/-kontrolle / -abgabe	weitestgehend eigenständige Eingabe und Abgabe; die neuen Lehrkräfte der 5. Klasse halten sich aus dem Diabetesmanagement komplett heraus
Management verzögerter/ verlängerter Bolus wegen niedriger Werte	Nonie kann selbstständig einen verlängerten Bolus aktivieren, wenn sie unterwegs ist. Zuhause bekommt sie die Eingaben oft noch auf Zuruf
Management verlängerter Bolus / Multiwave Bolus (Pizzabolus) wegen hohem Fettanteil oder FPE-Effekt	mit der *t:slim* nutzen wir diesen Modus quasi nie. Wenn sich ein FPE-Effekt ankündigt, lasse ich Nonie manuell Insulin nachspritzen, aber mit Bedacht, da die Pumpe ja bereits selbst gegensteuert
Korrektur bei hohen Werten zur Mahlzeit	auf Zuruf durch Nonie bzw. durch *t:slim*-Algorithmus automatisch
Korrektur bei hohen Werten ohne Mahlzeit	auf Zuruf durch Nonie bzw. durch *t:slim*-Algorithmus automatisch, wenn länger sehr hohe Werte bei der *t:slim*, korrigieren wir zaghaft händisch bzw. kommunizieren einzugebende Korrektur an Nonie; Nonie dürfte sich in diesem Fall auf 180 mg/dl (10,0 mmol/l) herunterkorrigieren (Puffer wegen *t:slim*-Algorithmus eingerechnet), im Alltag denkt sie aber daran noch nicht wirklich
Unterzuckermanagement / Lolli-Kommunikation	Lolli-Kommunikation klappt in der Regel, teilweise nimmt Nonie aber auch schnelle KH, ohne dies kundzutun. Die initiale Initiative liegt im Alltag bei Nonie. Sie reagiert recht sicher auf niedrigen Zuckerwerte mit der Einnahme eines Hyposnacks, weshalb ich nicht mehr jedes Mal nachhake. Erweiterte Lolli-Kommunikation klappt, wenn es darauf ankommt (zum Beispiel Klassenfahrt)
Kommunikation mit der Schule vormittags / befreundeten Eltern	Nonie bedient die Pumpe vollkommen selbstständig und kennt sich z.T. besser damit aus als ich. Sie managt ihren Diabetes selbstständig und wenn etwas ist, rufe ich sie direkt an oder kommuniziere per *WhatsApp* (wenn es nicht ganz so dringend ist). Ich versuche die Schulpausen am Vormittag zu nutzen, falls ich Nonie während der Schulzeit kontaktieren möchte
Mittagessen in der Schule	Eingabe, Korrektur und Abgabe selbstständig durch Nonie. *Trial-and-Error*-Prinzip. So haben wir die Leberkas-Semmel zum Beispiel von anfangs 25 g KH auf inzwischen 40 g KH erhöht. Jetzt passt es. Wir sprechen regelmäßig zuhause über das Mittagessen in der Schule und lernen gemeinsam

Verantwortungsübernahme bei Alarmen	Unterzuckeralarm meist bereits durch Nonie allein in Form von Gummibärcheneinnahme / Saft trinken bzw. der Einnahme von anderen verfügbaren Hyposnacks und Lolli-Kommunikation (aber nicht mehr zuverlässig, sie ist einfach hier schon sehr eigenständig); bei Überzuckeralarm ruft Nonie immer öfter an und fragt, ob sie etwas unternehmen soll. Den Überzucker managen aber von der Hauptverantwortung her weiterhin Nonies Papa und ich
Pumpe steuern (Check Werte bzw. vorherige Eingaben etc.)	Nonie kann alle Menüpunkte selbst bedienen und wir regeln Notwendigkeiten hierzu gemeinsam per Telefon, wenn wir getrennt sind
Katheter setzen / Insulinreservoir tauschen / Sensor setzen	durch Papa und mich, Nonie möchte das noch nicht gänzlich allein machen. Sie beherrscht jetzt allerdings *alle* Schritte für einen Katheterwechsel bereits selbstständig für den Notfall (ohne Insulinwechsel)
Vorausdenken (Mahlzeiten/ Snacks/Aktivitäten)	Nonie entwickelt immer häufiger Eigeninitiative, wir regeln das teilweise noch im Team (zum Beispiel Pumpe eine Stunde vor dem Sport bereits in den Bewegungsmodus stellen; das Ausschalten des Bewegungsmodus nach dem Sport klappt gut allein, auch beim Schulsport denkt Nonie bis auf Ausnahmen allein an den Bewegungsmodus)
Management rund um Bewegung/Sport	Nonie kann bis auf Ausnahmen, die auch uns Erwachsenen passieren, zielsicher ihren Gewebezuckerwert zu Beginn und während einer sportlichen Aktivität managen; ab und an frage ich nach, ob sie daran gedacht hat, aber die Antwort lautet meist: „Ja, Mama, klar." Die Initiative liegt also inzwischen meist bei Nonie. Das Einzige, wo sie noch Unterstützung braucht, ist, wenn die Werte beim Sport akut nicht passen, und auch beim Management danach besprechen wir uns noch, wenn ihre Werte außerhalb des Zielbereichs liegen
Stoffwechseleffekte (FPE) und Sport-/Muskeleffekte nach Aktivität einschätzen	Nonie kann Muskelauffülleffekte und FPE-Effekte immer zielsicherer selbst vorhersehen, teilweise fühlt ihr Körper nach einer Aktivität zum Beispiel auch, was er braucht, sie hört darauf und isst nach einem anstrengenden Training zum Beispiel intuitiv Kohlenhydrate, ohne diese zu berechnen. Auf zu erwartende FPE-Effekte macht sie mich zu circa 50% von selbst aufmerksam (erweiterte Lolli-Kommunikation). Den Moment, wo der FPE-Effekt beginnt, und auch, wie lange er dauern wird, kann sie noch nicht allein abschätzen, aber den Start verpasse auch ich immer wieder, wenn ich mir keinen Wecker stelle auf 1,5 bis 2,5 Stunden nach Essensbeginn. Wann der Effekt wirklich vorbei ist, bleibt, zumindest bei uns, bis heute teilweise ein Mysterium, teilweise klappt die Einschätzung aber auch einwandfrei
Bleibt Nonie allein zu Hause	ja, auch abends

Nächte (zuhause)	Wenn Nonie bei Unterzucker wach wird, nimmt sie selbstständig schnelle KH, vergisst aber meist, mich in ihrem schlaftrunkenen Zustand darüber zu informieren, wir treffen uns dann meist an ihrem Bett; Überzucker managen noch komplett Nonies Papa und ich, sie hört den Alarm in der Regel gar nicht. Mit der *t:slim* sind Zwischenfälle selten geworden. Zu circa 90% sind die Nächte ruhig
Nächte (fremd bei Freunden / auf Klassenfahrt)	Nonie ist nachts erreichbar und regelt ihren Diabetes selbst mit mir am Telefon; die jeweiligen Eltern bzw. Bezugspersonen werden nur involviert, wenn Nonie nicht ans Telefon geht. Zwischenfälle sind aber bei Beachtung der weiter unten in diesem Kapitel hervorgehobenen Aspekte selten geworden, seit Nonie die *t:slim* hat
Learnings beim nächsten Mal selbstständig einbringen	klappt schon recht gut, denn Nonie setzt gemeinsam diskutierte *Learnings* immer häufiger und eigenständiger um. Natürlich vergisst sie dann und wann auch wieder etwas, aber das geht uns Erwachsenen genauso
Wo liegt die Initiative fürs Diabetesmanagement	über die Hälfte bei Nonie, teilweise bei Papa, mir und weiteren Bezugspersonen, vor allem bei Besonderheiten (s.o.)

In der neuen Klasse wird Nonies Diabetes sehr cool und selbstverständlich aufgenommen. Nonie macht aber auch wirklich keinen Aufstand um ihren Diabetes und geht sehr natürlich und offen damit um. Natürlich ist da eine gewisse Neugierde. Also weihe ich ihre neuen Freundinnen, nach einer Woche sind es schon sieben, explizit in die Thematik ein, und zwar jeweils an einem Nachmittag, wo sie sowieso bei uns sind. Der Rest spricht sich unter den Kindern herum. Nonie erklärt nochmals vor der Klasse, warum sie ein Telefon dabei hat und was es mit der Pumpe, dem Sensor und den Alarmen auf sich hat. Auch das Thema Essen im Unterricht kommt kurz zur Sprache. Wie sie das Ganze formuliert, überlasse ich ihr und bin auch nicht dabei, als es besprochen wird.

Mit dem Klassenlehrer sowie der Sportlehrerin führe ich jeweils ein Telefonat gleich zu Beginn des Schuljahres. Im Klassenzimmer sowie im Sportbeutel werden daraufhin in einer Tupperdose schnelle KE und ein bisschen Schokolade deponiert und im Direktorat liegt das *Baqsimi* mit ihrem Namen darauf. Sowohl die Direktorin als auch der Klassenlehrer wissen, wie man mit dem Nasenpulver umgeht.

Die Eltern informiere ich auf dem ersten Klassenelternabend kurz und bündig und erhalte dafür Applaus und viele Schulterklopfer. Der offene Umgang wird wertgeschätzt. Wir erleben insgesamt sehr viel positive Resonanz.

Für den Winter ist auf meine Initiative hin, die von der Direktorin der Schule sehr beherzt und begeistert aufgenommen wurde, eine Schulinformationsveranstaltung zum Thema T1D geplant, um in Sachen Diabetes umfassend zu informieren, proaktiv aufzuklären und Missverständnisse auszuräumen. Danke, liebe Frau Direktorin, dass dieses Thema so einen wichtigen Stellenwert erhält. Das weiß ich sehr zu schätzen.

Nonie bekommt gleich zu Beginn einen Schul-WLAN-Zugang, der eigentlich für Schüler*innen in dieser Form nicht vorgesehen ist. Das geht schnell und wird pragmatisch gelöst, wofür ich sehr dankbar bin, denn Netz ist im Schulhaus nur rudimentär vorhanden. So kann ich ihre Eigenversuche in der *Dexcom Follow-App* verfolgen und notfalls, bevorzugt in den Schulpausen, eingreifen, indem ich sie direkt kontaktiere. Das klappt hervorragend.

Was anfangs etwas schwer einzuschätzen ist, ist der Sportunterricht. Der macht Nonie mehr zu schaffen, als erwartet. Sie landet die ersten drei Male zielsicher im Unterzucker und das trotz der Einstellung der Aktivität Bewegung eine Stunde vor Start und einem Startwert über 160 mg/dl (8,9 mmol/l). Dann ändern wir die Strategie. Morgens zuhause, wenn Schulsport ansteht, runde ich die KH bei der Eingabe leicht ab, sie bekommt eher schokoladiges Müsli oder einen Nuss-Nougat-Aufstrich und isst direkt vor dem Sport auch bei einem Startwert über 160 mg/dl (8,9 mmol/l), aber unter 200 mg/dl (11,1 mmol/l), ein bisschen schnellen Zucker. Wenn es sehr anstrengend ist, lässt sie den Modus Aktivität Bewegung eingeschaltet wegen des später zu erwartenden Muskelauffülleffekts.

Ansonsten ist ihr Diabetes halt einfach da, findet aber keine große Beachtung und außer Nonie kümmert sich schulseitig auch niemand wirklich darum. Allerdings zeigen alle Verständnis, wenn sie Bescheid gibt, dass sie sich aktiv jetzt in irgendeiner Form um ihren Diabetes kümmert. Und auch wenn sie Hilfe benötigen würde, bin ich mir sicher, dass sie diese sofort finden würde.

Diese Erfahrung zeigt mir, wie wichtig es ist, dass unsere Dia-Kinder spätestens im Laufe der vierten Klasse lernen, weitestgehend selbstständig zu agieren, gerade in der Schule. Sonst besteht die Gefahr, dass sie direkt zu Beginn der fünften Klasse wirklich plötzlich vollkommen allein mit allem dastehen. Neue Schule, neue Klasse, neue Kinder, neue Wege, und dann noch den Diabetes plötzlich allein zu managen, das könnte unsere Dia-Held*innen dann doch eventuell überfordern, trotz aller Tapferkeit. Also bitte bereitet eure Kids zum Ende der Grundschule darauf vor. Sie werden es euch danken.

Auf die erste Klassenfahrt, die gleich zu Beginn der fünften Klasse (o Schreck und dann gleich fünf Tage …) ansteht, um die Klassengemeinschaft zu stärken und Freundschaften zu knüpfen, gehe ich, wie bereits angekündigt, in Kapitel 14.4. im Detail ein.

7. Wir sind ein Team – gemeinsam aufpassen üben

Fazit

Es ist alles halb so wild, wenn man sich gemeinsam und in Ruhe mit einigem Vorlauf auf die fünfte Klasse vorbereitet hat, was die Schulauswahl und das Diabetesmanagement im Schulalltag angeht. Man kann durch proaktiv geführte Gespräche und Offenheit einen großen Beitrag dazu leisten, dass der Diabetes im Schulalltag seinen angemessenen Stellenwert bekommt, ohne überbetont zu werden oder herabgewürdigt bzw. vernachlässigt. Die großen Stichworte sind aus meiner Sicht positiv gelebte Eigenverantwortung, gegenseitiges Verständnis und Vertrauen. Natürlich braucht der Diabetes seinen Platz und Nonie dadurch etwas mehr Platz als ihre Mitschüler*innen, aber das geht meist auch in einer unaufgeregten Art und Weise und fügt sich dadurch in den Schulalltag ein, ohne großartig Aufsehen zu erregen.

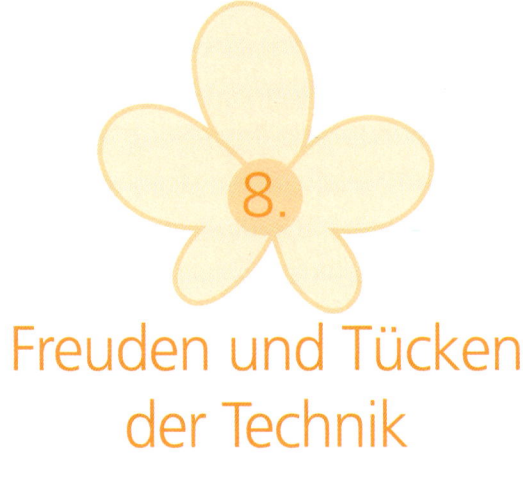

8.
Freuden und Tücken der Technik

Ein echtes Pulverfass, dieses Thema. Meine Conclusio einmal vorneweg: Ich empfinde die heutige Diabetestechnologie mit *rtCGM (real-time continuous glucose monitoring)*, also eine kontinuierliche Glukosemessung in Echtzeit bzw. im Sprachgebrauch einfach *Sensoren,* und AID-Pumpensystemen als genial, sofern wir sie weise einsetzen. Denn überlegt doch einmal, wo wir herkommen: Vor gut 100 Jahren bedeutete eine Diabetes-Typ-1-Diagnose den quasi sicheren Tod nach oftmals bereits einem Jahr. Dann kam die Revolution: Insulin zum Spritzen. Und heute stehen wir, nach mehreren revolutionären Entwicklungen im Laufe des letzten und diesen Jahrhunderts, wieder an einer bahnbrechenden Schwelle, die da lautet AID-Technologie, in der *advanced*-Variante, also mit automatischem Korrekturbolus,[20] seit Herbst 2021 in Deutschland verfügbar. Wir sind im Mai 2022 auf diese Technologie umgestiegen, nach knapp drei Jahren mit einer einfachen Insulinpumpe ohne AID-Funktionen. Der Wechsel war unproblematisch, obwohl die eigentlich von der Krankenkasse, bei uns die AXA, vorgeschriebenen vier Jahre mit ein und derselben Pumpe unterschritten waren.

Bei der AID-Technologie kommunizieren die Pumpe und der Sensor miteinander. Die dritte, zwingend notwendige Komponente ist die Intelligenz des Systems, also der Algorithmus, der sich entweder in der Pumpe selbst oder auf einem externen Gerät (oftmals Smartphone) befindet.

---

[20] „AID-System": https://www.diabetesde.org/ueber_diabetes/was_ist_diabetes_/diabetes_lexikon/aid-system (abgerufen am 29.04.2023).

Hat sich unser Leben durch die AID-Technologie verändert? Sowas von …

Der Himmel mindestens im Quadrat, denn seitdem schlafe ich nachts wieder, zumindest theoretisch, aber dazu im nächsten Kapitel.

Die automatisierte Insulindosierung hilft kräftig mit im Alltag: An manchen Tagen wird auf diese Weise aus der Achterbahnfahrt eine Spazierfahrt. Nonie ist wesentlich eigenständiger, traut sich mehr allein und fragt in Sachen Insulinmanagement regelmäßig ihre Pumpe um Rat. Die Pumpe passt zudem auch die Essensboli an, wenn sie Gefahr wittert, weil der Gewebezucker gerade zum Beispiel fällt oder steigt. Das erleichtert es Nonie, auch zu Essenszeiten, zum Beispiel in der Schule, selbstständig zu agieren. Basalraten werden ebenfalls eigenständig angepasst. Diese automatisierte Insulindosierung ist wirklich ein großer Gewinn, weg vom Mikromanagement hin zum Vertrauen, und mir hilft die Technologie beim Loslassen. Auch schätzen wir nun die Kohlenhydrate immer öfter, anstatt sie akribisch abzuwiegen, was der Mentalität meiner Tochter sehr entgegenkommt. Die Pumpe gleicht dabei Schätzfehler aus und hilft zudem, zwar sachte, aber immerhin, durch eine automatische Insulinabgabe mit, wenn einmal ein Essensbolus komplett vergessen wurde. Früher stellten vergessene Boli eine wirklich riesige Herausforderung dar.

Nachts hat sich mein Aktivitätsverhältnis ins Gegenteil verkehrt: von circa 90% stark unterbrochenen Nächten aufgrund von notwendigen oder zumindest ratsamen Diabetesaktivitäten mit der alten Pumpe zu circa 90% ruhigen Nächten ohne Diabetesinteraktionen.

Unser Patchworkformat empfinde ich ebenfalls als viel harmonischer. Man trennt sich ja nicht spaßeshalber, und die Technologie hilft enorm, den ex-ehelichen Frieden zu wahren, da sie mithilft und mitdenkt.

Die Pumpe gehört jetzt zum Team, so fühlt es sich an, auch und gerade für Nonie. Sie ist ihr Kumpel, ihr Ratgeber und oftmals auch ihr Retter. Das bestärkt sie, ihren Weg in Sachen Diabetesmanagement zu finden, ohne Angst oder gar Panik. Nun ist sie schon von Natur aus kein ängstliches Kind, aber die neue Pumpe hat sie in dieser Sache nochmals einen Quantensprung nach vorne gebracht. Oft berichtet sie mir, wenn sie allein mit der Pumpe im Gange war: „Die Pumpe hat mir das und das vorgeschlagen, also habe ich auf sie gehört." Und genau dafür ist diese Technologie da, um zu helfen, zu unterstützen und mitzudenken.

Aber …

Dieses Thema wäre ja kein Pulverfass, wenn es nicht auch ein deutliches Aber geben würde. Zum einen macht die AID-Technologie eben dann doch letztlich nicht alles allein. Es hilft, das Diabetesmanagement nicht schleifen zu lassen, sondern wie bisher mit der alten Technologie gewissenhaft zu sein. Aus diesem Grund bin ich froh, dass wir in den ersten Jahren mit Diabetes Typ 1 und der alten Technologie gelernt haben, gründlich und mit viel Nachdenken zu agieren. Dieses Fundament ist nun sehr nützlich und hilft zusätzlich beim Loslassen und dabei, dem neuen System zu vertrauen. Durch die Erfahrung, die wir in den ersten drei Jahren sammeln durften, verstehen wir jetzt genau, welche Teile übernommen werden und wo dann doch noch eigene Interaktionen und Überlegungen ins Spiel kommen. Essensboli werden prinzipiell derzeit noch manuell gespritzt, weshalb man diese AID-Technologie *Hybrid-Closed-Loop* nennt. Der *Fully-Closed-Loop* übernimmt auch das Management der Essensboli, aber diese Systeme werden derzeit noch getestet.

Die intelligente Pumpe bügelt glatt, antizipiert, passt das Basalinsulin selbstständig an, empfiehlt und steuert gegen, aber die ultimative Intelligenz liegt dennoch beim Menschen, der die Pumpe wiederum steuert. Wenn alles nach Plan läuft, mag das mit dem Loslassen und sich aufs System verlassen hervorragend funktionieren, aber im Leben eines Menschen mit Diabetes läuft selten alles nach Plan, und bei Kindern noch weniger. Es gibt, zumindest bei uns, täglich trotz der intelligenten Technik die Notwendigkeit, aktiv mitzudenken, Hyposnacks immer parat zu haben und bei hohen Werten mit Bedacht den Algorithmus zu übersteuern. Aktives Mitdenken ist zum Beispiel wünschenswert bei:

- sportlichen Aktivitäten,
- Muskelauffülleffekten,
- hohen Werten (hier ist unsere Pumpe eher langsam in der Gegenreaktion, um zu vermeiden, dass die Technik ihre/n Pumpenträger*in in den Unterzucker treibt),
- FPE-Effekten,
- vergessenen Essensboli,
- Technikfehlern und -problemen,
- nicht mehr bzw. schlecht funktionierenden Hautstellen,
- nicht eingehaltenen Spritz-Ess-Abständen (SEA),
- hormonellen Schüben und
- Krankheiten.

Allerdings bewirkt die Pumpe einen schönen Rückenwind, wodurch das tägliche Management stark erleichtert wird. Achtung allerdings vor zu fleißigen Übersteuerungen des Algorithmus und zu starkem Hineingrätschen ins System, denn das kann schnell nach hinten losgehen und in verstärkten Über- bzw. Unterzuckerungen enden. Die automatischen Basalratenänderungen der *t:slim* zum Beispiel haben immer eine Stunde Vorlauf. Vergisst man dies, besteht die Gefahr, den von der Pumpenautomatik bereits ausgelösten Effekt zu verstärken.

Auch die Gabe von schnellen KE im Falle eines niedrigen Gewebezuckerwertes ist mit Vorsicht zu genießen, und zwar im wahrsten Sinne des Wortes. Schließlich steuert ja die Pumpe selbst bereits seit einem gewissen Zeitraum dem drohenden oder bereits eingetretenen Unterzucker entgegen. Auch hier hilft es, sich immer wieder vor Augen zu führen, dass automatische Änderungen in der Basalrate nach einer Stunde anfangen zu wirken.

Auch in einem weiteren Bereich ist der Siegeszug der Technik Fluch und Segen gleichzeitig: und zwar beim Thema Entspannung und Unbeschwertheit. Zum einen führt die Technik dazu, dass man Unterstützung im Alltag erhält. Auf der anderen Seite ist man aber auch ständig verführt, nach den Werten zu schauen, um alles zu optimieren, bloß nichts falsch zu machen, zu übersehen oder nach einer gewissen Zeit einfach aus Routine. Handy weg, Panik im Anflug. Die Abhängigkeit von der Technik steigt, das Leben wird noch digitaler, und auch die Sorgen mögen bei manchen Eltern mit der wachsenden Transparenz tendenziell ansteigen, da der Gewebezucker 24/7 einsehbar ist. „Früher war irgendwie alles unbeschwerter", sagt auch Andrea Mühlen, Autorin des Buches *Honigsüßer Typ No.1*[21], „denn da hat man nur zweimal am Tag den Blutzucker gemessen. Den Rest des Tages hatte man Ruhe." Umso wichtiger ist es, auch heute noch regelmäßig unsere Kinder dazu zu motivieren, in sich hineinzuhorchen:

- Wie fühle ich mich?
- Was braucht mein Körper?
- Wie ist meine Stimmung?
- Stimmt der angezeigte Sensorwert wirklich oder liegt ggf. ein Sensorfehler vor, weil mein Befinden so gar nicht dazu passt?

Um sich ein Stückchen Unbeschwertheit zurückzuerobern, hilft vielleicht der Gedanke, dass man vor nicht allzu langer Zeit noch gar keine Transparenz hatte. Da gab es schlichtweg keine CGM-Systeme. Erst Anfang des neuen Jahrtausends kamen diese für die breite Masse auf den Markt. Ab und an ein wenig nostalgische Gelassenheit könnte uns nicht schaden für die Gesamtbalance, die nicht nur aus Werten besteht, oder was meint ihr? Diese Gesamtbalance im Alltag zu finden, dank aber auch trotz fortschrittlicher Diabetestechnologie, *Wert-Freiheit* ab und an einmal zuzulassen und dabei entspannt zu bleiben, das ist, zumindest für mich, eine der Herausforderungen beim täglichen Management des Diabetes meiner Tochter in der heutigen Zeit.

Ich gestehe, dass die Technik mich doch recht gut im Griff hat, und tief in meinem Herzen bin ich ihr dankbar dafür. Aber sie vielleicht ab und an einmal bewusst abzuschalten, gerade, wenn die Betreuung zeitweilig bei jemand anderem liegt und sich somit die Gelegenheit ergibt, einfach nur telefonisch erreichbar zu sein für den Notfall, mehr nicht, das ist eine hohe Kunst – und auch für mich eine stetige Herausforderung.

Gerne möchte ich dieses Kapitel mit meiner Kolumne aus dem Heft Nr. 01/2023 des *Diabetes-Eltern-Journals* abschließen, welche ich hier mit freundlicher Genehmigung der Redaktion abdrucken darf:

---

[21] Andrea Mühlen: „Honigsüßer Typ No.1". Kirchheim Verlag, 2022.

„Nonie blickt's - Mama chill' doch mal"

Keine Daten ... echt jetzt? Dabei hat sie doch WLAN und 5G. Was wenn ...? Wir telefonieren. „Es ist prima hier und das Essen erst!" – „Was gibt's denn so?" Ich versuche, die Alarmstufe Rot in meinem Kopf zu überspielen. „Naja, es gibt halt, was uns Kindern Spaß macht: Pizza – so lecker, ehrlich –, und gestern sogar selbstgemachte Burger mit einer hammer Sauce", schwärmt Nonie. „Hmm," denke ich bei mir, „den Burger konnte ich in der Follow-App gar nicht entdecken. Es scheint noch Zeichen und Wunder zu geben." Aber ich behalte das für mich – coole Mama und so. Außerdem betreut meine Schwester sie regelmäßig. Zudem habe ich auch noch im Ohr, wie eine Bekannte mit Typ-1-Diabetes mir erzählte, dass sie es zuhause als unglaublich nervig empfand, wenn ihre Mutter morgens oder nach der Schule als erstes ohne „Wie geht es dir?" gleich mit Diabetesthemen anfing.

Ich höre mir also noch ein wenig den unbeschwerten Bericht von Nonies Wochenendabenteuer bei ihrer Cousine an und erfahre, wie sie durch die Zimmer toben, Häschen aus Klopapierrollen basteln und im Garten helfen. Einen Satz kann ich mir zum Abschluss allerdings doch nicht verkneifen:

„Aber hör bitte in dich hinein, gerade wenn du selbst mal keine Werte zum Ablesen hast. Du weißt schon." Ich lege auf. Jetzt kommen auch die Daten wieder. Halleluja. Aber, o Schreck, ich greife gleich wieder zum Hörer. „Mein Engel, dein Blutzucker ist im Sinkflug. Hast du das gesehen?" – „Es geht mir gut, Mama, ehrlich. Ich habe ja schon in mich hineingehorcht. Da ist aber alles normal. Ich denke mal, die Pumpe hat das im Griff. Chill du mal in deinem Sessel mit deinem Buch. Du sagst doch immer, dass es bestimmt schon Staub angesetzt hat." Ich lächele. Der Sessel und das Buch haben mich in letzter Zeit wirklich selten gesehen. Und ist es nicht ein bisschen wie auf die Wetter-App schauen und sehen, dass es regnen wird, aber der Blick aus dem Fenster zeigt, dass der Wind die Wolken wegtreibt? Die Technik unterstützt uns, ersetzt aber nicht unsere eigene Wahrnehmung.

Als Nonie zurück ist, stelle ich ihr die Burgerfrage: „Wie hast du das hinbekommen?" Mit stolzer Brust erwidert sie: „Naja, also als die Werte zwei Stunden nach dem Burger noch ein bisschen hoch waren, habe ich die Pumpe gefragt, was sie machen würde und die vorgeschlagene Korrektur gespritzt. Ganz allein. Und an dem Nachmittag nach dem Pizzaessen sind wir durch die Zimmer getobt. Ich glaube, das hat ganz gut gepasst zusammen mit dem Sportmodus."

Ihre Reflexion und Selbstständigkeit, unterstützt durch die Technik, beeindrucken mich. Und ich glaube, ich habe einmal mehr erkannt, dass kontrolliertes Laufenlassen ein guter Weg sein kann, denn auf diese Weise konnte sich Nonie ganz allein und ohne, dass ich gleich hineingrätsche, mit ihrem Diabetes arrangieren.

Abends beim Ins-Bett-Bringen kommt sie ganz nah an mich heran und flüstert: „Aber ich find's auch klasse, dass wir jetzt zusammen sind und du mir wieder mit dem Diabetes hilfst, denn dann kann ich etwas mehr chillen, auch wenn ich keine Bücher mit Staub drauf habe."[22]

---

[22] „Nonie blickt's – Mama chill' doch mal!". Diabetes-Eltern-Journal, Kirchheim Verlag, Ausgabe 01/2023, S. 30.

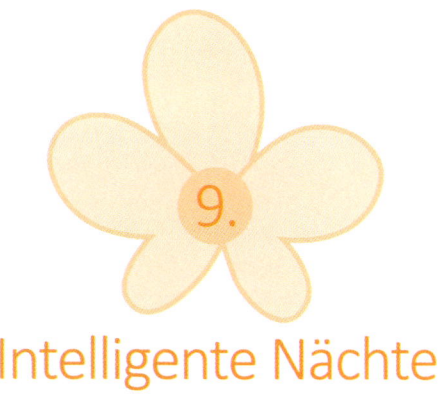

9.

Intelligente Nächte

> *Anmerkung*
> Die Ausführungen in diesem Kapitel beziehen sich auf die Nutzung der *t:slim* Insulinpumpe mit AID-Technologie.

Was gibt es „Besseres", als dieses Kapitel nach einer durchgemachten Diabetesnacht schreiben zu dürfen, denn tatsächlich war die letzte Nacht von 23 Uhr bis in die frühen Morgenstunden von Diabetesaktivitäten und Warten geprägt. „Stell dir doch alle halbe Stunde oder Stunde einen Wecker", das mag so manchem nun auf der Zunge liegen. Leider bin ich eine schlechte Schläferin, und es fällt mir schwer, so eben mal für eine halbe oder Stunde *zwischenzuschlafen*. Mein Kopf springt an, und es stresst mich zu wissen, dass der Wecker ja in kurzer Zeit wieder klingeln wird. Hinzu kommt, dass ich ein Nachtmensch und somit von Natur aus abends lange hellwach bin, was mir dann allerdings morgens, wenn das Frühstück für meine drei schulpflichtigen Mädels ansteht, regelmäßig auf die Füße fällt. Schon in der Schule sagte ich zu meinen Freundinnen: „Ich brauche einen Job, der nicht vor 9 Uhr morgens so richtig los geht." Im Prinzip habe ich das durch meine Tätigkeit im Marketing auch gut umsetzen können, nur eben nicht während der circa *nur* 20 Jahre, in denen meine Kinder schulpflichtig sind. Ein Dauerdilemma für mich.

Was war gestern Nacht passiert? Die Teflonkatheternadel des *t:slim-Infusionssets* knickte beim Setzen des Katheters wohl ab, und es kam somit fortan kein Insulin an. Die Werte stiegen und stiegen, und ich war mir sicher, dass es dieses Mal kein FPE-Effekt sein konnte. Also entschied ich mich spontan, das frisch gesetzte Infusionsset erneut zu wechseln und entdeckte dabei die abgeknickte Nadel. Dadurch leuchtete mir immerhin ein, weshalb ich gar keine Chance gehabt hatte, dem Anstieg entgegenzuwirken.

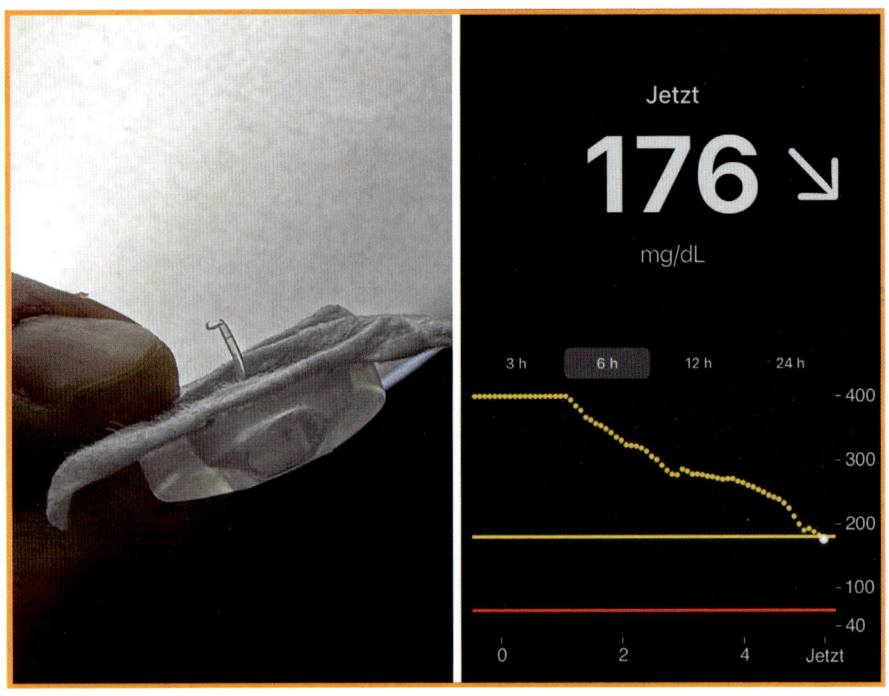

Ich gab im Anschluss mehrfach Korrekturdosen ab, bis Nonies Gewebezuckerwert sich gegen 5 Uhr morgens gnädig zeigte und in den Zielkorridor (70–180 mg/dl bzw. 3,9–10 mmol/l) rutschte.

Seit dem Wechsel zur *t:slim-Pumpe* war das in dieser heftigen Form erst einmal passiert. Wenn die Technik spinnt, ist es halt auch vorbei mit der Intelligenz des Systems. Und wieder einmal war ich froh, dass ich mich jahrelang im Rahmen der Nutzung der vorherigen, noch unintelligenten Pumpe aktiv mit dem Thema Insulinmanagement auseinandergesetzt hatte. So war das Ganze zwar lästig, überforderte mich aber nicht.

Zu berücksichtigen ist, dass in unserem eben genannten Fall drei Stunden lang, also bis ich ahnte, dass es am Infusionsset liegen könnte, *gar kein* Insulin ankam, sprich, auch kein Basalinsulin. Diesen Faktor unterschätzt man leicht und auch ich habe ihn zugegebenerweise wieder unterschätzt. Da ich Nonie nicht in einen Unterzucker hinein korrigieren möchte, bin ich natürlich schon letztlich vorsichtig bei der Gabe von Korrekturboli, gerade, wenn die Technik mitdenkt und auch von selbst bereits korrigiert. Hätte ich allerdings in dem Fall einfach ausgerechnet, wie viel Basalinsulin faktisch fehlt, wäre ich vielleicht etwas mutiger gewesen beim Gegenspritzen. Die Information *Basalinsulin pro Stunde* ist im Pumpenmenü leicht einsehbar. Aber dazu war ich dann wohl in jener Nacht doch zu faul, was mir letztlich massiv auf die Füße fiel. Ärgerlich. Und so dauerte es und dauerte es, und ich war nur heilfroh, dass es sich hierbei um eine absolute Ausnahme handelte.

Denn eigentlich sind unsere Nächte dank der Intelligenz der Pumpe, wie bereits geschildert, inzwischen zu circa 90% störungsfrei, was den Diabetes angeht, also quasi *intelligente Nächte*. Und das von einem Tag auf den anderen direkt nach dem Wechsel zur *t:slim* als neue Insulinpumpe mit AID-Technologie. Wichtig ist u.a., dass die Einstellungen, gerade der Basalraten, vorher gut passen, damit dieser *smoothe* Wechsel gelingt.

Aber was bedeutet *intelligent* eigentlich genau in Bezug auf die Nächte? Mit der AID-Technologie denkt die Insulinpumpe auch nachts mit und regelt das Insulin in Rücksprache mit den Sensorwerten. Bei der *t:slim* funktioniert das so: Sinkt der Gewebezuckerspiegel, wird die Gabe von Basalinsulin reduziert bzw. ganz gestoppt. Steigt der Spiegel an, wird das Basalinsulin entsprechend temporär erhöht, um dem entgegenzuwirken. Die Wirkung zeigt sich mit einer Stunde Verzögerung, was man manchmal aus den Augen verliert. Korrekturboli gibt die *t:slim* hingegen im Schlafmodus nicht ab, was manche als Manko empfinden. Dafür ist der Algorithmus, der die Basalrate justiert, im Schlafmodus recht aggressiv, um trotz der fehlenden Korrekturboli die Werte nachts stabil im Zielkorridor zu halten. Ohne Essenseffekte oder starke Muskelauffülleffekte finde ich, dass dieser Algorithmus nachts prinzipiell sehr gut arbeitet. Ausnahmen bestätigen natürlich auch hier die Regel, denn nicht umsonst ist der Diabetes in seiner Grundpersönlichkeit launisch, leider auch nachts.

Die Gefahr der technologischen Intelligenz ist in gewisser Weise die menschliche Intelligenz, wenn sie zu früh oder zu vehement in die Abläufe der Pumpe hineingrätscht. Aus diesem Grund raten betreuende Diabetesärzt*innen dazu, die Alarme später zu setzen als bei nicht intelligenten Systemen. Bei uns, und hierbei handelt es sich nicht um eine allgemeine Empfehlung, sondern um die Handhabung, die für uns persönlich gut funktioniert, steht der Alarm für einen niedrigen Gewebezucker in der Nacht in der Regel auf 65 mg/dl (3,6 mmol/l). Er geht allerdings erst los, wenn die Werte diese Schwelle länger als zehn Minuten unterschreiten. Der Alarm für hohe Werte liegt bei uns bei 180 mg/dl (10,0 mmol/l), meldet sich aber erst, wenn diese Schwelle zwei Stunden überschritten wird. Mit dieser Einstellung versuche ich, der Intelligenz der *t:slim-Pumpe* Rechnung zu tragen. Empfehlungen können hier variieren, und auch ich ändere die Alarmschwellen temporär regelmäßig, vor allem tagsüber, je nachdem, was gerade in Nonies Alltag los ist.

Häufige Fehler, die bezüglich des Hineingrätschens passieren, sind zum einen ein zu forscher Korrekturbolus, der nicht berücksichtigt, dass auch die Pumpe bereits selbstständig Korrekturen abgibt, zumindest dann, wenn sie sich nicht im Nachtmodus befindet. Der Nachtmodus initiiert zwar keine Korrekturboli, dafür aber, wie oben bereits erwähnt, recht aggressive temporäre Änderungen der Basalrate. Auch diese kann man leicht unterschätzen. Man sollte sich deshalb, bevor man nachts zusätzlich manuell mit einem Korrekturbolus eingreift, trotz aller Schlaftrunkenheit doch im Pumpenmenü kurz darüber informieren, welche Maßnahmen zum Gegensteuern die Pumpe bereits unternommen hat und wann. Ich nenne es gerne Rückenwind, den ich der Pumpe gebe, wenn ich zusätzlich einen manuellen Bolus zum Korrigieren hoher Werte hinzufüge. Damit bewegen sich die Werte für mein Empfinden etwas zügiger wieder in Richtung Zielkorridor, geht der Algorithmus selbst doch der Sicherheit halber von fünf Stunden aktivem Insulin aus, wenn man *NovoRapid* benutzt. Bei Nonie stelle ich 2,5 bis 3 Stunden nach der Insulingabe in der Regel allerdings keine Auswirkungen dieses Insulins auf ihren Gewebezucker mehr fest, es sei denn, sie trinkt beispielsweise zu wenig. Auch diese Erfahrungen können individuell stark schwanken.

Zum anderen passiert es auch uns hin und wieder, dass Nonie bei niedrigen Werten zu viel schnelle KH „einwirft". Die Pumpe denkt bei niedrigen Werten schließlich genauso mit. Die Einnahme von zu viel schnellen KH ist, zumindest bei uns, ein Relikt aus der Zeit ohne intelligente Pumpe, also eine alte Gewohnheit, die wir nun Schritt für Schritt in eine neue zu überführen versuchen. Allerdings möchte ich meine Tochter nachts auch ungern mehrfach wecken, wenn es nicht unbedingt notwendig erscheint, und korrigiere lieber etwas später nochmals gegen, was Nonie ja dann gar nicht mehr mitbekommt. Aber am schönsten ist es natürlich, wenn es gleich passt.

Intelligenz gut, nachts alles gut?
Wenn da nicht dieses Gefühl des Dauerjetlags wäre …

Leider kann ich bei mir per se noch nicht sagen, dass nachts jetzt insgesamt alles gut ist. Die Intelligenz funktioniert, wie eben beschrieben, nachts in circa 90% der Fälle einwandfrei, und dafür bin ich jede einzelne Nacht bis heute dankbar. Denn, wie im Eingangsbeispiel dieses Kapitels gezeigt, kann auch heute noch jederzeit etwas dazwischenkommen, trotz intelligenter Technik.

Mein eigener Biorhythmus kämpft allerdings seit einem geschlagenen Jahr, also seit dem Pumpenwechsel, gegen den drei Jahre lang, also seit der Diagnose 2019, einstudierten Dauerjetlag der schlaflosen Nächte mit der alten Technologie an. Hier gab es oftmals so viel zu tun nachts, dass sich mein Körper an das staccatohafte Schlafen quasi gewöhnt hat. Deshalb ist er nun in meiner Wahrnehmung einfach komplett durcheinander, obwohl ich die meiste Zeit nachts im Prinzip wieder friedlich und ohne Störung schlafen könnte. Morgens um 6.30 Uhr bin ich die meiste Zeit immer noch *groggy*, und daran, frisch ausgeschlafen in den Tag zu gehen, ist zu diesem Zeitpunkt nicht zu denken. Die Sache mit dem Nachtmenschen, als den ich mich bezeichne, hilft dabei auch nicht, wie ihr euch vorstellen könnt. Ich glaube, dass sich meine nächtlichen Körperabläufe und Regenerationsprozesse in den letzten drei Jahren, also in der nachtaktiven Zeit, verschoben haben und morgens um 6.30 Uhr, wenn der Wecker in der Schulzeit klingelt, noch nicht abgeschlossen sind. Der Körper und die Organe scheinen sich, zumindest bei mir, eben an die Gegebenheiten anzupassen

Bis 9 Uhr oder 10 Uhr fühle ich mich meistens bereit für den Tag, gehe ich ja, meinem Biorhythmus folgend, auch ohne nächtliche Diabetesaktivität gerne erst gegen 2 Uhr oder 3 Uhr morgens ins Bett. Auch erst um 8 Uhr aufstehen im normalen Alltag würde schon helfen. Dass die Schule aber auch seit Menschengedenken schon zu so unchristlichen Zeiten losgeht, Frechheit. Jetzt schmunzele ich natürlich, denn Morgenstund hat bekannterweise Gold im Mund, und morgens ist die Welt schon wirklich zauberhaft. Das mit dem recht frühen Schulbeginn morgens leuchtet also ein, und man möchte ja auch noch was vom Rest des Tages haben ...

Ich habe einfach das Gefühl, die drei Jahre nächtliches Diabetesmanagement hängen noch in meinem System fest, und arbeite stetig daran. Ein gutes Zeichen ist, dass ich morgens um 7 Uhr zumindest schon wieder die Toilette aufsuche, was anfangs auch erst gegen 10 Uhr oder 11 Uhr der Fall war. Vorher kam einfach nichts, denn es war wohl noch nicht durchs verschobene nächtliche System gelaufen.

Wann immer ich es mir einrichten kann, morgens oder mittags ein Stündchen nachzuschlafen, greife ich zu dieser Gelegenheit und fühle mich danach oft wie neu geboren. Und natürlich bin ich dankbar für diese Flexibilität, die bei Weitem nicht jede/r hat, dessen bin ich mir sehr bewusst. „Aber dann schlaf doch gleich nachts einfach wieder vernünftig", sage ich fast täglich zu mir selbst. Ich arbeite daran und Schritt für Schritt stellt sich mein Körper auch wieder um, da bin ich mir sicher, da er sich auch in diese Richtung wieder anpassen wird. Nur helfen dabei nun wiederum die 10% der Nächte nicht, die nach wie vor unruhig sind. Und es ist auch nicht förderlich, dass ich als Nachtmensch zwischen Mitternacht und 2 Uhr morgens meist unglaublich gut und konzentriert arbeiten kann und oft in diesen nächtlichen Stunden wunderbare kreative Ideen habe. Naja, jeder trägt sein persönliches Päckchen, und jetzt kennt ihr meines, das mir am meisten zu schaffen macht im Alltag.

Sascha Schworm von den *@zuckerjunkies* – ein genialer Diabetes-Podcast und für alle, die ihn nicht kennen, bitte unbedingt hineinhören – hat mir beim *@t1day* in Berlin Anfang dieses Jahres allerdings wieder Mut gemacht mit seinen Worten: „Ich gehe um 23.30 Uhr ins Bett und um 5.30 Uhr stehe ich auf. Fertig." Vielleicht sollte ich das auch einfach einmal drei Wochen lang konsequent durchziehen. Mit sechs Stunden Schlaf am Stück wäre ich im Schulalltag mehr als zufrieden.

Ich habe seit meinen Überlegungen zum Thema Dauerjetlag noch viel größeren Respekt vor Menschen, die in wechselnden Schichten arbeiten. Dieses ständige Hin und Her wegzustecken, ist eine große Herausforderung, für Körper und Psyche aus meiner Sicht. Hut ab!

Für weitere Tipps, wie ich meinem Körper endlich wieder beibringen kann, dass die Nacht um 6.30 Uhr vorbei ist und er danach gar nicht mehr versuchen braucht, mir Müdigkeit vorzugaukeln, wäre ich dankbar. Solange hoffe ich einfach, dass es schlichtweg eine Frage der Zeit ist, bis sich mein System wieder angepasst hat. Und vielleicht schmunzele ich bei Erscheinen des Buches ja auch schon über dieses Kapitel, weil diese *Rückumstellung* bis dahin bereits erfolgt ist. Eventuell entdecke ich ja auch noch ein kreatives Fenster am Vormittag? Wäre doch einmal einen Versuch wert.

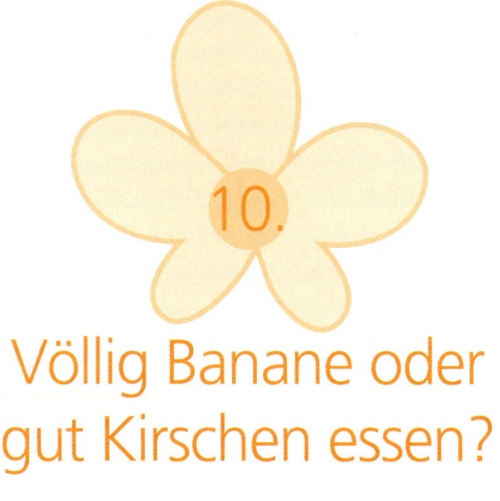

10.
Völlig Banane oder gut Kirschen essen?

In diesem Kapitel geht es darum, unseren eigenständig werdenden Grundschulkindern Hausnummern an die Hand zu geben, die ihnen, und auch uns selbst, das Schätzen von Kohlenhydraten für die Insulingabe erleichtern. Denn seien wir einmal ehrlich, sie schätzen sowieso. Ich schätze inzwischen auch viel, eine Annehmlichkeit, die für uns die AID-Technologie mit sich bringt, und auch die wachsende Erfahrung nach nunmehr circa fünf Jahren mit Diabetes bei Erscheinen dieses Buches. Dass es hierzu unterschiedliche Auffassungen gibt und dass an all diesen Auffassungen etwas dran ist, möchte ich gar nicht infrage stellen. Natürlich wiege auch ich Essen prinzipiell ab, wo ich kann, schaue auf die Nährwerttabellen, rechne und gebe mir dabei viel Mühe. Und wir nutzen, wie bereits in einem vorherigen Kapitel dieses Buches erwähnt, die *WETID-App* von Heiko Scharfenort – die es inzwischen auch als gedruckte Version gibt für nicht so digital affine Personengruppen, Anlässe oder Momente – als Hilfestellung. Nonie fühlt sich mit dieser App, inzwischen auch schon allein, wenn sie unterwegs ist ohne mich, sehr wohl. Genaues Abwiegen ist dennoch fester Bestandteil in unserem Alltag zuhause, für die Brotzeit in der Schule, beim Mittagessen in der Mittagsbetreuung bis einschließlich vierter Klasse und auch zwischendurch, wenn es Snacks gibt. Packungsangaben pro Stück/Portion und nicht nur pro 100 g sind dabei wirklich hilfreich, und ich lobe mir die Hersteller, die sich die Mühe machen, diesen Wert auf der Packung anzugeben. Danke schön! Das alles ist unser normaler, aber auch idealer Alltag.

Ich habe zu Nonie gesagt: „Wenn du eine Verpackung hast mit einer Portionsangabe, kann dir gar nichts Besseres passieren. Dann nutz diese Angabe bitte auch, weil es nicht einfacher geht, als die echte KH-Zahl abzulesen. Das dauert nicht länger als zu schätzen, ist aber genauer und somit lässt dich dein Diabetes hinterher mit größerer Gewissheit in Ruhe ... und deine Mama auch." 😉

Was nun aber, wenn es unterwegs keine Waage, keine Packungsangaben und keine zielsichere Orientierung gibt? Da haben wir auch früher mit der alten Technologie schon geschätzt und sind leider oft auf die Nase gefallen. Natürlich fehlte uns beim Schätzen zudem auch einiges an Erfahrung.

Und was, wenn man dann doch einfach einmal keine Lust hat zu rechnen? Die intelligente Technologie hilft enorm beim Schätzen, bügelt sie doch so einiges an fehlender Präzision bei der Bestimmung der Kohlenhydrate glatt. Und auch spätere Stoffwechseleffekte, wie der so gefürchtete FPE-Effekt, weiter unten in diesem Kapitel erklärt, werden, zwar nur in Maßen, aber immerhin, durch die Technologie etwas ausgeglichen. Ich beziehe mich hier auf unsere persönlichen Erfahrungen und bin mir bewusst, dass Stoffwechselprozesse sehr individuell sind. Sicherlich macht hier jeder unterschiedliche Erfahrungen, und so bitte ich euch, die Ausführungen dieses Kapitels mit euren eigenen Beobachtungen abzugleichen und gegebenenfalls individuell zu justieren.

Hand aufs Herz: Haben Kinder immer Lust auf wiegen, messen und nachschlagen? Wahrscheinlich nicht alle. Und wenn euer Kind doch zu denen gehört, die es jederzeit ganz genau wissen möchten, lobt es für diese Akribie, denn sie kann sehr wertvoll sein für ein gewissenhaftes Diabetesmanagement. Aber was machen wir mit den anderen Kindern, zu denen auch Nonie gehört? Sie schätzt eh, ob ich es mag oder nicht, egal, wie lange wir zwei darüber diskutieren. Sobald ich nicht da bin, wird meist nur noch überschlagen so nach dem Motto „Wird schon passen", es sei denn, die Portions-KH-Zahl steht konkret auf der ihr vorliegenden Packung und sie isst auch genau eine Portion. Irgendeine Zahl zwischen 10 g KH und 40 g KH, und das entscheidet sie mit einer Mischung aus Erfahrung, *best guess* und Intuition, bekommt dann beim Schätzen meist wohlwollend den Zuschlag. Mit wachsender Erfahrung wird sie diesbezüglich immer mutiger, und ich gleich mit. Spannenderweise liegt sie, wenn man am Ende die Kurve betrachtet, schon jetzt oft besser in ihrer Schätzung als ich. Sie scheint da im Unterbewusstsein eine gewisse intuitive Herangehensweise zu entwickeln, und die möchte ich auf jeden Fall fördern und schärfen. Also klinke ich mich, soweit es mir sinnvoll und denkbar erscheint, nach Möglichkeit gerne bei ihrem Vorschlag ein, wenn wir gemeinsam schätzen.

Für diese Kinder, Eltern und Bezugspersonen, denen sinnvoll abgeleitete Hausnummern helfen und die damit auch vielleicht noch nicht so viel Erfahrung haben, ist dieses Kapitel gedacht.

Es handelt sich also nicht um ein Kapitel zur generellen Lebensmittelkunde mit Diabetes Typ 1. Dafür gibt es andere Werke. Es geht hier lediglich um eine pragmatische Hilfestellung, die es Interessierten erleichtert, mit der „Pi-mal-Daumen"-Annährung durchzukommen. Also alle Perfektionisten bitte einmal ein Auge zudrücken bzw. vorblättern zum nächsten Kapitel. Viele unserer Kids wollen eigenständig sein und werden diese Eigenständigkeit austesten, egal, ob wir es ihnen erlauben oder nicht, spätestens wenn sie nicht in unserer Nähe sind. Ein paar einfache und pragmatische Anhaltspunkte in ihre Richtung kommuniziert, können unseren Kids den Prozess in Richtung Selbstständigkeit erleichtern. Und das hat dann wiederum Potenzial, auch uns Eltern zu entspannen, weil wir ihnen etwas an die Hand geben können, das uns selbst beruhigt. Ich bekomme zu diesen Schätzwerten und Empfehlungen viele Anfragen auf *Instagram*.

Für dieses Kapitel habe ich mir Unterstützung von der Ernährungs- und Diabetesberaterin Stephanie Tuschen (*www.stephanie-tuschen.de/*) geholt. Sie lebt selbst seit 38 Jahren mit T1D. Auf Basis meines Inputs hat Stephanie für euch die Kohlenhydrate einiger Lebensmittel aus dem klassischen Familienalltag recherchiert. Diese wurden anschließend dank ihrer langjährigen Erfahrung so von ihr aufbereitet, dass daraus viele wertvolle Tipps und Schätzgrößen für den Alltag mit T1D entstanden sind. Daraus ist dann in gemeinsamer Arbeit dieses Kapitel entstanden. Es sind einfach zu verstehende Anhaltspunkte für das tägliche Schätzen für uns Eltern. Zudem sind diese Schätzgrößen dafür gedacht, sie an unsere Kinder weiterzugeben, und zwar so, dass sie dort auch wirklich ankommen, weil sie für die Kinder greifbar sind.

Eine Sache noch zum Einstieg. Durch die Berechnung der Insulingaben anhand von KE bei der alten Pumpe waren die sich dahinter versteckenden Kohlenhydrate für mich lange abstrakt, auch wenn die Umrechnung mit 1:10 (1 KE = 10 g KH) ja doch eigentlich recht einfach ist. Erst als die Eingabe durch die neue Pumpe erleichtert wurde, da wir nun direkt die KH anstatt der KE eingeben durften, klickerte es und ich verstand zum Beispiel, dass in einer Banane, die auf 50 g Gewicht 10 g KH enthält, also folglich 1/5 Kohlenhydrate stecken. Das bedeutet aber auch, dass diese Banane 4/5 etwas anderes enthält (zum Beispiel Ballaststoffe, Mineralstoffe, Vitamine ...). Und dann verstand ich auch erst, das hört sich jetzt auf den ersten Blick vielleicht kompliziert an, aber ich gebe euch gleich ein Beispiel, dass es von „dem anderen" abhängen kann, wie viele Kohlenhydrate pro Portion enthalten sind.

Beispiel: Gebe ich mehr Eier in den Kuchenteig, sinkt proportional der Kohlenhydratanteil (wahrscheinlich in Form von Mehl) bei gleichbleibendem Rest für ein gleich schweres Kuchenstück. Auf Basis dieses Prinzips, also des Prinzips der Verhältnisse der Zutaten zueinander bzw. des Zucker-/KH-Anteils zum Rest, erfolgen im weiteren Verlauf dieses Kapitels einige Schätzungen und Hausnummern, die wir an euch weitergeben möchten. Und natürlich geben wir euch, wo möglich, Portionsgrößen an die Hand. Denn ohne diese fällt das Schätzen, gerade am Anfang, eher schwer.

Obst

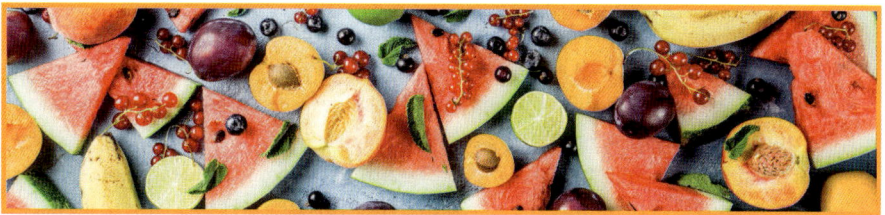

Bei Obst kann man gut mit Portionsgrößen und Stückzahlen arbeiten, um den KH-Anteil zu ermitteln. Kinder lernen beispielsweise schnell, dass ein kleiner Apfel 10 g KH / 1 KE enthält.

Obstsorten unterscheiden sich teils deutlich im Fruchtzuckeranteil. Wie viel Fruchtzucker (Fructose) enthalten ist, hängt je nach Obstsorte auch vom Reifegrad ab. Sehr reifes Obst hat in der Regel einen höheren Anteil Fruchtzucker als die unreife Variante! Das merkt man ganz einfach daran, dass die reife Variante süßer schmeckt. Daraus lässt sich eine Grundregel fürs Schätzen ableiten: Je süßer ein Obst schmeckt, desto höher der KH-Anteil.

Hier nun eine Auflistung gängiger Obstsorten, startend mit einer hohen Fruchtsüße, also folglich einem hohen prozentualen KH-Anteil. Wandelt diese Stückzahlen gerne in *Kinderhandvoll* um, je nach Größe der Hände eurer Kinder, oder schaut einmal, ob ihr mit Schälchenangaben (1/3 Schälchen etc.) arbeiten möchtet, je nachdem, welche Schälchen sich bei euch zuhause eignen für die Experimente eurer Kinder zum Thema Kohlenhydrate schätzen.

10 g KH (1 KE) sind enthalten in (es handelt sich um Circa-Angaben):
- ½ Banane mittlerer Größe mit normaler, mittlerer Reife (circa 60 g bei circa 120 g Gewicht pro Stück OHNE Schale)
- 12 Weintrauben (circa 70 g, hingegen aber nur 13 g Rosinen = 1 kleiner Esslöffel, da hier der Fruchtzucker viel konzentrierter vorliegt aufgrund des durch die Trocknung entzogenen Wassers (s.u.))
- 1 schmale Spalte Honigmelone (circa 75 g)
- 7–8 süße Kirschen (circa 80 g)
- 1 Feige (circa 80 g)
- 1 kleiner oder ½ großer Apfel (circa 90 g)
- 1 kleine Birne (circa 90 g)
- 4 kleine Pflaumen (circa 90 g)
- 2–3 Aprikosen (circa 110 g)
- 1/3 Mango (circa 110 g)
- 1 große Kiwi (circa 110 g)
- 1 Pfirsich (circa 120 g)
- 10 Erdbeeren (circa 120 g)
- 12 Brombeeren (circa 120 g)
- 7 Esslöffel Heidel-/Blaubeeren (circa 130 g)

- 8 Esslöffel Johannisbeeren (circa 160 g)
- 9 Esslöffel Himbeeren (circa 160 g)
- ½ Grapefruit (circa 170 g)
- 3 ½ Zitronen (circa 240 g)
- 1 große (!) Spalte Wassermelone (circa 270 g, aber Achtung: Die KH gehen in diesem Fall sehr schnell ins Blut!)

Mit diesem Wissen machen wir die Probe aufs Exempel und schätzen Obstsalat. Je nachdem, was enthalten ist, schwankt hier für 10 g KH das Gesamtgewicht für den zu berechnenden Obstsalat zwischen 80 g (viel Banane und reife Früchte) und 150 g (wenn viele Beeren und eher säuerliche Früchte enthalten sind). Wir gehen davon aus, dass kein Zucker zugesetzt wurde. Für jeden TL/EL zugesetzten Zucker addiert man 5 g / 15 g KH.

Im Schnitt hat ein kleines Schälchen ungesüßter Obstsalat (circa 100 g) also circa 10 g KH. Ist Zucker zugefügt, kann man im Schnitt 25 g KH für ein kleines Schälchen ansetzen, davon ausgehend, dass circa 1 EL Zucker für diese Portion addiert wurde. Schmeckt der Obstsalat deutlich süßer oder sind viele süße Früchte enthalten, berechnet man entsprechend mehr KH auf 100 g und umgekehrt, wenn der Obstsalat deutlich saurer erscheint, entsprechend weniger KH auf 100 g.

Lasst uns noch kurz auf Trockenobst eingehen. Hier ist, wie der Name schon sagt, dem Obst durch Trocknungsprozesse das Wasser entzogen worden, um es haltbarer zu machen. Da aber nur Wasser entzogen wurde, enthält das Trockenobst verglichen mit dem Frischobst noch die gesamte Menge an Fruchtzucker. Das Trockenobst schmeckt entsprechend süßer und konzentrierter nach Zucker. Daher enthält eine relativ kleine Portion schon einen hohen Kohlenhydratanteil! Rosinen, Datteln, Feigen, Apfelringe, Bananenchips oder Ähnliches verfügen dementsprechend also über einen überproportional hohen KH-Wert und lassen den Blutzucker schneller ansteigen als das entsprechende Frischobst. Beachtet bitte also auch zum Beispiel den Rosinenanteil in Müslis & Co, gerade wenn es fertige Mischungen sind.

Kekse, Kuchen, Muffins, Waffeln und Co

Zunächst einmal eine einfache Grundregel als Faustregel: helles, einfaches Brot besteht zu circa 50% aus Kohlenhydraten, hauptsächlich Mehl, welches es zu berechnen gilt. Das war das Erste, was Nonie gelernt hat, und zwar im Laufe der dritten Klasse. Helles Mehl ist also salopp gesagt Zucker.

Wenn man dies einmal als Maßstab ansetzt, kann man daraus ableiten, welche Kohlenhydratmenge in anderem Gebäck steckt. Bei einfachen Keksen und Rührteig geht man ebenfalls als Richtwert von circa 50% Kohlenhydraten aus. Das bedeutet, dass in einer Portion folgende KH enthalten sind:
- Eine mittlere Scheibe helles oder graues Brot (40 g, KEIN Vollkornbrot) = circa 20 g KH

- Ein Stück einfacher Rührkuchen aus einer Kastenform (60 g) = circa 30 g KH (also ebenfalls 50% (1/2) KH bezogen auf das Gesamtgewicht)
- 2 einfache, mittelgroße Plätzchen mit Zuckerguss und Deko (15 g) = circa 10 g KH (also 66% (2/3) KH bezogen auf das Gesamtgewicht)

Nun haben Steffi Tuschen und ich uns die Frage gestellt, was passiert, wenn sich die Gewichtsverhältnisse, zum Beispiel durch den Einsatz von Schokolade, Marmelade, Vollkornmehl, Nüssen und Co, Obst, Sahne/Milch/Quark etc., ändern. Dadurch verschiebt sich das Verhältnis in der Regel in Richtung anteilig *weniger Mehl/Zucker,* weil *mehr „anderes"* im gleichen Stück enthalten ist, weshalb nun weniger KH für das gleiche Gewicht pro Stück berechnet werden:

- Eine mittlere Scheibe Vollkornbrot (50 g) = circa 20 g KH (Vollkornbrot ist in der Regel etwas schwerer pro Scheibe als einfaches Brot, entsprechend enthält eine etwas schwerere Scheibe Vollkornbrot genauso viele KH wie eine etwas kleinere/leichtere Scheibe helles Brot)
- Ein Stück Sahnekuchen mit Obst (75 g) = circa 30 g KH (also 2/5 KH bezogen auf das Gesamtgewicht)
- 2 Plätzchen mit Marmelade gefüllt und Schokoglasur (20 g) = circa 10 g KH (also ½ KH bezogen auf das Gesamtgewicht)

Prinzip verstanden? Dann überlegt einmal, was passiert, wenn wir nun zum Beispiel Muffins berechnen, die dafür bekannt sind, dass sie sehr viel Öl enthalten in der klassischen Variante und auch Eier. Beides enthält keine Kohlenhydrate (aber Achtung: FPE-Effekt, siehe weiter unten in diesem Kapitel). Entsprechend sind es hier nicht mehr 50% Kohlenhydrate, wie bei einem einfachen Rührkuchen, es sei denn, man zuckert die Muffins arg, sondern eher 1/3 .

- Ein normaler Muffin enthält bei 60 g Gewicht also im Schnitt circa 20 g KH.
- Füllt man ihn mit zum Beispiel Vanillepudding oder Quark, sinkt der Anteil an KH nochmals, da nun Milchprodukte hinzukommen, die nur einen geringen Anteil an KH aufweisen, und zwar auf circa 1/4, also bei einem Muffin von 60 g Gewicht auf circa 15 g KH. Selbiges gilt als Schätzwert für Muffins, die viele Beeren enthalten.

Waffeln

Waffeln sind ein Thema für sich, da Größe und Zutaten von Bäcker zu Bäcker schwanken. Auch Cafés und Eisdielen haben oft eigene Rezepturen und individuelle Waffeleisen.

Im Folgenden eine Auswahlliste mit circa KH-Angaben pro Waffel als Annäherung:

- Herzwaffel selbst gebacken: 1 Stück (70 g) = 30 g KH
- Herzwaffel ohne Puderzucker selbst gebacken: 1 Stück (70 g) = 20 g KH
- Bäckerei-Waffel (belgische Waffel) mit Puderzucker / Karamell: 1 Stück (60 g) = 30–35 g KH (je nach Größe und Dekoration)
- Herzwaffel mit Puderzucker auf dem Jahrmarkt: 1 Stück (70 g) = 35 g KH (also circa ½ Anteil KH aufs Gesamtgewicht)

- Herzwaffel mit Kirschen und Vanilleeis: 1 Portion (190 g) = 65 g KH (also nur noch circa 1/3 Anteil KH aufs Gesamtgewicht wegen des Obstes und des Milchproduktes, die anteilig weniger KH enthalten als die pure Waffel)
- Frischeiwaffel aus dem Supermarkt: 1 Stück (20 g) = 10 g KH

Faustformel: Eine Herzwaffel mit Puderzucker unterwegs bei einem Fest/Jahrmarkt/Weihnachtsmarkt gekauft: 30–35 g KH je nach Dicke der Waffel und Dicke der Puderzuckerschicht.

Brownies / Cookies

Auf *Instagram* erreichte mich einmal die Frage, wann ich mich nach der Diagnose wieder getraut habe zu backen. Ich hatte allerdings ehrlicherweise nie aufgehört und in dem Bereich von Anfang an mit Richtwerten geschätzt, weil ich nicht wirklich verstanden hatte, wie das mit dem Berechnen der Kohlenhydrate aus dem Rezept funktionierte. Ich antwortete entsprechend und gab der verzweifelten Mama die eben genannten Schätzwerte und Tipps zum Thema Kuchen und Co mit auf den Weg. Auch bei ihr klickerte es in dem Moment und sie war erleichtert.

Die Frage, die ich mir also nun immer stelle, ist: „Ist das ein ganz normales Teil (in seiner Kategorie), oder enthält es im Vergleich zur Norm anteilig mehr oder weniger Kohlenhydrate/Zucker bzw. anteilig mehr oder weniger „anderes" wie Milchprodukte/Obst/Schokolade/Nüsse etc.? Entsprechend kann ich dann für eine Portion den einzugebenden KH-Wert anpassen. Bei Keksen und Kuchen lande ich zum Beispiel auf diese Weise meist bei 1/4 (sehr schokoladenlastig, also eher die Brownie-Kategorie oder Triple-Schoko-Cookies) bis 1/2 anteiligen Kohlenhydraten (wenig bis keine Schokolade und auch sonst kein Schnickschnack) am Gesamtgewicht.

Krapfen (bzw. Pfannkuchen, Berliner, Kreppel …)

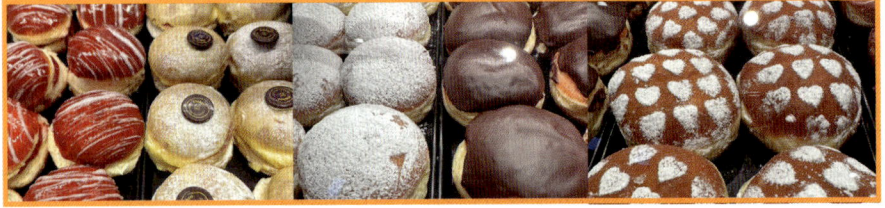

Herrje, die Krapfenzeit, und so viel Auswahl 🙈.

Beim Krapfen kommt es darauf an, was enthalten ist und wie er dekoriert ist. Hier gibt es unzählige Spielarten. Gehen wir zum Start einmal vom herkömmlichen Krapfen mit Puderzucker und Marmeladenfüllung aus. Für ihn kann man im Schnitt 30 g KH berechnen (bei einem Durchschnittsgewicht von 65 g), also anteilig knapp die Hälfte der Zutaten sind KH.

Ersetzt man den Puderzucker nun durch Zuckerguss oder Schokoladenglasur bzw. füllt man ihn mit Pudding anstatt Marmelade, ändert sich das Verhältnis der Kohlenhydrate zum Gesamtgewicht, denn die Schokolade und der Pudding haben anteilig weniger KH, der Zuckerguss mehr KH als der Puderzucker.

Zusammenfassend:
- Standardkrapfen mit Puderzucker und Marmelade: 1 Stück (65 g) = 30 g KH (circa 45% KH)
- Standardkrapfen mit Zuckerguss und Marmelade: 1 Stück (75 g) = 42 g KH (circa 55% KH, Zuckerguss ist in der Regel schwerer als Puderzucker, deshalb das höhere Durchschnittsgewicht)
- Krapfen mit Vanillepudding und Schokoglasur: 1 Stück (80 g) = 32 g KH (circa 40% KH, Pudding ist schwerer als Marmelade und enthält als Milchprodukt im Schnitt weniger KH als Marmelade).

Schokolade, Eis und Süßkram

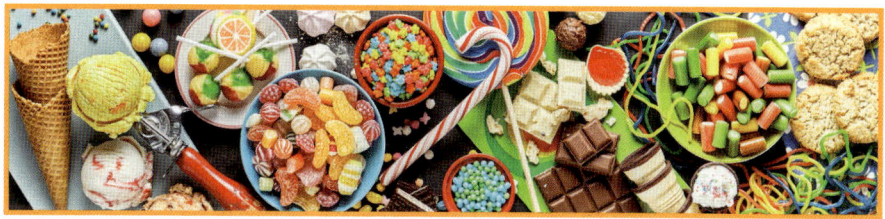

Auch bei gängigen Süßigkeiten gilt dieselbe Regel wie bei Gebäck:

Schaut bitte, woraus die Süßigkeit besteht bzw. was außer Zucker wohl noch enthalten sein könnte.

Gerade bei Leckereien mit Schokolade und Nüssen ist an den hohen Fettanteil zu denken, der die Zuckeraufnahme verzögert – Achtung Unterzuckergefahr und FPE-Gefahr (s.u.) – und den Zuckergehalt anteilsmäßig reduziert. Hier kann man den KH-Anteil bei 1/3 bis 1/2 des Gesamtgewichts ansetzen. Im Gegenzug gehen Süßigkeiten, die quasi nur aus Zucker bestehen und kein Fett enthalten, wie Gummibärchen, Bonbons, Traubenzucker und Lollies usw. direkt ins Blut über, sind also schnell wirkende KH und somit als Hyposnacks geeignet. Hier kann der KH-Anteil der Süßigkeit bis zu 100% betragen.

Anbei eine Auswahl an Süßigkeiten, geordnet von hohem Zuckeranteil zu niedrigerem:

Zuckerwatte (Jahrmarkt)	1 Portion (75 g) = 75 g KH 1 kl. Portion (30 g) = 30 g KH
Mäusespeck	1 Packung (200 g) = 190 g KH 1 Stück (8 g) = 7 g KH
Gummibärchen	1 Tüte (175 g) = 131 g KH 1 Stück groß (2,4 g) = 2 g KH
Mamba	1 Block à 6 Stück (27 g) = 24 g KH 1 Stück (4,5 g) = 4 g KH
Maoam	1 Block à 5 Stück (22 g) = 18 g KH 1 Stück (4,4 g) = 3,7 g KH
Nimm 2 Bonbon	1 Stück (4,7 g) = 4 g KH
Popcorn süß Kino	1 kl. Portion (180 g) = 113 g KH 1 gr. Portion (360 g) = 225 g KH
Schokokuss	1 Stück (25 g) = 15 g KH
Kinderriegel	1 Riegel (12,5 g) = 7 g KH
Milchschokolade	1 Tafel (100 g) = 57 g KH 3 Stück (12 g) = 7 g KH
Knoppers	1 Stück (25 g) = 13 g KH
Zartbitterschokolade	1 Tafel (100 g) = 50 g KH 3 Stück (12 g) = 6 g KH
Marzipan-Niederegger	1 Stück (13 g) = 5 g KH
Fruchteis	1 mittlere Kugel (50 g) = 18 g KH
Kaktuseis/Fruchteis am Stiel	1 Stück (60 g) = 17 g KH
Milcheis	1 mittlere Kugel (50 g) = 14 g KH
Eiswaffel	1 Stück klein = 10 g KH 1 Stück mittel/groß = 15–20 g KH

Salzige Snacks

Salzkräcker	6 Stück (25 g) = 16 g KH
Salzstangen	1 Stück (1,6 g) = 1 g KH
Kartoffelchips Paprika	10 Stück (25 g) = 13 g KH
Erdnussflips	1 kl. Erwachsenenhandvoll (20 g) = 10 g KH
Studentenfutter	1 kl. Erwachsenenhandvoll (25 g) = 8 g KH
Erdnüsse, geröstet	1 kl. Erwachsenenhandvoll (25 g) = 3 g KH

Brot und Co.

Brot gibt es in Deutschland in so vielen Varianten wie sonst nirgendwo. Zunächst einmal kann man unterscheiden, ob es sich um ein Vollkornprodukt handelt oder nicht.

Vollkornprodukte: Sie werden aus dem ganzen Korn hergestellt, mit Keim, Schale und Mehlkörper. Vollkornbrote sind wichtige Ballaststofflieferanten. Sie sättigen, fördern die Verdauung und können vor Darmerkrankungen schützen. Zudem sind sie reich an B-Vitaminen, Mineralstoffen und komplexen Kohlenhydraten.

Weißmehlprodukte: Keim und Schale werden entfernt, wodurch nur noch der Mehlkörper bleibt. Wichtige Nähr- und Ballaststoffe, die im Keim und in der Schale stecken, gehen verloren.

Beide Mehlsorten enthalten viele Kohlenhydrate. Weißmehl enthält vor allem kurzkettige Kohlenhydrate, die rasch zu Zucker abgebaut werden und schnell ins Blut gelangen. Vollkornmehl besteht aus langkettigen Kohlenhydraten. Sie werden in Magen und Darm langsam verarbeitet, wodurch der Blutzuckerspiegel entsprechend langsamer ansteigt als bei Weißmehlprodukten.

Im Folgenden eine Aufzählung gängiger Brot- und Brötchensorten, sortiert von einem niedrigen Kohlenhydratanteil hin zu einem hohen Kohlenhydratanteil:

- Eiweißbrot: 1 Scheibe (42 g) = 5 g KH
- Brot ohne Mehl (zum Beispiel „Unser Pures" von Mestemacher): 1 Scheibe (60 g) = 13 g KH
- Standard Vollkornbrot Bäcker: 1 Scheibe (50 g) = circa 20 g KH
- Vollkornbrötchen: 1 Stück (75 g) = 30 g KH
- Vollkorntoast: 1 Scheibe (25 g) = 10 g KH
- Eine Scheibe helles oder graues Brot (40 g, KEIN Vollkornbrot) = circa 20 g KH
- helles Brötchen: 1 Stück (50 g) = 25 g KH
- Weißbrot: 1 Scheibe (50 g) = 25 g KH
- Laugenbrezel: 1 mittlere Brezel (70 g) = 35 g KH (Achtung FPE-Effekt (s.u.))
- Knäckebrot classic: 1 Scheibe (15 g) = 10 g KH (also mehr als helles Brot, da es aufgrund des geringen Wasseranteils sehr dicht an Kohlenhydraten ist)

Milchprodukte

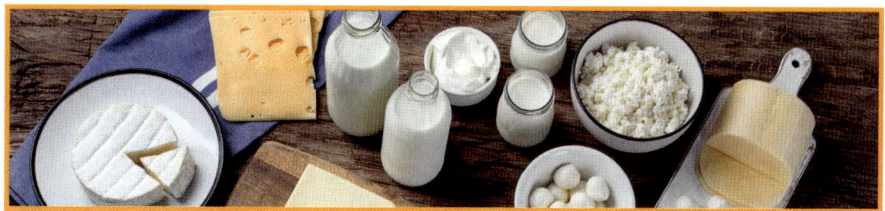

Hier eine exemplarische Aufzählung gängiger Milcherzeugnisse in der puren Variante. Jedes „Naturprodukt" lässt sich mit Früchten oder Fruchtmusen kombinieren, deren KH dann entsprechend hinzuaddiert werden:

- Quark: 1 Becher (250 g) = 10 g KH
- Joghurt natur: 1 Becher (150 g) = 7 g KH
- Milch, Kuh: 1 Glas (200 ml) = 10 g KH

- Buttermilch / Kefir: 1 Glas (200 ml) = 10 g KH
- Alpro Kakao: 1 Glas (200 ml) = 16 g KH
- Kakaotrunk: 1 Glas (200 ml) = 20 g KH
- Fruchtzwerg: 1 Becher (50 g) = 5,5 g KH
- Milchshake McDonald's: 1 Becher (250 g) = 55 g KH

Nudeln, Reis, Kartoffeln und Co

Auch hier eine tabellarische Aufzählung: Bei Aufläufen, Eintöpfen oder One-Pot-Gerichten kann man den Kartoffel-, Nudel- oder Reisanteil an der Gesamtmenge schätzen, indem man sich das Gericht genau anschaut. Da bekannt ist, wie viele KH eine pure Portion Kartoffeln, Nudeln bzw. Reis hat, wägt man im Folgenden ab, wie sich der KH-Anteil verändert durch die Zugabe der weiteren Zutaten. Hier ist auf jeden Fall doch individuelles Hinsehen erforderlich beim Schätzen. FPE-Effekte wurden im Folgenden nicht berücksichtigt, nur die reinen Kohlenhydrate.

- Nudeln gekocht: 2 EL (45 g) = 10 g KH
- 1 Kinderportion Nudeln gekocht: 6 EL (135 g) = 30 g KH
- 1 Kinderportion Nudeln gekocht mit Tomatensauce: 5 EL (135 g) = 25 g KH
- Lasagne: 1 Kinderportion (200 g) = 26 g KH
- Reis gekocht: 2 EL (45 g) = 10 g KH
- Reis gekocht mit etwas Gemüse / Tomate: 2 EL (45 g) = 8 g KH
- Kartoffeln: 1 hühnereigroße (65 g) = 10 g KH
- Kartoffelbrei zubereitet: 2 EL (75 g) = 10 g KH
- Kroketten: 2 Stück (35 g) = 10 g KH
- Klöße: ½ Kloß (45 g) = 10 g KH
- Kartoffelpuffer: 1 Stück (50 g) = 10 g KH
- Kartoffelauflauf (mit circa 50% Kartoffeln): 1 kl. Portion (200 g) = 16 g KH
- Pommes Frites: 1 kleine Portion (McDonald's, 80 g) = 29 g KH

Getränke

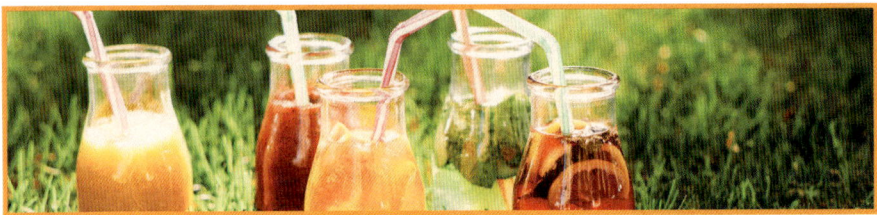

Grundsätzlich empfehlen wir Wasser als Durstlöscher Nr. 1. Auch für die Verteilung des Insulins im Körper ist es wichtig, dass dem Körper genügend Wasser zugeführt wird. Ob Tafelwasser oder Mineralwasser, ob mit oder ohne Kohlensäure spielt hierbei eine untergeordnete Rolle. Im Sommer kommt das Schwitzen hinzu, und man kann gut gekühltem Wasser zum Beispiel Zitronenscheiben, Orangenscheiben, Minze oder Beeren hinzufügen, um dem Wasser etwas Geschmack zu geben.

Obstsäfte sind grundsätzlich nicht als Durstlöscher oder Alltagsgetränke gedacht, sondern maximal als Schorle zu einer Mahlzeit oder pur als Hypohelfer. Im Obstsaft steckt im Verhältnis zur ganzen Frucht überproportional viel Fruchtzucker (Fructose), da die wertvollen Reste der Frucht, wie Fruchtfleisch und Schale, nicht mehr im Saft enthalten sind, sondern weggeworfen bzw. anderweitig verarbeitet werden. Obstsäfte gelangen aus diesem Grund schnell ins Blut und lassen den Blutzucker rapide ansteigen – nicht immer ein gewollter Effekt. Zudem kann Fructose im Übermaß der Leber schaden. Dem Gehirn wird bei der Aufnahme von Fructose kein Sättigungssignal gesendet, was dazu führt, dass man letztlich hungrig bleibt bzw. wird, trotz des Trinkens des Obstsaftes.

Smoothies hingegen haben den Vorteil, dass sie die gesamte Frucht verarbeiten und somit zum Beispiel wertvolle Ballaststoffe erhalten bleiben, weshalb hier die Fructose nicht so schnell ins Blut gelangt. Empfehlenswert hierfür ist zudem die Zugabe von Gemüse (zum Beispiel Karotten). Dadurch setzt bei Smoothies, die Obst und Gemüse enthalten, im Vergleich zu puren Obstsäften nach der Aufnahme ein Sättigungsgefühl ein.

Eine vertretbare Alternative für sportliche Aktivitäten sind Saftschorlen mit mindestens 50% Wasser, da beim Sport Energie verbraucht wird, die durch den Fruchtanteil in der Schorle wieder zugeführt werden kann.

Matthias Steiner, Olympiasieger im Superschwergewichtheben im Jahre 2008, der seit seinem 18. Lebensjahr mit Diabetes Typ 1 lebt, schließt sich unserer Empfehlung, hauptsächlich Wasser zu trinken, in diesem, eigens für dieses Kapitel verfassten Statement an:

> *„Wasser ist grundsätzlich auch für Stoffwechselgesunde das optimale Getränk. Zum einen kann der Körper aus einer Limonade oder purem Saft das Wasser gar nicht zum Durstlöschen extrahieren. Zum anderen sind es vor allem gerade auch Getränke wie Limonaden und Säfte, die das steigende Übergewicht in der Bevölkerung und auch Zahnprobleme mitverantworten. Als Typ-1er nutze ich einen Saft allenfalls nur zur Hyporegulierung. Eine Saftschorle ist als Vorbereitung auf eine Sporteinheit vor allem dann sinnvoll, wenn der Ausgangswert des Blutzuckers noch zu niedrig ist, um mit dem Sport zu beginnen. Smoothies sind durchaus eine bessere Alternative, sie sollten aber tatsächlich mehr Gemüse, bevorzugt grünes, beinhalten und weniger Obst. Wir dürfen allerdings nicht vergessen: Es sind in Smoothies zwar mehr Ballaststoffe enthalten, aber es fehlt der Kauprozess, der für eine schnellere Sättigung sorgt und auch den Blutzuckerspiegel besser in Schach hält."*

Wenn es dann trotz aller Empfehlung zur Vorsicht doch einmal etwas anderes als Wasser sein soll, hier eine kleine Auswahl:

- Apfelschorle fertig gekauft: 1 Glas (200 ml) = 12 g KH
- Limonade (Fanta/Sprite etc.): 1 Glas (200 ml) = 15 g KH
- Capri-Sonne: 1 Trinkpäckchen (200 ml) = 17 g KH
- Orangensaft: 1 Glas (200 ml) = 18 g KH
- Apfelsaft: 1 Glas (200 ml) = 22 g KH
- Cocktail ohne Alkohol: 1 großes Glas (300 ml) = 25–50 g KH (je nach Süße, enthaltenen Saftarten, Sirups, Eiswürfeln, Zuckerzugabe und weiteren enthaltenen Flüssigkeiten wie Soda)

Wie oben bereits angekündigt, hier ein paar Worte zum **FPE-Effekt** für alle, die ihn noch nicht kennen. Und auch das Thema **Spritz-Ess-Abstand (SEA)** möchte ich kurz ausführen, für die, denen er noch nicht geläufig ist.

FPE-Effekt

An dieser Stelle kurz ein paar Worte zu Fett-Protein-Einheiten (FPE) und ihrem Effekt auf den Stoffwechsel, denn nicht nur Kohlenhydrate erhöhen den Blutzucker, sondern, mit etwas Verzögerung, auch Proteine (Eiweiße) und Fette, da auch diese verstoffwechselt werden zu Kohlenhydraten. Sie sollten, wenn sie in größeren Mengen in der Nahrung enthalten sind, bei der Insulinberechnung/-gabe zeitverzögert berücksichtigt werden.

Eine FPE entspricht 100 kcal aus Fett und Eiweiß.

Bei Lebensmitteln, die nur Fette und Eiweiß enthalten, teilt man einfach den Kaloriengehalt durch 100. Hat man zum Beispiel ein Steak mit 200 kcal, entspricht das 2 FPE. Wie viel Insulineinheiten das dann ergibt, s.u.

Wenn zusätzlich KH enthalten sind, wird deren Kaloriengehalt vom Gesamtkaloriengehalt abgezogen und das Ergebnis wiederum durch 100 geteilt.

Man kann aber auch eine Formel zur Hilfe nehmen, um die FPE zu berechnen:

> 1 KE = 10 g KH
> 1 FPE = 100 kcal aus Fetten & Eiweiß, wobei: 1 g Fett = 9 kcal
> 1 g Eiweiß = 4 kcal
> (1 g KH = 4 kcal)
>
> (Eiweiß × 4 + Fett × 9) / 100 = FPE

Enthält eine Portion einer Mahlzeit / eines Nahrungsmittels also 11 g Fett und kein Eiweiß, entspricht das 99 kcal bzw. circa 1 FPE. Enthält ein Nahrungsmittel 25 g Eiweiß und kein Fett, entspricht das ebenfalls 1 FPE. Es wird dann genau so viel Insulin abgegeben wie für 1 KE (10 g KH). Bitte spritzt die ausgerechneten FPE nicht per se 1:1 als Insulineinheiten, sondern berücksichtigt noch den KH- bzw. KE-Faktor der entsprechenden Uhrzeit. Ist der KE-Faktor zum Beispiel 0,55 U/KE (was einem KH-Faktor von 18 g KH/U entspricht), werden für 1 FPE nur

0,55 U gespritzt. Mit diesen Berechnungen kann euch euer Dia-Team weiterhelfen, wenn euer Kopf jetzt raucht, wie meiner gerade 😉.

Ansonsten könnt ihr, wenn ihr über eine Insulinpumpe verfügt, bei der eine Kohlenhydrat-Grammeingabe möglich ist, die richtige Menge an Insulin auch durch einen Trick ermitteln: Wenn ihr zum Beispiel 2 FPE errechnet habt, nehmt ihr diese Zahl mal 10 und erhaltet die *fiktiven* Kohlenhydrate für diese Zahl. Diese gebt ihr als Grammeingabe in Form von g KH in die Pumpe ein, welche dann automatisch die richtige Menge an abzugebendem Insulin berechnet. Falsch wäre, die 2 FPE in der Eingabemaske direkt bei den abzugebenden Insulineinheiten einzugeben.

Ein Rechenbeispiel[23]

Die Mahlzeit besteht aus 300 g Filetsteak und Salat mit Dressing:
- 300 g Steak = 23 g Fett + 60 g Eiweiß + 0 g Kohlenhydrate; Salatdressing (pro Portion laut Packungsangabe) = 10 g Fett und 15 g Eiweiß + 0 g Kohlenhydrate.
- 33 g Fett × 9 kcal + 75 g Eiweiß × 4 kcal = 597 kcal aus Fett und Eiweiß gesamt
- 597 kcal/100 kcal= 5,97 FPE.

Man rechnet für diese Mahlzeit also mit 6 FPE.

---

[23] diabetesDE: „Fett-Protein-Einheit (FPE)". *https://www.diabetesde.org/ueber_diabetes/was_ist_diabetes_/diabetes_lexikon/fett-protein-einheit-fpe* (abgerufen am 22.01.2024).

Allerdings stellt sich der FPE-Effekt, also der Anstieg des Blutzuckers bedingt durch eine hohe Menge an verzehrtem Fett bzw. Proteinen, erst ein paar Stunden nach der Nahrungsaufnahme ein und ist SEHR individuell. Manche spüren ihn gar nicht, andere massiv.

Wenn man die FPE direkt mit dem restlichen Insulin zum Essen abgibt, besteht folglich eine Hypogefahr. Dem kann man entgegenwirken, indem man die berechneten FPE erst im Nachgang abgibt. Bei Nonie mache ich es wie folgt: Ist beim Essen ein FPE-Effekt zu erwarten, überprüfe ich die Tendenz des Gewebezuckers 2–3 Stunden nach Beginn der Mahlzeit. Erkenne ich einen Anstieg, liegt die Vermutung nahe, dass der FPE-Effekt jetzt einsetzt. Idealerweise bei circa 160 mg/dl (8,9 mmol/l) mit Tendenz nach oben, sofern ich diesen Moment abpassen kann und das nicht verschwitze (dann heißt es mit einer Mischung aus Erfahrung und *Trial-and-Error*, aber immer eher auf der vorsichtigen Seite, improvisieren), gebe ich, zugegebenermaßen meist geschätzt je nach zu erwartender Heftigkeit des FPE-Effektes, 0,5 bis 1,5 Einheiten Insulin ab. Gegebenenfalls wiederhole ich das Ganze 1–2 Stunden später, sofern noch keine Umkehr der Gewebezuckerkurve zu erkennen ist. Oft messe ich zur Sicherheit blutig, bevor ich mich für die Menge an Korrekturinsulin entscheide, um sicherzugehen, in welche Richtung sich der Wert entwickelt. Insgesamt agiere ich tendenziell eher vorsichtig, da Nonie durch die *t:slim*-Insulinpumpe auch bereits eine automatisierte Korrektur des hohen Gewebezuckerwertes erhält. Der FPE-Effekt dauert bei Nonie bis zu sieben Stunden nach Start der „FPE-Mahlzeit" an.

Aufgrund der Individualität dieses Effektes bleibt uns nichts anderes übrig, als hier auszuprobieren, welche Menge an FPE und zeitliche Verzögerung für deren Abgabe in Form von Insulin am besten funktioniert.

Hier ein paar Klassiker für zu erwartende FPE-Effekte ein paar Stunden nach deren Verzehr:
- Pizza
- überbackene Aufläufe und Lasagne
- Nüsse
- Avocado
- Sahneeis
- Schokolade
- Laugengebäck
- Käsebrötchen
- größere Fleischmengen (zum Beispiel Grillen)
- größere Käsemengen
- größere Mengen purer Aufschnitt
- Nutella
- Pommes Frites
- fettreiches Gebäck (zum Beispiel Croissant/Krapfen)
- Leberkäse

Zu einem von Nonies Pizza-Abenteuern mit nochmals demonstriertem FPE-Effekt und einem „kleinen" Berechnungsfehler geht es hier:

https://www.instagram.com/reel/CvDOAmVL7dy/ (@diabetesbluemchen)

Spritz-Ess-Abstand (SEA)

> *Anmerkung*
> Auch der SEA wirkt höchst individuell und funktioniert nicht bei jedem Kind/Menschen mit Diabetes gleich und zuverlässig, sondern ist nur eine (von vielen) Richtlinien.

Zum Kapitel passend, hier auch noch kurz ein paar Worte zum sogenannten Spritz-Ess-Abstand (SEA), also der Zeitspanne vom Zeitpunkt der Insulingabe bis zur tatsächlichen Nahrungsaufnahme.

Die Länge des SEA ist zum einen vom verwendeten Insulin abhängig. Der Wirkeintritt von Humaninsulin erfolgt erst nach 30–60 Minuten. Die Wirkung von schnell und ultraschnell wirkenden Analoginsulinen kann schon nach 5–15 Minuten eintreten. Nonie nutzt *NovoRapid,* dessen Wirkung bei ihr im Normalfall nach 10–15 Minuten eintritt und nach einer Stunde ihren Höhepunkt erreicht.

Zum anderen beeinflusst die Zusammensetzung der Mahlzeit die Länge des empfohlenen SEA und der Ausgangsblut- bzw. -gewebezuckerwert.

Kohlenhydrathaltige Mahlzeiten ohne viel Fett/Eiweiß/Ballaststoffen lassen den Blutzucker schneller ansteigen als Mahlzeiten mit viel Fett/Eiweiß/Ballaststoffen. Daher sollte im ersten Fall das Insulin recht schnell nach Beginn der Mahlzeit anfangen zu wirken und folglich etwas frühzeitiger, also mit größerem SEA, abgegeben werden. Hier wartet Nonie also etwas länger, bis sie mit dem Essen beginnt. Bei gemeinsamen Mahlzeiten warten wir natürlich gemeinsam. Vielleicht hilft in dem Fall ein kohlenhydratfreier Starter à la Rohkost oder Salat, wenn der Hunger schon sehr groß ist.

Liegt Nonies Gewebezucker im Normbereich bei 100–140 mg/dl (5,6–7,8 mmol/l), warten wir idealerweise circa 10 Minuten, bis wir nach der Abgabe des Insulins mit dem Essen einer normalen, ausgewogenen Mahlzeit beginnen. Enthält die Mahlzeit viel Fett (zum Beispiel Lasagne oder Pizza), geben wir das Insulin hingegen erst ganz kurz vor Beginn der Mahlzeit ab, z.T. mit der *t:slim* auch im verlängerten Modus.

Sind Nonies Werte vor Beginn der Mahlzeit niedriger, verkürzt sich entsprechend der SEA oder, bei sehr niedrigen Werten, fängt sie an zu essen, und wir geben das Insulin erst etwas später (dann oftmals mitten während der Mahlzeit) ab bzw. stellen auf der *t:slim* einen verlängerten Bolus ein. Sind die Gewebezuckerwerte deutlich höher als 140 mg/dl (7,8 mmol/l), verlängern wir den SEA entsprechend. Auch hier macht Übung den Meister.

Der Blut- bzw. Gewebezuckerverlauf sollte idealerweise spätestens circa eine Stunde nach der Mahlzeit wieder in die *Time in Range (TIR)* rutschen und vier Stunden nach der Mahlzeit spätestens wieder im Normbereich bei 100–140 mg/dl (5,6–7,8 mmol/l) liegen. Wenn bei Nonie alles passt, erreichen wir den Normbereich bereits ein bis zwei Stunden nach dem Essen.

Tja, ist das Thema Ernährung in Kombination mit T1D nun also „völlig Banane" oder gelingt euch immer mal wieder oder auch immer öfter ein „Gut-Kirschen-Essen"? Stephanie Tuschen und ich wünschen euch Letzteres und hoffen, dass wir mit diesem Kapitel ein wenig dazu beigetragen haben.

Schätzen im Alltag: Die vorweihnachtliche Plätzchenbackstube

Zum Abschluss dieses Kapitels ein Beispiel aus Nonies Schulalltag (4. Klasse), wo sie an dem Tag ihre Insulingabe komplett selbstständig, also auch ohne Unterstützung der Lehrerin, mit Schätzwerten gemanagt hat. Kekse backen stand auf dem Programm. Nur war uns nicht bekannt, welche Kekse genau gebacken werden sollten, und auch die Klassenlehrerin wusste das nicht, da diese Aktion von außen organisiert wurde. Und natürlich durften sowohl Teig genascht als auch die Plätzchen im Anschluss frisch gegessen werden. Ein „Traum" also für uns Dia-Eltern …

Was tun? Ich startete meine vorbereitende Unterhaltung mit Nonie mit dem Thema Brot, welches sie inzwischen schon gut kennt: „Bei hellem Brot kannst du circa die Hälfte an Kohlenhydraten rechnen, die hauptsächlich aus dem hellen Mehl stammen. Das weißt du schon. Bei einfachen Keksen ist es nicht anders. Hier addieren sich das helle Mehl und Zucker und machen oft auch circa 50% des Gesamtgewichts des Teiges aus. Wenn du also ein einfaches, mit etwas Zuckerzeug dekoriertes Plätzchen isst, das 10 g wiegt, berechnest du 5 g KH. Das gilt auch fürs Teignaschen. Sind die Plätzchen nun hingegen zum Beispiel mit viel Schokolade dekoriert oder enthalten sie Kakao bzw. Nüsse, Mandeln, viel Ei oder auch Obst/Marmelade, werden sie also irgendwie komplizierter, ist mehr *anderes* im Keks, mehr Schnickschnack. Dieser Schnickschnack enthält meist weniger Kohlenhydrate als helles Mehl und Zucker, die ja quasi zu 100% aus Kohlenhydraten bestehen. Nimmst du jetzt auch hier 10 g fertigen Keks, enthält folglich auch dieser anteilig mehr Schnickschnack und deshalb weniger weißes Mehl und Zucker." – „Ah, und deshalb berechne ich da weniger Kohlenhydrate, richtig?", fiel mir Nonie ins Wort. „Genau, super! Anstatt der 5 g KH berechnest du nur 3 g oder 4 g KH für 10 g Plätzchen, je nachdem, wie viel Schnickschnack du schätzt, den der Keks enthält. Für Kekse mit insgesamt 30 g Gewicht sind das je nach weiterem enthaltenen Schnickschnack dann meist 10 g KH (viel Schnickschnack) bis 15 g KH (kein Schnickschnack). Beim Teig gehst du bitte ähnlich vor. Bitte schau dabei genau, ob der Teig bereits Schnickschnack enthält oder noch nicht. Oft kommt der Schnickschnack erst später hinzu beim Plätzchen backen."

Ich gab Nonie an dem Tag eine Waage mit in die Schule und ließ die Sache einfach einmal laufen mit etwas schärfer gesetzten Warnungen in der *Dexcom Follow-App*. Hier die Kurve, die mir dann zeigte, dass ich so falsch nicht gelegen haben konnte mit dem, was ich Nonie während unseres Gesprächs im Vorfeld vermitteln wollte. Super gemanagt, liebe Nonie:

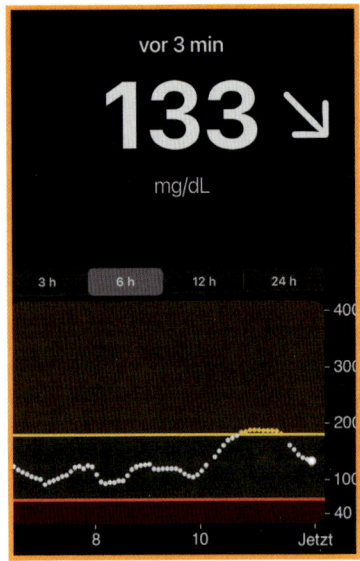

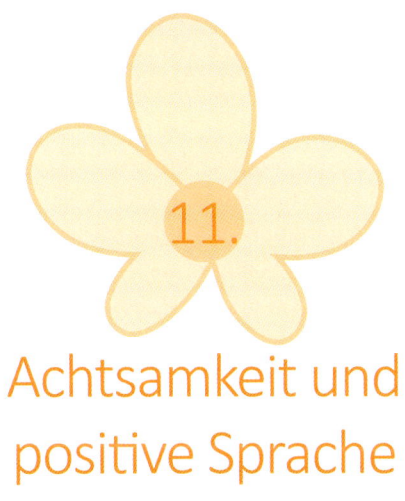

Achtsamkeit und positive Sprache

Ich will nicht sagen, dass Achtsamkeit und positive Sprache die halbe Miete im Diabetesmanagement sind, aber aus meiner Sicht handelt es sich um entscheidende Einflussfaktoren in Bezug auf die psychische und emotionale Verarbeitung des Diabetes Typ 1 im Alltag.

Ganz selbstkritisch gebe ich zu, dass ich gerade in den ersten zwei Jahren nach Nonies Diagnose nicht immer achtsam war, wenn ich das einmal rückblickend betrachte. Alles war anfangs neu, mir selbst ging es in der Zeit schlecht, und ich fühlte mich überfordert. Diabetesmanagement ist für uns verantwortliche Eltern und Bezugspersonen eine hehre Herausforderung, und so ist mir, glaube ich, gerade in der Anfangszeit immer wieder das *Kind* Nonie durchgerutscht in meinem Bestreben, ihren Diabetes bestmöglich in den Griff zu bekommen.

Hier zwei Denkanstöße:
- Wie oft gehe ich nur zu meinem Kind, weil die Werte nicht passen oder nicht angezeigt werden? Wie oft rufe ich ihm/ihr etwas mit Diabetesbezug zu oder rufe ihn/sie deshalb an? Und steht das in Balance mit den Malen, wo ich einfach nur so zu meinem Kind gehe und zum Beispiel frage, wie es ihm/ihr geht? Wie oft nehme ich mein Kind einfach mal so, ohne Diabetes im Hinterkopf, in den Arm, und thematisiere den Diabetes dabei in überhaupt keiner Weise, weder vorher, noch währenddessen, noch im Anschluss?
- Wie oft komme ich morgens ins Zimmer mit T1D-Themen direkt „zum Aufwachen"? Was ist das erste Thema, das ich morgens anspreche? „War eine gute Nacht, du hattest keinen Unter- oder Überzucker …" bzw. „Guten Morgen, du solltest bitte schnell etwas essen, deine Werte sind recht niedrig." Oder gibt es auch einmal ein: „Hast Du gut geschlafen, mein Schatz? Hast du Lust auf Frühstück?", also so ganz ohne Diabetesbezug?

Wie oft ist also mein Erscheinen bzw. meine Kontaktaufnahme eine Funktion des Diabetes, und steht das im Verhältnis zu dem, wie ich mit meinem Kind ohne Diabetes umgehen würde? Zählt das Kind oder der/die Diabetespatient*in? Ich nutze das Wort *Patient*in* hier bewusst, um diesen Punkt zu unterstreichen, auch wenn dieser Begriff in meinem täglichen Diabetes- Sprachgebrauch nicht mehr zu finden ist.

Aber wie kam ich überhaupt darauf, darüber nachzudenken?

Bei einem Gespräch im Rahmen meines Diabetes-Familien-Podcasts „We Are Family", den ich für die *Blood Sugar Lounge (https://www.blood-sugar-lounge.de/tag/podcast/) h*oste, mit einer Bekannten, die seit ihrer Kindheit mit T1D lebt, ging es um Erinnerungen in Bezug auf den Diabetes. Sie sagte: „Eine meiner schwierigsten Erinnerungen an damals ist, dass meine Mutter morgens, wenn sie in mein Zimmer kam, immer als Erstes nach meinem Diabetes fragte oder einen Kommentar mit Diabetesbezug äußerte. Ich hatte das Gefühl, ich zähle gar nicht, sondern nur mein Diabetes." Das hat mich nachdenklich gemacht, und ich beschloss in dem Moment, dass ich zumindest von nun an darauf achten würde, denn, Asche auf mein Haupt, aus dieser Perspektive hatte ich darüber nie nachgedacht bisher. Ihr Statement hat mich betroffen gemacht und auch wachgerüttelt.

Diabetesfreie Blöcke sind wichtig für unsere Kinder, denn sie identifizieren sich in der Regel (noch) nicht ganzheitlich mit ihrem Diabetes, definieren sich nicht über ihn. Er ist da, wenn es akut ist, quasi ein *Add-on,* aber danach ist er dann auch schnell mal wieder vergessen, bis er wieder akut wird, zum Beispiel beim Essen oder Katheterwechsel. Für uns Eltern hingegen ist er oftmals omnipräsent. Und wenn er nicht akut ist, denken wir über Folgeerkrankungen nach, bestellen Diabetesequipment, planen die nächsten Aktivitäten mit ihm im Gepäck, und, und, und. Ich möchte einen meiner bewussten Versuche, Nonie einen diabetesfreien Block zu schenken, mit euch teilen. Und ich gebe zu, wenn ich unachtsam und vielleicht selbst gerade gestresst bin, rutscht mir das mit den diabetesfreien Blöcken im Alltag bis heute doch auch immer mal wieder durch:

Mein Rückflug von der Pressekonferenz in Berlin zum Thema *K1ds are Heroes,* eine Kampagne der *Globalen Plattform zur Prävention des Autoimmunen Diabetes (GPPAD)* und dem *Institut für Diabetesforschung, Helmholtz Munich (https://hero-k1ds. de/),* war recht spät, sodass ich wusste, ich sehe Nonie an dem Abend nicht mehr. Also rief ich sie an, als ich im Auto saß auf dem Weg nach Hause vom Flughafen, um ihr *Gute Nacht* zu sagen. Aber bevor sie ans Telefon ging, nahm ich mir noch vor, mit keinem Wort ihren Diabetes zu erwähnen. Die Werte befanden sich gerade im Zielbereich, und ich war an jenem Abend bezüglich des Diabetes sehr entspannt, eine hervorragende Voraussetzung also, um uns bewusst und achtsam einmal wieder einen gemeinsamen diabetesfreien Moment zu schenken. Das bedarf prinzipiell einer Extraportion Achtsamkeit meinerseits, weil ihr Diabetes so präsent für mich ist und ich diesbezüglich grundsätzlich und immer einen guten Job machen möchte. Aber auch für meine Tochter, ganz ohne Diabetes, also einfach meine Nonie, möchte ich einen guten Job machen. Als ich auflegte, war ich wirklich stolz auf mich, denn ich hatte es von Anfang bis Ende durchgehalten, gar nicht über Diabetes oder Werte zu sprechen. Wir sprachen, als gäbe es den Diabetes gar nicht in unserem Leben. Und ich glaube, sie erlebt es auch oft so. Wenn der Diabetes da ist, weil er sich gerade „meldet", dann ist das so, aber dazwischen ist sie einfach Nonie, ein zehnjähriges Mädchen. Punkt. Sie erzählte mir am Telefon von ihrem Tag in der Schule, von ihren Freundinnen, von ihrer Lieblingsserie. Von Diabetes keine Spur in ihren Berichten. Für mich war es wirklich herausfordernd, das Gespräch nicht doch zumindest kurz darauf zu lenken, aber ich legte mit einem Triumphgefühl auf. Geschafft! Und es hatte sich so richtig, so gut und stimmig angefühlt.

Für mich sind Nonie und ihr Diabetes eng verknüpft. Nonie hingegen blendet ihren Diabetes die meiste Zeit aus. Er spielt einfach keine große Rolle in ihrem noch kindlichen Leben. Hier prallen also zwei Welten aufeinander. Ich möchte euch, die ihr diese Zeilen lest, ermuntern, euch möglichst häufig auf diese kindliche Sichtweise einzulassen. Ich möchte euch dazu ermutigen, euer Diabeteskind so oft es geht Kind sein zu lassen, ohne dass der Diabetes sein/ihr Leben regiert in der Kommunikation oder den Aktivitäten. Dass es nicht geht, ihn kontinuierlich auszublenden, versteht sich von selbst, aber wie wichtig ist er, wie allgegenwärtig im Leben der Kinder, wie viel Stellenwert räumen wir ihm insgesamt ein. Das liegt in unserer Hand.

Letztlich sind wir für unsere Kinder Vorbilder und Held*innen, auch wenn das nach außen nicht immer sichtbar ist. Sie spiegeln unser Verhalten und unsere Einstellung. Gehen *wir* also sorgsam und achtsam mit dem Stellenwert des Diabetes im Alltag um, haben unsere Kinder eine Chance, sich hier etwas abzugucken.

> **Kleine Anekdote am Rande**
>
> Für einen Fernsehbericht sollte Nonie aus ihrem Schulalltag berichten. Es ging darum aufzuzeigen, wie stark der Diabetes ihren Alltag beeinflusste und prägte. Auf die Frage, wie ihr Schulalltag denn so aussähe, berichtete sie frei heraus und unbeschwert übers Aufstehen, Frühstück, die Schule an sich und ihre Nachmittage, aber der Diabetes kam nicht ein einziges Mal zur Sprache. Auch wenn das natürlich so gar nicht geplant und angedacht war, habe ich in dem Moment doch geschmunzelt, denn aus meiner Sicht hätte es gar keine treffendere Antwort im Sinne von „Ganz Kind sein" und „Der Diabetes spielt nur eine Rolle, wenn er akut ist" geben können.

Was macht achtsame, positive, kindgerechte Kommunikation aus? Ein konstruiertes Beispiel

Stellt euch vor, euer Kind kümmert sich selbstständig um seinen/ihren Diabetes, zum Beispiel, indem es realisiert, dass es niedrige Werte hat, während es draußen herumtobt. Nun ist kein schneller Zucker zur Hand, und Mama oder Papa sind nicht in der Nähe. Aber da liegt noch eine leckere Laugenbrezel auf dem Tisch, eigentlich für später gedacht. Euer Kind denkt sich: „Das sind ja auch Kohlenhydrate", isst die Brezel und tobt weiter. „Und Mama und Papa habe ich auch geholfen, weil sie nicht extra kommen brauchen." Der Unterzucker lässt nicht lange auf sich warten, die alarmierten Eltern laufen zum Kind, um nach dem Rechten zu sehen. Wie geht es jetzt weiter? Kommen nun Schimpftiraden, frei nach dem Motto: „Wie kannst du das machen? Du hast doch gemerkt, dass es dir nicht gut geht, warum tobst du herum und ruhst dich nicht aus, wie wir es dir beigebracht haben? Und du weißt doch, dass du schnelle Kohlenhydrate dabei haben sollst!" Könnte so oder so ähnlich passieren, oder?

Hier wurde nicht erst gefragt, was passiert war, hier wurde nicht die Sichtweise des Kindes eingeholt. Hier wurde einfach blind drauflos gepoltert. Dabei ist es wichtig, wie man anhand dieses Beispiels erkennen kann, sich die komplette Geschichte aus der anderen Perspektive erzählen zu lassen, bevor man blind und mutmaßend, verhaftet im eigenen Kopfkino, irgendetwas schlussfolgert und einfach drauflosschimpft. Dann hätten diese Eltern verstanden, dass ihr Kind sehr wohl nachgedacht und gehandelt hatte. Den Eltern fehlte hier in dieser Situation die Achtsamkeit. Sie hätten sich anhören können, was sich ihr Kind überlegt hat und dann sagen können:

„Du hast dir Gedanken gemacht. Klasse." P A U S E

„Du hast selbstständig gehandelt. Das ist großartig." P A U S E

„Du wolltest uns helfen. Danke." P A U S E

Wenn wir zunächst einer Situation etwas Positives abgewinnen bzw. in der Kommunikation mit etwas Positivem starten, öffnen wir unseren Geist und den unseres Gegenübers. In diesem positiven Umfeld fällt es allen Beteiligten dann leichter, konstruktiv auch über Optimierungspotenzial zu sprechen und Kritik anzunehmen. In dem Tobebeispiel von eben hätten die Eltern nach dem kindgerechten Lob ihrem Kind erklären bzw. nochmals wiederholen können, dass es langsame und schnelle Kohlenhydrate gibt und wie diese unterschiedlich im Körper funktionieren. Und dann hätte man zum Beispiel für die Zukunft gemeinsam absprechen können, dass es wirklich wichtig ist, *immer* schnelle Kohlenhydrate dabei zu haben, gerade wenn herumgetobt wird.

Language matters

Im Herbst 2022 hat auch Deutschland, nach vielen anderen Ländern – diese weltweite Initiative startete bereits 2012 in Australien –, ein Positionspapier veröffentlicht, das sich mit der Sprache in Bezug auf Diabetes beschäftigt: *„Sprache und Diabetes" – Ein Positionspapier für den deutschsprachigen Raum* von der DDG (*https://www.ddg.info/*), diabetesDE (*https://www.diabetesde.org/*) und #dedoc° (*https://www.dedoc.de/*) mit vielen, in der deutschsprachigen Diabetes-Szene bekannten Co-Autor*innen: *https://www.languagemattersdiabetes.com/the-documents*

Worum geht es dabei? Es geht darum, dass man rund um das Leben mit Diabetes Worte achtsam wählen kann, um den Grundtenor eines Lebens mit Diabetes zu verändern. Vergleicht einmal bitte:

*„Diabetespatient*innen leiden unter ihrer Krankheit. Sie müssen in höchster Disziplin leben und sind im Täglichen stark eingeschränkt."*

versus

„Menschen, die mit Diabetes leben, lernen, auf ihren Körper zu hören und seine Signale wahrzunehmen. Diabetesmanagement bedeutet, sich täglich und, wenn notwendig, rund um die Uhr zu kümmern."

Wenn wir es schaffen, mehr Achtsamkeit in die Sprache, die das Leben mit Diabetes ausdrückt, zu bringen, können wir es auch schaffen, den Grundtenor eines Lebens mit Diabetes zu verändern von „Das ist ja furchtbar" zu „Schon eine Herausforderung, aber einem erfüllten Leben steht dennoch nichts im Wege". Die Sprache formt unser Denken, und Gedanken formen unsere Realität. Unser Körper reagiert auf ausgesendete sprachliche Signale.

Wenn also jemand zu Nonie kommt und sagt: „Das ist ja schlimm mit deinem Diabetes" oder „Dann bist du ja jetzt dein ganzes Leben lang krank, wie furchtbar", nehme ich mir diese Person ganz schnell zur Seite und spreche über *language matters*. Dadurch wird zum Beispiel aus

- „Krankheit" → „der Diabetes" (analog zur Allergie, die im Sprachgebrauch, zumindest in meinem Umfeld, weitestgehend auch nicht als Krankheit bezeichnet wird), aus
- „Diabetespatient*in" → „Mensch mit Diabetes" und aus
- „Hilflos mit Schwerbehinderung" → „Du darfst kostenlos U-Bahn fahren und umsonst ins Museum."

Und das Ganze …

- kann klappen durch ein grundsätzliches Umdenken, nicht nur in Diabetesbelangen,

- macht Spaß, wenn wir merken, dass das Umfeld auch mitmacht,
- gelingt mit Achtsamkeit und Reflexion im Alltag,
- fällt leichter, wenn wir entspannt sind und
- stellt den Diabetesalltag für die ganze Familie in ein neues, positives und lebensbejahendes Licht.

Das mit dem Entspanntsein ist noch mal ein Thema für sich, auf das ich im folgenden Kapitel „*Resilienz*" eingehe.

Auf dem DDG-Kongress 2023 in Berlin wurde *language matters* der breiten Öffentlichkeit präsentiert. Hier einige Impulse aus der Session:

Dr. Katarina Braune, Co-Autorin des Positionspapieres, Charité Berlin: *„Das Positionspapier soll nicht belehren, sondern zur kritischen Reflexion des eigenen Sprachgebrauchs anregen."*

Dr. Bernhard Gehr, Diabetologe, ltd. Oberarzt Diabetes- und Stoffwechselzentrum der m&i Fachklinik Bad Heilbrunn*: „Die Diabetologie ist eine sprechende Medizin … Jeder Kontakt hat eine – hoffentlich positive – Wirkung auf die uns anvertrauten Menschen mit Diabetes."*

Antje Thiel, Medizinjournalistin, Bloggerin & Autorin, Co-Autorin des Positionspapieres: *„Ich habe selbst auch Typ-1-Diabetes. Ich möchte nicht, dass andere sich anmaßen, darüber zu urteilen, ob ich leide oder nicht."*

Als Ausklang dieses Kapitels möchte ich einen Artikel mit euch teilen, den ich Anfang 2023 für *die Blood Sugar Lounge* (*https://www.blood-sugar-lounge.de/*) verfasste und hier mit freundlicher Genehmigung des Kirchheim Verlages, zu dem die *Blood Sugar Lounge* bis 2023 gehörte, abdrucken darf. Ich habe für die Veröffentlichung an dieser Stelle hier und da nochmals leicht an der Wortwahl gefeilt. Es geht um achtsame Sprache und Muss-Kommunikation, denn auch das Wörtchen *Muss* hat es in sich in Bezug auf die Grundtonalität unseres Alltags mit Diabetes, aber auch unseres Lebens im Allgemeinen, wie ihr gleich sehen werdet.

In diesem Buch steht, wie im Vorwort bereits erwähnt, bis auf an Stellen, die entweder nicht aus meiner Feder stammen, oder wie hier zu Anschauungszwecken verfasst wurden, kein einziges *Muss*, wie auch schon in meinem Erstlingswerk „*Rock around the Clock mit Diabetes Typ 1*". Zudem versuche ich sehr bewusst, meine Zeilen, egal, wo und wofür ich schreibe, im Spirit des *language matters* zu verfassen.

Abschließend habe ich eine Bitte an euch: Geht auf Menschen, die noch diese alte, wenig wertschätzende und krankheitslastige Diabetessprache verwenden, zu und sprecht mit ihnen darüber, respektvoll, aber dennoch zielführend. Auch ich tue dies regelmäßig und stoße immer auf offene Ohren, denn viele Menschen, die über Diabetes sprechen, schreiben und berichten, wissen es einfach nicht besser oder haben noch nie darüber nachgedacht. Sie schnappen die *alten* Formulierungen in ihrem Umfeld auf und gehen davon aus, dass man eben so über Diabetes spricht. Sie wollen es richtig machen, sich anpassen und gängige Sprache, die sie bei ihrer Recherche finden, verwenden. Diese Menschen sind in der Regel sehr dankbar dafür, dass sie durch *language matters* mithelfen können, die Sprachgewohnheiten in Bezug auf Diabetes zu verändern und somit eine *neue* Sprache mitzuprägen.

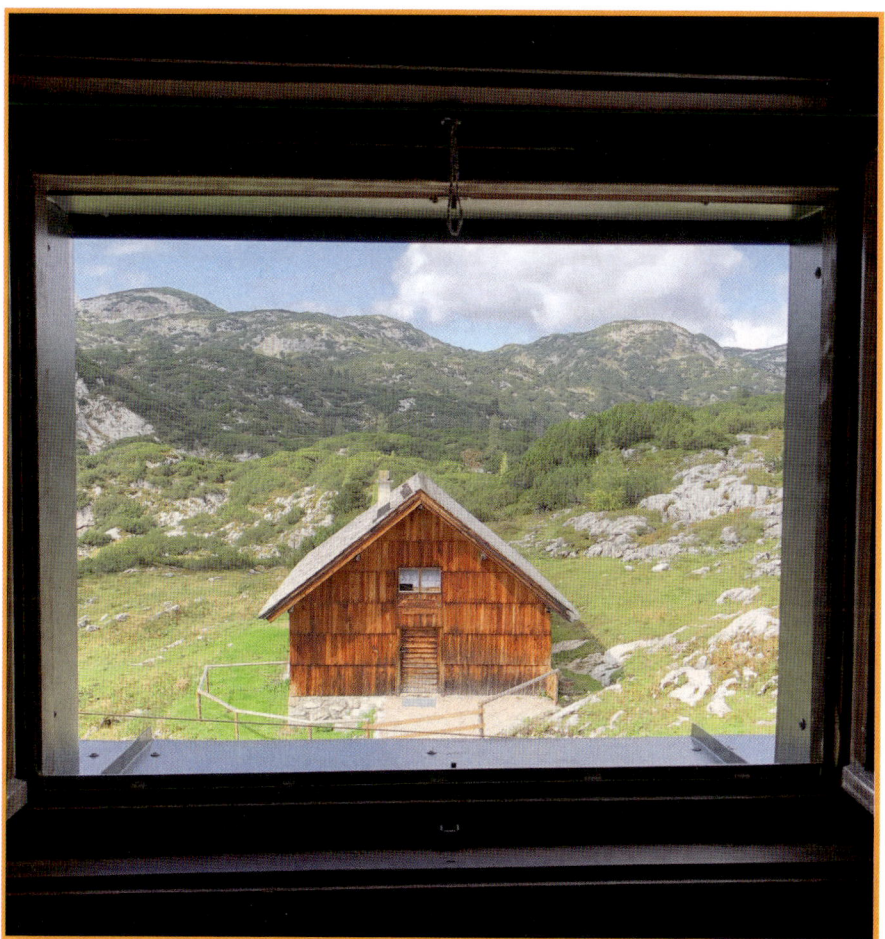

Worte sind Fenster oder sie sind Mauern[24]

„Worte sind Fenster oder sie sind Mauern." (Ruth Bebermeyer)
Als ich nach einem Einstieg für diesen Artikel suchte, traf ich auf dieses Zitat. Gerne möchte ich es im Hinblick auf den Familienalltag mit Diabetes Typ 1 einmal beleuchten. Auf die Idee kam ich, als ich ein Webinar zum Thema „Diabetesakzep-

---

[24] Blood Sugar Lounge, Maren Sturny. *https://www.blood-sugar-lounge.de/2023/03/worte-sind-fenster-oder-sie-sind-mauern/* (abgerufen am 22.01.2024).

tanz" für #KidsKonWeb (https://www.ddf.de.com/angebot-uebersicht/kidskon/) hielt und manchen Teilnehmer*innen an dem Abend bewusst wurde, wie groß der Unterschied ist, ob ich etwas tun muss, möchte, darf, will oder kann.

Lasst mich ein wenig ausholen

„Ich muss jetzt zur Arbeit." – „Papa muss heute länger arbeiten." – „Wir können jetzt nicht spielen, wir müssen noch arbeiten." Wie wäre es, wenn man sagen würde: „Ich möchte jetzt noch eine Runde arbeiten, danach können wir gerne etwas spielen"? Ich finde, dass das ein ganz anderer Vibe ist, auch für das Kind. Plötzlich ist Arbeit schön und gewollt und gibt auch dem Kind das Gefühl, dass die Eltern gerade etwas tun, womit sie gerne ihre Zeit verbringen.

Ich denke nach:

„Ich muss kochen." (meine Mutter)

„Ich will kochen." (meine Teenage-Tochter)

„Ich darf kochen." (meine Jüngste, wenn sie früher Mehl und Wasser mischte und daraus Pfannkuchen zauberte)

„Ich kann kochen." (mein Mann, der sich das während der Lockdowns selbst beigebracht hat)

„Ich möchte kochen." (ich, wenn ich mich nach einem langen Tag am Schreibtisch auf die Zutaten und Küchendüfte und das, was daraus entsteht, freue)

Ein langer Weg

Für mich war es ein langer Weg, vom Müssen zum eigenen Möchten zu kommen. Und noch heute stolpere ich das ein oder andere Mal und falle auf die Nase. Nicht nur in der Küche habe ich in meiner Kindheit gelernt, dass viel im Leben mit Müssen zu tun hat. Auch beim Koffer packen, Einkaufen, Arbeiten, Geschenke einpacken und Schlafen zum Beispiel hätte mir ein bisschen mehr Dürfen oder Wollen geholfen. Aber das war halt damals einfach so, zumindest in meinem Umfeld, und ich weiß, dass die Generation meiner Eltern für uns ihr Bestes gegeben hat. Wie schön wäre es allerdings gewesen, wenn ich als Kind gelernt hätte, dass ich Koffer packen darf, weil es endlich in den lang ersehnten Urlaub geht, oder ich endlich ins Bett darf, weil es schön ist, nach einem langen Tag zur Ruhe zu kommen. Wie gerne hätte ich ein Wollen beim Arbeiten oder Einkaufen gehört oder ein Möchte beim Geschenke einpacken. Da wären so viele Fenster aufgegangen und sprachliche Mauern wären gar nicht erst gebaut worden. Diese Mauern abzutragen und zu verstehen, dass dahinter Fenster liegen, darauf bin ich lange nicht gekommen. Seht ihr, wie ich „darauf musste ich erst kommen" vermieden habe?

Zurück zum Familienalltag mit Diabetes

Es geht turbulent zu. Manchmal wird es zu viel. Manchmal ist man erschöpft, manchmal hat man einfach keine Lust mehr, auch bei uns zu Hause. Und dann muss auch noch der Katheter gewechselt werden. Was für eine ungeliebte Pflicht. Nicht immer schaffe ich es, die Kurve hin zu dem zum Beispiel folgenden Satz zu bekommen: „Heute Abend wechseln wir kurz den Katheter." Man muss es ja nicht immer wollen oder dürfen, manchmal reicht es vielleicht auch, wenn wir es einfach machen, ohne müssen. Ich bringe jetzt den Müll raus – das ist dann halt einfach jetzt so, ganz unaufgeregt.

Hier noch ein paar Beispiele:
- „Du musst dich bewegen, dein Wert ist viel zu hoch." So viele Mauern stecken in diesem Satz. Die Bewegung wird zur ungeliebten Pflicht und ein bisschen Schuld schwingt auch gleich noch mit. Wie wäre es alternativ mit: „Dein Wert ist gerade angestiegen und sehr hoch jetzt. Lass uns 'ne Runde herumrennen." Ach du lieber Himmel, das könnte ja sogar nach Spaß klingen.
- „Wir müssen alle noch warten mit dem Essen wegen deines zu hohen Blutzuckerwertes." Jetzt kommt auch noch die Mauer des schlechten Gewissens hinzu. Seht ihr da irgendwo ein Fenster? Wie wäre es mit: „Wie wärs, wenn wir heute zur Vorspeise alle zusammen etwas Rohkost mit Kräuterdip essen? Das haben wir schon lange nicht mehr gemacht." Also da wäre ich dabei und würde sogar freiwillig den Tisch decken und den Dip anrühren.
- Die folgende Passage habe ich meinen Webinarteilnehmer*innen vorgelesen, sie durften dafür die Augen schließen. „Boah wegen deines Diabetes hab ich heute Nacht mal wieder nicht geschlafen. Ich musste dir Zucker geben, und dann warst du wieder zu hoch, wie immer nachts, und deshalb musste ich noch zweimal aufstehen, um dir Insulin zu spritzen. Was für ein Mist. Hoffentlich wird das morgen besser. Lange halte ich das echt nicht mehr aus." Schuld, schlechtes Gewissen, Druck – aber es ist so menschlich, den ganzen Frust einmal loswerden zu wollen, wenn es einfach grad zu viel wird. Im Folgenden übertreibe ich ein wenig, aber hört euch einmal diese Variante an: „Der Diabetes war heute Nacht in Feierlaune. Weißt du noch die Gummibärchenparty um 3 Uhr morgens? Er fand das wohl alles so aufregend, dass er gar nicht mehr runterkommen wollte. Aber nach zweimal spritzen hat er sich dann beruhigt. Wollen wir mal hoffen, dass er heute Nacht vor lauter Erschöpfung einfach mal schläft. Irgendwann tut ihm ein bisschen Erholung sicherlich auch ganz gut, und mir ehrlich gesagt auch." Und dann ein Augenzwinkern. Vielleicht kommt hier auch euch ein Schmunzeln.

Fazit

Es steht und fällt in vielen Situationen mit den Worten, die wir wählen, ob wir uns mit einer Tätigkeit oder in einer Situation wohlfühlen. Wir haben hier eine Wahl, die Wahl der Worte. Gedanken formen unsere Worte, und diese formen wiederum unsere Realität. Auch unser Körper reagiert auf ausgesendete sprachliche Signale. Und plötzlich hat der schnöde „Müll-am-Abend-rausbring-Moment" die Chance, sich zu einem kurzen Highlight des Tages zu mausern, wenn man es schafft, ihn als „Wow so klare, schöne Luft und schau mal dieser Sternenhimmel – einfach bezaubernd"-Moment zu inszenieren. Gelingt uns das immer? Gelingt mir das immer? Bei Weitem nicht! Aber da ist diese Magie der Fenster und das, was wir plötzlich durch die Fenster sehen können, wenn keine Mauern davorstehen. Und dieser Zauber, der durch ein paar bewusst gewählte Worte entsteht, ist es mir wert, mich für meine Kinder, mein Umfeld und mich selbst immer wieder aufs Neue anzustrengen, zu reflektieren und neu zu erfinden.

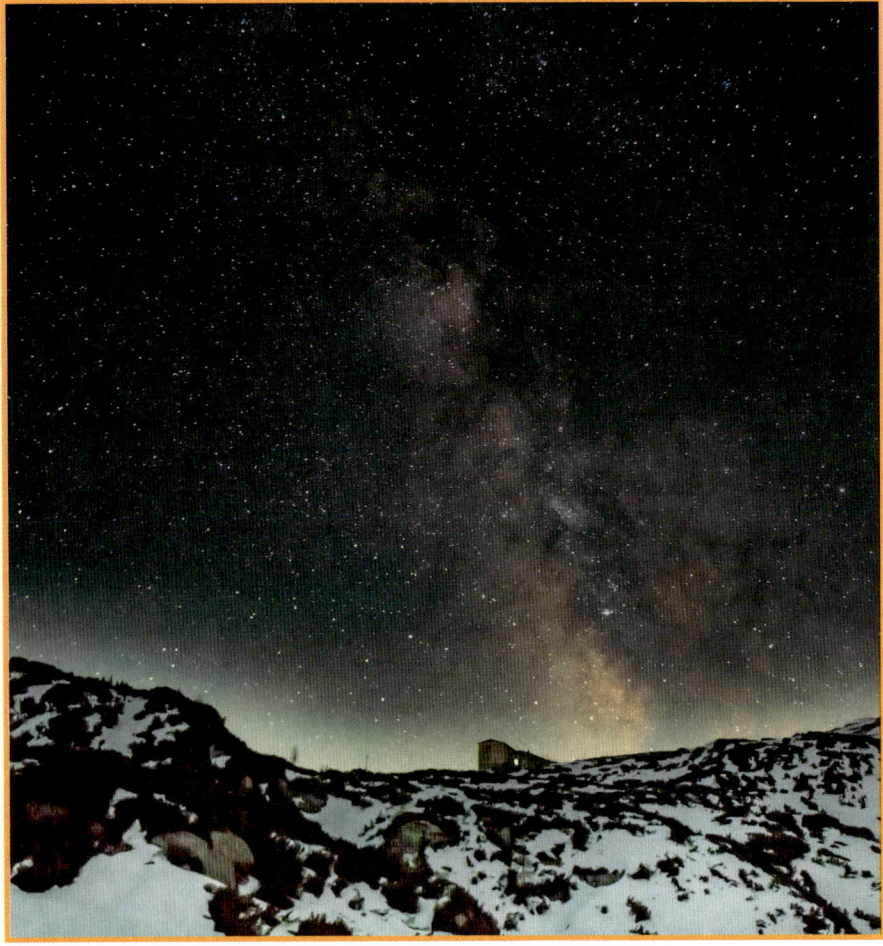

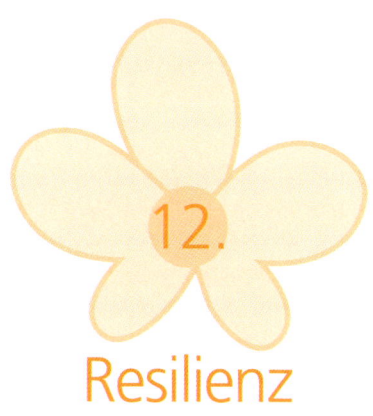

12. Resilienz

Resilienz, was ist das eigentlich? Bei einer Umfrage, die ich auf meinem *Instagram-Account @diabetesbluemchen* im Frühjahr 2023 machte, kam heraus, dass nur 20% der Antwortenden diesen Begriff kannten. Nun ist das nicht signifikant, das ist mir durchaus bewusst, aber stimmt mit dem überein, was ich im Alltag zu diesem Thema an Rückmeldungen erhalte.

Ich selbst wusste bis vor zwei Jahren gar nicht, dass es so etwas wie *Resilienz* gibt. Das Wissen um *Resilienz* und ihre Mechanismen hätte mir, denke ich, nach der T1D-Diagnose meiner Tochter 2019 einiges erleichtert und mich schneller aus meinem Loch herauskrabbeln lassen. Aus diesem Grund möchte ich der *Resilienz* ein ganzes Kapitel in diesem Buch schenken. Die Integration von achtsamen Mechanismen zur Förderung der *Resilienz* in unseren Alltag kann uns bereichern, stärken und widerstandsfähiger machen. Ich möchte all denjenigen, die mit dem Thema *Resilienz* noch nicht viel anfangen können, in diesem Kapitel einen ersten Einblick geben.

Das Wort *Resilienz* kommt aus dem Lateinischen *resilire*: zurückspringen, abprallen, nicht anhaften. Die folgenden Definitionen und Ausführungen habe ich im Internet zum Thema *Resilienz* gefunden:

> *„Die Definition des Begriffes Resilienz leitet sich von dem englischen Wort ‚resilience' ab, das so viel wie Spannkraft, Widerstandskraft oder Elastizität bedeutet. In Bezug auf die menschliche Psyche bedeutet Resilienz die Fähigkeit, belastende Lebensumstände gut zu meistern und mit negativen Ereignissen umzugehen. Eine einheitliche Definition gibt es nicht, im deutschsprachigen Raum wird Resilienz jedoch als ‚die psychische Widerstandsfähigkeit gegenüber biologischen, psychologischen und psychosozialen Entwicklungsrisiken' definiert."*[25]

---

[25] https://www.oberbergkliniken.de/artikel/resilienz (abgerufen am 02.06.2023).

> *„Psychologische Resilienz wird von uns heute [...] als das Ergebnis (‚Outcome') einer guten psychischen Gesundheit trotz Belastungen, also als die Aufrechterhaltung oder rasche Wiederherstellung der psychischen Gesundheit während und nach schwierigen Lebensphasen (verstanden)."*[26]
>
> *„Im Zusammenhang mit ökonomischen und ökologischen Krisen des 21. Jahrhunderts und insbesondere während der COVID-19-Pandemie trat die Untersuchung der Resilienz von Erwachsenen in den Vordergrund."*[27]

Es geht also um psychische Widerstandsfähigkeit. Einige sprechen bei *Resilienz* auch vom *Immunsystem der Seele*[28].

Wir geraten aufgrund unterschiedlichster Auslöser in Stress. Im Diabeteskontext können für Eltern mit T1D-Kindern zum Beispiel Müdigkeit/Erschöpfung (also körperliche Stressfaktoren), Emotionen wie Wut, Verzweiflung und Angst bzw. Depressionen (psychische Stressfaktoren), aber auch Probleme in der Partnerschaft und Unsicherheiten finanzieller Art und in Bezug auf den Arbeitsplatz (soziale Stressfaktoren) eine immense Herausforderung darstellen.[29] Und auch bei unseren Kindern kann die T1D-Diagnose und das tägliche Leben mit T1D Stress auslösen. Die Stärkung der psychischen Widerstandsfähigkeit ist folglich im T1D-Familienalltag von großer Bedeutung, um mit der T1D-Diagnose und ihren Auswirkungen auf das Leben zurechtzukommen und den Diabetes im Alltag zu integrieren.

Anhand von *Resilienzfaktoren* lässt sich *Resilienz* konkretisieren und greifbar machen. Folgende Faktoren, die unsere psychische Widerstandsfähigkeit stärken, werden in Bezug auf *Resilienz* genannt (diese Aufzählung ist nicht abschließend)[30]:

- Optimistische Denkweise / Optimismus
- Hohes Selbstvertrauen / Selbstwirksamkeit / Selbstwertgefühl
- Unterstützendes soziales Umfeld
- Kognitive Flexibilität
- Spiritualität
- Erleben positiver Emotionen
- Sinn / Bedeutung im Leben zu sehen

---

[26] Leibniz-Institut für Resilienzforschung (LIR). *https://lir-mainz.de/resilienz* (abgerufen am 02.06.2023).
[27] Auszug Wikipedia. *https://de.wikipedia.org/wiki/Resilienz_(Psychologie)* (abgerufen am 02.06.2023).
[28] Gabriele Fröhlich-Gildhoff: „Resilienz – das Immunsystem der Seele stärken". *https://www.thieme-connect.com/products/ejournals/abstract/10.1055/s-0041-109253* (abgerufen am 02.06.2023).
[29] Angelehnt an DDG-Kongress 2023, Dr. Isabella Helmreich, Leibniz-Institut für Resilienzforschung (LIR), Vortrag „Resilienz und chronische Erkrankungen".
[30] Leibniz-Institut für Resilienzforschung (LIR): *https://lir-mainz.de/resilienz* (abgerufen am 02.06.2023) und DDG-Kongress 2023, Dr. Isabella Helmreich, Leibniz-Institut für Resilienzforschung (LIR), Vortrag „Resilienz und chronische Erkrankungen".

In der Literatur und den Lehren um *Resilienz* wird auch von den *sieben Säulen der Resilienz* gesprochen. Sie gehen auf die Diplompsychologin Ursula Nuber zurück, die als „Mutter" der sieben Säulen der *Resilienz* gilt.[31] Diese benennen sich wie folgt[32, 33]:

- **Akzeptanz:** Das, was nicht veränderbar ist, so annehmen, wie es ist; mit der Akzeptanz ist dann überhaupt erst eine Bewegung möglich – weg vom Problem oder hin zu einer Lösung.
- **Lösungsorientierung:** Sich für bestehende Probleme passende Lösungen überlegen; sich von „das Problem ist" hin zu „mögliche Lösungen könnten sein" bewegen.
- **Gesunder Optimismus:** In Dankbarkeit das Gute sehen, immer das Licht am Ende des Tunnels vor Augen haben; erkennen, dass die Überwindung von zeitlich begrenztem Stress und Krisen möglich ist.
- **Netzwerkorientierung:** Das Pflegen sozialer Kontakte und das Eingehen enger zwischenmenschlicher Bindungen; Gefühl der Zugehörigkeit, des Vertrauens und der Verbundenheit.
- **Selbstwirksamkeit:** Das Verlassen der Opferrolle durch die Wahrnehmung des eigenen Handlungsspielraums; Erinnerung an die eigenen Kompetenzen und Fähigkeiten, wodurch man wieder Zugang zur eigenen Handlungsfähigkeit gewinnt.
- **Verantwortungsübernahme:** Die Konsequenzen für das eigene Tun übernehmen; Schuld hängt mit einem Opfererleben zusammen, Verantwortung hingegen ist auf die Zukunft ausgerichtet und kann selbst übernommen werden.
- **Zukunftsplanung:** Realistisch in die Zukunft blicken, es gibt fast immer eine Wahlmöglichkeit; realistische Unterscheidung von planbarer und unplanbarer Zukunft.

Um *Resilienzfaktoren* und die *sieben Säulen der Resilienz* wissend, kann man sich mit dem eigenen Status auseinandersetzen und, sofern die psychische Widerstandsfähigkeit geschwächt ist, Hilfe suchen, diese wieder zu stärken. Auch eine proaktive Beschäftigung mit *Resilienz*, um für die Zukunft gewappnet zu sein, kann sinnvoll sein.

Im Folgenden möchte ich auf *Resilienz* bei **Kindern** eingehen.
Zunächst wiederhole ich einen Absatz aus Kapitel 2.3.:

---

[31] Resilienz-Akademie, Sebastian Mauritz: „Sieben Säulen der Resilienz nach Ursula Nuber". *https://www.resilienz-akademie.com/nuber-sieben-saeulen/* (abgerufen am 04.06.2023).
[32] Focus online, Praxistipps: „Die 7 Säulen der Resilienz: Das sind die Resilienzfaktoren". *https://praxistipps.focus.de/die-7-saeulen-der-resilienz-das-sind-die-resilienzfaktoren_127399* (abgerufen am 04.06.2023).
[33] Resilienz-Akademie, Sebastian Mauritz: „Sieben Säulen der Resilienz nach Ursula Nuber". *https://www.resilienz-akademie.com/nuber-sieben-saeulen/* (abgerufen am 04.06.2023).

> Wichtig ist, dass wir unsere Kinder zur Eigenständigkeit motivieren, indem wir ihnen zeigen, dass sie dadurch ganz allein etwas erreichen können. Sie können etwas aus eigenem Antrieb schaffen, ein Erfolgserlebnis haben oder sich etwas getraut haben und es hat geklappt. Das stärkt ihr Selbstbewusstsein und sie werden sich auch beim nächsten Mal trauen, ja sich eventuell sogar beim nächsten Mal noch mehr zutrauen. Auch das Nichtaufgeben gehört dazu, das Wiederaufstehen, das Durchhalten. All das ist auch wichtig für das Erlernen der Selbstregulation des Kindes.

Aus meiner Sicht ist es wichtig, dass wir unseren Kindern Folgendes vermitteln, um sie schon früh in Richtung *Resilienz* zu führen: Fallen ist in Ordnung. Wichtig ist allerdings das Sich-Rappeln und Wieder-Aufstehen, Krönchenrichten und Weiterlaufen. Wenn wir unsere Kinder zu sehr in Watte packen und sie dadurch am Fallen hindern, verhindern wir auch, ihnen beizubringen, wieder aufzustehen. Selbiges geschieht, wenn wir sie nach dem Fall lange und intensiv bemitleiden und dadurch mit ihnen gemeinsam erstarren. Natürlich brauchen Kinder unsere Empathie, Aufmerksamkeit, Liebe und Fürsorge, wenn sie gefallen sind. Die Frage ist nur, ob wir diese in die Vergangenheit richten oder in die Zukunft. Bei letzterem kommen wir gemeinsam mit unserem Kind in Bewegung, können die Säulen der *Resilienz* sowie weitere *Resilienzfaktoren* mit in unser Handeln einbeziehen, spüren gesunden Optimismus und schauen nach vorne. Unsere Kinder werden widerstandsfähiger und lernen, mit einer schwierigen Situation umzugehen. Sie lernen Akzeptanz und Lösungsorientierung. Auch das Vorleben spielt eine große Rolle. Wie soll ein Kind Lösungsstrategien in Sachen *Resilienz* entwickeln, wenn das seelische Immunsystem seiner engsten Bezugspersonen instabil ist? Wenn wir uns selbst als Opfer fühlen, und das vielleicht nicht nur auf den Diabetes bezogen, sondern in welcher Sache auch immer, lernen unsere Kinder im Zweifel eher, die Rolle des Opfers perfekt einzunehmen, nicht aber, für sich selbst und das eigene Handeln Verantwortung zu übernehmen.

Wir *Eltern* haben also einen enormen Einfluss darauf, wie sich unser Kind in Punkto *Resilienz* entwickelt.

Ich habe einen schönen Passus bezüglich *Resilienz* bei Kindern gefunden:

> *„Grundlage für die Entwicklung seelischer Widerstandskraft ist für Kinder […] die Beziehung zu mindestens einer Bezugsperson, die konstant verfügbar ist, die wohlwollend und wertschätzend mit den Fähigkeiten des Kindes umgeht und einen feinfühligen Umgang mit ihm hat."*[34]

---

[34] Gabriele Fröhlich-Gildhoff: „Resilienz – das Immunsystem der Seele stärken", S. 324. *https://www.thieme-connect.com/products/ejournals/abstract/10.1055/s-0041-109253* (abgerufen am 02.06.2023).

An dieser Stelle möchte ich etwas abschweifen. Ihr werdet allerdings sehen, dass dieser kleine Exkurs genau wieder hierherführt, also zur Wichtigkeit der Bezugspersonen für die kindliche *Resilienz*. Auch die Bedeutung von *Resilienz* fördernden Aktivitäten, Einstellungen und Überzeugungen im Alltag wird thematisiert. Dieser Exkurs beleuchtet zudem *Resilienz* aus der Perspektive eines Lebens mit Diabetes.

Exkurs

Im Mai 2023 fand in Berlin der alljährliche Kongress der Deutschen Diabetes Gesellschaft statt. Eine Session befasste sich mit „*Resilienz* und Diabetes". Auf den Vortrag innerhalb dieses Themenblocks von Dr. Isabella Helmreich vom Leibniz-Institut für Resilienzforschung (LIR) mit Sitz in Mainz bin ich weiter oben bereits eingegangen (siehe entsprechende Fußnoten).

Auch die Diabetesklinik Bad Mergentheim war innerhalb dieser Session vertreten. Hier ein Auszug aus dem Leitbild der Klinik *(https://www.diabetes-klinik-mergentheim.de/klinik-information/leitbild)*, die für sich u.a. auch den Bereich *Diabetes & Psyche* als Therapie-Schwerpunkt definiert hat:

> *„Als in Deutschland führendes Spezial-Akutkrankenhaus für Typ 1- und Typ 2-Diabetes mellitus sowie für Kinder mit Diabetes mellitus sind wir nach den Richtlinien der Deutschen Diabetes Gesellschaft (DDG) durch den Bundesverband Klinischer Diabetes-Einrichtungen (BVKD) zertifiziert. Als höchste Auszeichnung wurde uns der Titel ‚Diabetologikum DDG' verliehen.*
>
> *Unsere Mission ist die Prävention und Behandlung des Diabetes mellitus für alle Altersgruppen unter Berücksichtigung der individuellen Bedürfnisse. Ein Leben mit möglichst hoher Lebensqualität und geringen Komplikationen durch die Erkrankungen ist unsere Vision."*

Anhand von zwei Vorträgen wurde diese Mission untermauert: Prof. Dr. Bernhard Kulzer und Dr. Berthold Maier waren dafür aus Bad Mergentheim angereist:

Prof. Dr. Bernhard Kulzer als leitender Psychologe des Diabetes Zentrum Mergentheim (DZM) führte u.a. aus, wie sich Distress bei Eltern bzw. deren nicht unterstützendes Verhalten auf die *Resilienz* ihres Kindes mit T1D auswirken kann und zu psychischen Auffälligkeiten sowie einem Anstieg des HbA1c-Wertes des Kindes führen kann.[35]

Zudem zeigte Prof. Kulzer anhand des Beispiels von Erik Wilhelm Momsen, welches mich sehr beeindruckt hat, wie *Resilienz* die Lebensqualität und Lebenserwartung, in diesem Fall gerade mit T1D, deutlich steigern kann:

---

[35] Eilander MA, Frank J. Snoek F et al.: Parental Diabetes Behaviors and Distress are related to Glycemic Control in Youth with Type 1 Diabetes (DINO Study 2017). Conclusions. J Diabetes Res. 2017;2017:1462064. *https://www.ncbi.nlm.nih.gov/pmc/articles/PMC5742467/* (abgerufen am 06.03.2024).

Herr Momsen war gemäß der Notiz der Ärzte, die er nur entschlüsseln konnte, weil er Latein sprach, 1921 dem Tod geweiht aufgrund seiner frisch diagnostizierten T1D-Erkrankung. Aber seine Familie und er steckten den Kopf nicht in den Sand. Als einer der ersten Menschen in Europa bekam er 1922 als Teil einer Versuchsgruppe in Kopenhagen Insulin gespritzt. 1924 kehrte er nach Deutschland zurück und wurde dort weiter behandelt.[36]

Die beiden nun folgenden Folien und Zitate drucke ich hier mit freundlicher Genehmigung von Prof. Dr. Bernhard Kulzer ab:

Erik Wilhelm Momsen

- Geb. 1905
- 1921 - **mit 16 Jahren** - wird der Typ-1-Diabetes diagnostiziert.
- Insulin gibt es zu diesem Zeitpunkt nicht – im Krankenhaus wird er stattdessen mit Haferschleim behandelt
- Erik liest auf seiner Krankenakte „Moribundus" und sagt seiner Mutter, dass er sterben muss
- Die Ärzte geben ihm **maximal 3 Monate Überlebenszeit** – er hat Glück, dass er eine relativ lange Remissionsphase und eine Restbetazellleistung hatte
- Die Mutter erkundigt sich nach Therapiemöglichkeiten und hört von der Möglichkeit der Insulintherapie und der Verfügbarkeit von „Diasulin" in Dänemark (Kopenhagen)
- Erik lebt 2 Jahre bei Verwandten in Kopenhagen und **erhält dort Insulin**
- Ab 1923 Insulinproduktion in Frankfurt Höchst – **Erik ist einer der ersten Patienten, in Deutschland, die Insulin spritzen**
- Erik **spritzt sich drei Mal am Tag Insulin**, bestimmt regelmäßig seinen Zuckergehalt aus dem Urin mit der „**Nylander-Reagenz-Methode**" und hält einen **strengen Diätplan** ein
- Erik bekommt sein **Selbstvertrauen zurück**, ist ein engagierter Schüler

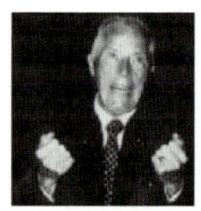
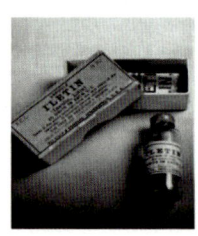

Erik Wilhelm Momsen: Resilienzfaktoren

- **Stabile emotionale Beziehungen in der Kindheit** zu Eltern, besonders der Mutter > später sehr stabile Beziehung zu seiner Frau
- Emotional positives, offenes, beratendes, unterstützendes, **lenkendes und normorientiertes** („strukturgebendes") Erziehungsklima
- **Rollenvorbilder für ein konstruktives Bewältigungsverhalten** bei Belastungen > Mutter gibt sich mit der Diagnose „Moribundus" nicht zufrieden
- **Soziale Unterstützung** durch Personen auch außerhalb der Familie > Kopenhagen
- **Selbstwirksamkeitserfahrungen**, Selbstachtung, internale Kontrollüberzeugungen > Abitur, Studium, Heirat, Kinder „trotz Diabetes", trotz Widerstände
- Persönlichkeitsmerkmale, die **effektives Bewältigungsverhalten** begünstigen (z.B. Flexibilität, Frustrationstoleranz, Sozialität, nicht zuletzt Humor)
- **Kognitive Flexibilität** > Steuerung seines Diabetes in „riskanten" Situationen (Hypoglykämien, Autofahren, Jagd)
- **Optimismus**, Offen für Veränderungen > Insulinpumpentherapie mit 84 Jahren
- **Akzeptanz** seiner Person und des Diabetes > Kohärenzgefühl
- **Gelungene Balance zwischen Anforderungen des Diabetes**, Leistungsforderungen, sozialen Verantwortlichkeiten > Beruf, Hobbies, soziales Engagement, Familie
- **Aktives Bemühen, Stressoren zu bewältigen** (Coping), statt sie zu vermeiden oder zu relativieren
- **Erfahrung von Sinnhaftigkeit, Struktur und Bedeutung** in der eigenen Entwicklung > Religion, Dankbarkeit, Vortragstätigkeit

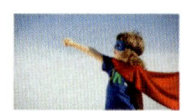
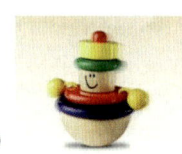
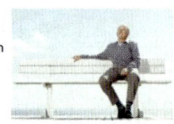

---

[36] B. Kulzer: „Gut gemacht, Herr Momsen!" Diabetes-online.de, 01.07.2014. *https://www.diabetes-online.de/a/gut-gemacht-herr-momsen-1652748* (abgerufen am 04.06.2023).

„So wie einem Baum mit starken Wurzeln ein Sturm wenig anhaben kann, sind auch positive Erfahrungen in der Kindheit ein guter Schutz davor, bei größeren Problemen den Halt zu verlieren. Dazu zählen Erfahrungen aus der Kindheit wie bedingungslos geliebt zu werden und sich durch die Eltern oder andere Personen sicher und nicht überfordert zu fühlen. Wichtig ist aber auch, frühzeitig zu erfahren, wie Erwachsene Probleme aktiv und positiv lösen und als Vorbilder dienen. In der Erziehung ist es wichtig, Kinder nicht in Watte zu packen, sondern ihnen die Chance zu geben, selbstständig Schwierigkeiten zu lösen. In unseren Kursen für Eltern mit Kindern mit Typ-1-Diabetes ermuntern wir diese daher, ihren Kindern frühzeitig die Möglichkeit zu geben, schrittweise ihren Diabetes selbstständig zu steuern, dabei aber auch im Hintergrund zur möglicherweise notwendigen Unterstützung präsent zu sein."[37]

„Es fällt manchmal ebenfalls schwer, einen weiteren Gedanken zu akzeptieren, aber er ist bekannt aus dem Bereich des Sports: „Nur durch Niederlagen wird man wirklich erfolgreich" oder „Richtige Champions haben am besten aus Niederschlägen, Fehlern gelernt". Und tatsächlich entwickeln wir Menschen uns am besten im Umgang mit schwierigen Situationen weiter. Resilienz entsteht vor allem in der Auseinandersetzung mit belastenden Ereignissen."[38]

Dr. phil. Berthold Maier, Psychologischer Psychotherapeut am Diabetes Zentrum Mergentheim (DZM), ging während des Themenblocks *„Resilienz und Diabetes"* im Anschluss im Speziellen auf die Lebensqualität von Müttern mit T1D-Kindern ein: Diese ist, laut einer Studie, durch diabetesbezogene Belastungen, die körperlicher, mentaler und psychischer Natur sein können, bedingt durch T1D geringer als bei Müttern ohne Kind mit T1D.[39]

Dr. Maier während seines Vortrages auf dem DDG Kongress im Mai 2023 in Berlin: „Wenn Sie ein Kind mit Diabetes behandeln, schauen Sie besonders auf die psychische Gesundheit der Mutter."

Auch die *Resilienz* der Mutter, bzw. weiter gefasst die der Eltern bzw. engsten Bezugspersonen, ist also entscheidend für den Umgang des Kindes mit T1D. Wichtige Maßnahmen zur Steigerung der *Resilienz* sind laut Dr. Maier: **Selbstwirksamkeit erhöhen** (zum Beispiel eigene Stärken herausarbeiten, verbale Ermutigung), Fertigkeiten vermitteln durch **lösungsorientiertes Coping** (Schulungsmaterial, Wissen vermitteln, Problemlösefertigkeiten, Therapiefertigkeiten) und der Ausbau des **sozialen Netzes** / der **sozialen Unterstützung**. Auch über **kognitive Flexibilität** als *Resilienzfaktor* wurde gesprochen. Dieser Faktor beinhaltet u.a. Achtsamkeit, Entspannung, Schlaf und Selbstfürsorge für die Eltern.

---

[37] Prof. Dr. Bernhard Kulzer, Diabetes Zentrum Mergentheim: *„Erfolgreich den Diabetes bewältigen"*. Diabetes Journal DJ 08/2023, S. 21.
[38] Prof. Dr. Bernhard Kulzer, Diabetes Zentrum Mergentheim: *„Erfolgreich den Diabetes bewältigen"*. Diabetes Journal DJ 08/2023, S. 21.
[39] Thorsteinsson EB, Loi NM, Rayner K: Self-efficacy, relationship satisfaction, and social support: the quality of life of maternal caregivers of children with type 1 diabetes. PeerJ. 2017 Oct 23; 5:e3961.

Im Anschluss an diesen Beitrag ging Dr. Torben Biester, Arzt im Kinder- und Jugendkrankenhaus AUF DER BULT, Hannover, in seinem Vortrag darauf ein, inwiefern moderne Technologien die *Resilienz* fördern. Auch hier mit freundlicher Genehmigung von Dr. Biester eine Folie aus seinem Vortrag, die Elternantworten nach acht Wochen Nutzung einer AID-Technologie für deren Kind mit T1D zeigt (s.o.).

Dieser Exkurs zeigt aus meiner Sicht zum einen, dass das Thema *Resilienz* deutlich an Aufmerksamkeit gewinnt im Zusammenhang mit Diabetes, denn auf die Tagesordnung des DDG-Kongresses schafft es nicht jedes Thema. Zum anderen zeigt es, wie oben eingeleitet, wie wichtig die Bezugspersonen und deren *Resilienz* für die kindliche *Resilienz* sind. Ich gehe davon aus, dass bis zur Veröffentlichung dieses Buches auf diesem Gebiet noch weitere Fortschritte erzielt werden können.

Resilienz bei Kindern: Interview mit Dr. Britta Grote

Abschließen möchte ich dieses Kapitel mit einem Interview, das ich zu den Themen „*Resilienz* bei Kindern – was ist das eigentlich?" und „*Resilienz*-Training für Kinder: Wie können wir die *Resilienz* unserer Kinder stärken?" mit Dr. Britta Grote geführt habe. Dr. Grote ist *Resilienz*-Trainerin für Kinder und Beraterin in der Beratungsstelle für Kinder und Jugendliche mit chronischen Erkrankungen (BKJE) (*https://afj-jugendhilfe.de/projekte/bkje-beratungsstelle*) in Bremen.

Liebe Britta, was versteht man unter Resilienz bei Kindern?

Im Kindesalter bedeutet *Resilienz* die psychische Widerstandsfähigkeit gegenüber biologischen, psychologischen und psychosozialen Risiken für die eigene Entwicklung. Und es ist auch die Fähigkeit, mit belastenden Situationen gut umzugehen. Resiliente Kinder und Jugendliche können ihre persönlichen und sozial vermittelten Ressourcen einsetzen, um eine Krise positiv zu meistern und sich dadurch weiterzuentwickeln.

Welche Bausteine bzw. Säulen hat Resilienz?

Es gibt die sogenannten sieben Säulen der *Resilienz*: Optimismus, Akzeptanz, Lösungsorientierung, Verantwortung, Opferrolle verlassen, Netzwerk und Zukunftsplanung. Diese werden zum Teil mit anderen Umschreibungen oder in anderer Reihenfolge in den meisten *Resilienz*konzepten verwendet. Die *Resilienz* entsteht aus dem biologischen Setting, also aus den Genen, die einem mitgegeben wurden, und aus der Umwelt, also den positiven Erfahrungen bei der Bewältigung von Krisen. Dies bedeutet, dass sich *Resilienz* durch sehr dynamische Entwicklungsprozesse formt und aus Fähigkeiten und erworbenen Verhaltensweisen besteht.

Da sich im Kindesalter die eigene Identität noch entwickelt, weichen hier laut der *Resilienz*forschung die ausschlaggebenden *Resilienz*faktoren ab von den sieben Säulen der *Resilienz*, die man für Erwachsene heranzieht, und lauten: Selbst- und Fremdwahrnehmung, Selbstwirksamkeit, Selbststeuerung, Problemlösung, soziale Kompetenz und Stressbewältigung.

Zudem gibt es das Konzept der Risiko- und Schutzfaktoren: biologische, psychologische und psychosoziale Faktoren, welche die Entwicklung eines Menschen positiv oder negativ beeinflussen können. Ein solcher Schutzfaktor für die *Resilienz* im Kindesalter ist eine stabile Beziehung zu einer erwachsenen Bezugsperson.

Was haben Misserfolge und Erfolgserlebnisse mit Resilienz zu tun?

Jede gemeisterte Krise oder Risikosituation beeinflusst unser Verhalten und wie wir mit der nächsten Krise umgehen können. Kein Mensch ist in jeder Lebensphase gleich widerstandsfähig gegenüber Krisen. Aber je öfter ich gut aus einer Krise herauskomme, desto eher verfestigen sich Verhaltensweisen und Bewältigungsstrategien, welche mir in der nächsten Krise erneut helfen können. Dadurch werde ich resilienter. Zu diesen Krisen gehören nicht nur herausfordernde Erlebnisse, aus denen man letztlich erfolgreich hervorgeht, sondern auch Misserfolge, die man überwinden konnte und die sich somit im Rückblick in Erfolgserlebnisse umkehren aufgrund der geglückten Bewältigung.

Britta, Du bist Resilienz-Trainerin für Kinder. Warum ist das eine gesonderte Ausbildung? Was macht den Unterschied aus zwischen kindlicher Resilienz und Resilienz bei Erwachsenen?

Resilienz ist nicht angeboren, sondern zeitlebens erlernbar. Sie ist allerdings, wie so vieles, in der Kindheit leichter und schneller erlernbar als im Erwachsenenalter. Kinder, die bereits früh vielen Risikofaktoren ausgesetzt sind, sollten bei der Bewältigung besonders unterstützt werden, denn je früher sich gute Bewältigungsstrategien und Verhaltensweisen verfestigen, desto resilienter werden die Kinder später im Erwachsenenalter sein. Da Kinder sich aber stets weiterentwickeln und je nach Alter unterschiedliche kognitive Fähigkeiten und Entwicklungsaufgaben haben, ist es wichtig, dass ein *Resilienz*-Training altersgerecht und adaptiv gestaltet wird.

Was gibt es bei kindlichem Resilienz-Training besonders zu beachten? Wo liegen Risiken und Chancen?

Das *Resilienz*-Training für Kinder sollte zuallererst alters- und bedarfsgerecht sein. Es ist eine eher präventive Maßnahme und kein Therapieersatz für schon bestehende Probleme. Auch ist es gut, die Eltern oder enge Bezugspersonen in das Training mit einzubeziehen, zum Beispiel durch Elternabende und Handouts mit Übungen. Das Training sollte sich auf die Stärkung der kindlichen Kompetenzen und Ressourcen konzentrieren. Selbst- und Fremdwahrnehmung, Selbstwirksamkeit, Selbststeuerung, soziale Kompetenz, Stressbewältigung und Problemlösung kann man mit Kindern trainieren und damit ihre *Resilienz* stärken. Dies wird innerhalb eines Trainings nicht immer in gleichem Maße bei jedem Kind gelingen. Deshalb gilt es zu beachten, nicht zu überzogene Erwartungen zu haben und auch nicht zu perfektionistisch zu sein.

Wie können wir unsere Kinder motivieren, nicht gleich aufzugeben, also nicht gleich den Kopf in den Sand zu stecken, sondern es weiter zu probieren bzw. sich zu trauen, weil wir wissen, dass sie etwas eigenständig schaffen können?

Indem wir ihnen genau dies vorleben. Kinder lernen durch Vorbilder. Wir sollten sie motivieren und ihnen zeigen, dass wir an sie glauben, ohne sie unter Druck zu setzen. Wir können den Weg zur Lösung einer Krise oder zum Erreichen eines Ziels loben, unabhängig vom Ergebnis. Wenn wir die Anstrengung loben statt des Ergebnisses, wird dies die Kinder motivieren nicht aufzugeben und selbst an Lösungen zu arbeiten. So lernen Kinder, dass es sich lohnt, am Ball zu bleiben. Bei komplexen Abläufen, Aufgaben oder Anforderungen finde ich die Schritt-für-Schritt-Methode sehr geeignet: Die Aufgabe in einzelne kleine Schritte unterteilen und Schritt für Schritt mit dem Kind üben, bis ihm der gesamte Ablauf gelingt. Und nach jedem Schritt das Loben nicht vergessen.

(Hin)fallen ist okay, auch im übertragenen Sinne. Aber manchmal fällt das Wiederaufstehen schwer. Wie können wir unseren Kindern hierbei helfen, ohne ihnen alles abzunehmen?

Für Kinder ist es wichtig zu erkennen, dass sie auch anstrengende Situationen bewältigen können. Und wenn mal etwas schief geht, ist es auch von Bedeutung zu lernen, die Frustration auszuhalten und mit ihr klarzukommen. Wenn man Kindern alles abnimmt, lernen sie diese wichtigen Fähigkeiten nicht und entwickeln mitunter keine Selbstwirksamkeit und kein gutes Selbstwertgefühl. Dies führt wiederum zu geringer *Resilienz* und drängt die Kinder in die hilflose Opferrolle. Wenn es ein Problem zu lösen gibt, helfen wir den Kindern, indem wir die richtigen Fragen stellen und sie im Folgenden selbst auf die Lösung des Problems kommen dürfen.

Wie helfen wir unseren Kindern aus der Opferrolle heraus und was ist das überhaupt, die Opferrolle?

Wir helfen ihnen, indem wir ihre Selbstwirksamkeit und ihren Selbstwert stärken. Eltern von Kindern mit chronischer Erkrankung neigen manchmal dazu, ihren Kindern alles abnehmen zu wollen, weil die Kinder ja schon die Last der Erkrankung tragen. Dies macht die Kinder aber zu Opfern, zu Menschen, die sich nicht selbst helfen können, da sie ihre Selbstwirksamkeit nicht gespürt haben, keine Niederlagen und Erfolge erleben durften. Diese Hilflosigkeit führt zu einem geringen Selbstwert, und es besteht die Gefahr, in der Opferrolle gefangen zu bleiben. Es ist wichtig, dass Kinder sich selbst wahrnehmen, ihre Fähigkeiten kennen lernen, Erfolg und Misserfolg erleben und dies geht oftmals nur durch *Trial-and-Error*. Für Kinder mit chronischer Erkrankung bedeutet dies, auch bereits früh im Leben Teile der eigenen Therapie zu übernehmen. Wenn die Kinder zum Beispiel versuchen wollen, beim Katheterlegen zu helfen, sollte man sie machen lassen und Kinder, die nicht von selbst darauf kommen, darf man gerne ermuntern – natürlich immer altersgerecht und gerne vielleicht erstmal in kleinen Schritten, auch wenn es zunächst nur das Öffnen der Verpackung oder das Abziehen eines Pflasters ist. Diese Kinder erleben sich als handlungsfähig und nicht als ausgelieferte Opfer ihrer Erkrankung, für die die Eltern stets Sorge tragen.

Wie können wir unseren Kindern Resilienz im Alltag vorleben? Was ist hierbei wichtig?

Dazu fällt mir als Erstes etwas ein, das Eltern von Kindern mit chronischer Erkrankung oft vergessen: auch einmal an uns selbst denken! Selbstfürsorge vorleben! Und auch zu versuchen, ein Vorbild in allen sieben Säulen der *Resilienz* (s.o.) zu sein. Dies gelingt sicher nicht immer, aber je öfter wir es versuchen, desto größere Wirkung wird es bei uns selbst zeigen und somit auch bei unseren Kindern.

Wir können auch mit den Kindern zusammen verschiedene Übungen für die Stärkung von *Resilienz* ausprobieren und diejenigen, welche uns und den Kindern gefallen, verfestigen und in unseren Alltag einbauen. Wichtig ist, dass es Spaß macht und gut tut!

Vielen Dank, liebe Britta, für dieses Interview!

Ein kurzes Fazit

Es ist wichtig, schon im Kindesalter mit dem Aufbau und der Stärkung von *Resilienz* zu beginnen. Dabei sollten wir als Eltern bzw. enge Bezugspersonen nicht vergessen, dass wir für unsere Kinder Vorbilder sind und unsere *Resilienz* bzw. im Negativen auch unser Stress sich auf sie überträgt.

Mit Bezug auf den Diabetes geht es bei *Resilienz* u.a. um die Akzeptanz des Lebens mit Diabetes sowie die lösungsorientierte, ganzheitliche Integration des Diabetes, um die persönliche Wahrnehmung und Beeinflussung der Lebensqualität, raus aus der Opferrolle. Es ist also entscheidend, Verantwortung für sein eigenes Leben mit Diabetes zu übernehmen. Zudem ist es wichtig, nach der Devise zu leben, dass man mit Diabetes alles erreichen kann, also an seinen Träumen, seiner Zukunftsplanung und den selbst gesteckten Zielen mit Optimismus festhält. Denn auch mit Diabetes kann man mit einer lebensbejahenden Grundeinstellung, Achtsamkeit und *Resilienz* sein Leben selbst in die Hand nehmen und wird auf Unterstützung, Respekt und Resonanz treffen.

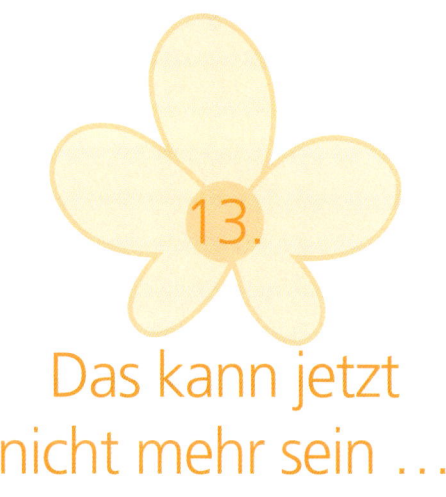

13.

Das kann jetzt nicht mehr sein …

Wann lasse ich das Diabetesmanagement laufen? Wann schreite ich ein? Wann sitze ich hibbelig herum und versuche, mich zurückzuhalten? Wann freue ich mich, dass Nonie mich oder andere Personen, die sich gerade um Nonie und ihren Diabetes kümmern, um Hilfe bittet?

Wann ist die Technik das Problem? Wann die Ernährung? Wann Hormone? Wann spielt menschliches Verhalten hinein?

Ich möchte hier gar nicht in die Tiefe gehen, denn zu *Herausforderungen 2.0* gibt es ein ganzes Kapitel in meinem ersten Buch „*Rock around the Clock mit Diabetes Typ 1*". Hier deshalb einfach ein paar Gedanken und Erfahrungen und im Anschluss eine Checkliste mit dem Wichtigsten in Bezug auf **ein Eingreifen bei hohen/niedrigen Werten, wenn Nonie gerade nicht in meiner Obhut ist**.

Allgemein ist es mir wichtig, vor ihrer Abwesenheit das dann jeweils sinnvolle Diabetesmanagement mit ihr und ggf. der/den temporären Bezugsperson/en zu besprechen. Es hilft dafür, zu verstehen, was an Bewegung, Aktivität, Essen, potenzieller Aufregung etc. geplant ist. Ungeplantes ergibt sich immer, weshalb kognitive Flexibilität, wie wir im vorherigen Kapitel gelernt haben, eine wichtige Säule der *Resilienz*, sicherlich von der Grundeinstellung her gut und wichtig ist. Und auch euer Herz sollte einfach offen sein für das Leben, egal, wie es sich euch dann in der jeweiligen Situation zeigt und welche Wege es mit euch gehen möchte. Einigen potenziellen Stressfaktoren in Bezug auf den Diabetes kann man sicherlich im Vorfeld bei einem entspannten Gespräch mit allen potenziell Beteiligten bereits den Wind aus den Segeln nehmen. Ich empfehle euch also, euch diese Zeit zu nehmen, denn im Vergleich zu dem, was alles schiefgehen kann, wenn man sie sich nicht nimmt, und was man dann versucht, wieder zeitaufwendig glattzubügeln, ist dies sehr gut investierte Zeit.

Zudem ermuntere ich die temporär betreuenden Erwachsenen oder Nonies Schwestern und auch Nonie jedes Mal wieder dazu, mich anzurufen oder mir eine *WhatsApp* zu schicken, wenn ich helfen kann. Auf diese Weise entstehen manche Herausforderungen gar nicht erst.

Nonie meldet sich von sich aus noch recht wenig bis gar nicht, es sei denn, sie möchte etwas in meiner Abwesenheit essen, bei dem sie sich nicht sicher ist, wie sie das berechnen soll. Obwohl ein Anruf in diesen Belangen auch immer seltener wird, da sie inzwischen immer häufiger zielstrebig und mutig drauflosschätzt oder die *WETID-App* selbstständig benutzt (siehe Kapitel 10). Meist hat sie ihre Werte noch nicht proaktiv im Blick oder auch einmal keine Daten auf dem Handy, weil es für sie ausreicht, dass die Pumpe die Daten des Sensors empfängt. Und die Pumpe meldet sich ja bei ihr, wenn etwas nicht passt. Der Empfang zwischen Pumpe und Sensor ist bei uns stabiler als der zwischen Handy und Sensor. Einerseits könnte man nun mit ihr argumentieren, dass sie doch bitte häufiger auf ihre Diabeteswerte schauen sollte und darauf achten sollte, dass die Werte auch auf dem Handy gezeigt werden, damit die *Dexcom Follow-App* funktioniert. Auf der anderen Seite mag ich dieses noch kindliche Verhalten an ihr, denn dann weiß ich, dass es ihr insgesamt gut geht und sie sich nicht nur über ihren Diabetes definiert. Sie ist dann ganz Kind, und der Diabetes spielt zwischenzeitlich einfach einmal keine Rolle. Aus meiner Sicht sind das sehr wertvolle Momente für ihre ganzheitliche Entwicklung.

Wenn Nonie gut drauf ist, funktioniert die erweiterte Lolli-Kommunikation per *WhatsApp*, wie bereits in Kapitel 7.4. ausgeführt, hervorragend. Sicherlich stecken wir derzeit irgendwo zwischen von mir und durch sie selbst gesteuertem Diabetesmanagement, und die Lolli-Kommunikation wird, wenn ich eine Prognose abgeben sollte, irgendwann im Laufe der fünften Klasse auslaufen, weil Nonie dann komplett übernimmt, wenn sie unterwegs ist. Natürlich bin ich immer für sie da, das weiß sie, aber ihr positiver Drang, das mit dem Diabetes nun selbst zu steuern, wird stärker. Gestern Abend schickte sie mir eine *WhatsApp* mit der Bitte, sich doch bitte heute früh komplett selbst um ihr Schulfrühstück (zuhause und Brotzeit) kümmern zu dürfen, *„um zu schauen, ob das schon klappt"*, wie sie es nannte.

Hibbelig herum sitze ich eigentlich nur, wenn ich aus der Ferne zuschauend weiß, dass sich bei akuten hohen oder niedrigen Werten *theoretisch* gerade jemand kümmert, ich aber keinen aktuellen Status habe. Oft ist das Sichkümmern nicht konkret sichtbar, es findet kein Austausch zwischen uns statt, oder ich bin mir unsicher aufgrund der Situation – zum Beispiel eine Familienfeier oder ein anderes *komplexes* Geschehen –, ob an den Diabetes und seine Fallstricke adäquat gedacht wird. Über die gemeinsame Notiz oder per *WhatsApp* erfolgt dann in dem akuten Moment meiner Hibbeligkeit kein Update, was ich natürlich erst einmal rational nachvollziehen kann, und ich starre zwar auf die *Follow-App*, aber irgendwie auch in eine *Blackbox*. Dann schwanke ich zwischen „Entspann dich doch mal, Maren, sie haben das gewiss im Blick, kommen nur grad nicht dazu, die Info zum Diabetesmanagement auch weiterzuleiten!" und „Ob sie das wirklich gerade im Griff haben oder ob ich helfen könnte?". Ein kundig unterstützender Blick von außen kann aus meiner Erfahrung heraus durchaus sinnvoll sein, wenn man selbst in einer Situation gerade viele Bälle gleichzeitig jongliert. Dabei fällt der Diabetes auch einmal herunter. Das passiert mir, wenn ich zuständig bin, genau wie Nonie, wenn sie sich allein kümmern will, und wie weiteren Bezugspersonen mit Diabetesverantwortung. In diesen Momenten ein freies Hirn anzuzapfen, ohne das negative Begleitgefühl, dass man es selbst gerade nicht hinbekommt – lasst diesen Gedanken bitte wirklich einfach beiseite, denn er ist kontraproduktiv, und natürlich habt ihr prinzipiell alles im Griff und kümmert euch immer so gut es eben geht –, kann Gold wert sein.

Bin ich hingegen selbst abgelenkt oder mit etwas anderem beschäftigt in meiner *freien* Zeit, achte auch ich oft nicht auf den Verlauf von Nonies Kurve und in vielen Fällen hat sich das Ganze dann doch nach ein paar wenigen Stunden, wenn ich mich wieder dazuschalte, in Wohlgefallen aufgelöst. Einfach entspannt bleiben, einmal abschalten, selbst auftanken und Ruhe bewahren wäre also oftmals mein Wunschverhalten, wenn da doch das eigene Kopfkino nicht wäre …

Hier nun zur Checkliste: „Das kann jetzt nicht mehr sein …"

> *Anmerkung*
> Jeder eintretende Fall ist in gewisser Hinsicht einzigartig, da das Management von T1D komplex ist und auch komplex bleibt, egal, wie viel Erfahrung man damit hat. Diese Checkliste sollte also nur als Einstieg in diese Thematik gesehen werden in dem Wissen, dass ihr sie auf eure Situation anpassen solltet bzw. in dem Bewusstsein, dass es im Einzelfall dann doch anders kommen kann bzw. andere Maßnahmen notwendig sind.

Wie gehe ich in der Regel vor, wenn Nonie gerade nicht bei mir ist und sich ihre **Gewebezuckerwerte im Sinkflug** befinden, ohne dass ich erkenne, dass etwas unternommen wird? Checkfragen/Überlegungen (Nonie ist jetzt Ende der vierten Klasse):
- Bei wem ist sie gerade und wie vertraut ist diese Person mit ihrem Diabetesmanagement? Je nach Akutheit der Situation und betreuender Person entspanne ich mich dann oder werde aktiviert.
- Wurde ggf. schon mit mir kommuniziert, aber ich habe es noch nicht gesehen (verpasster Anruf / Notiz / *WhatsApp* / Lolli-Kommunikation etc.)?
- Könnte es ein Technikfehler sein? Zum Beispiel ist unser Sensor in den ersten 24 Stunden nach dem Setzen oder am Ende der Tragezeit in Ausnahmefällen nicht zuverlässig. Was hilft, um sicherzugehen, ist in einem solchen Fall ein blutiges Messen des Zuckerwertes sowie ggf. eine Kalibrie-

rung. Weiß die betreuende Person das oder besteht Handlungsbedarf?
- Sehe ich Handlungsbedarf, aber die Situation ist noch nicht akut, versuche ich zunächst eine Kommunikation per *WhatsApp*. Dabei beobachte ich weiter.
- Erfolgt daraufhin keine Reaktion und die Werte sinken weiter, rufe ich, sofern ich aufgrund der Situation Handlungsbedarf sehe, spätestens nach zehn Minuten an.
- Für den Handlungsbedarf ist die Abschätzung wichtig,
    – bei wem sie aktuell ist, wie gut sich diese Person(en) mit dem Management von T1D auskennen,
    – wie zuverlässig sie sind (Erfahrungswerte) und
    – in welcher Situation sie sich befindet (entspannt, angespannt, komplex, übersichtlich, tendenziell überfordernd für die betreuende Person …).
- Zunächst rufe ich in diesem Fall bei Nonie direkt an, ansonsten, wenn ich sie nicht erwische, bei den jeweils betreuenden Personen. Warum zuerst Nonie? Dann bin ich sicher, dass ich den aktuellsten Stand habe in Bezug auf das Diabetesmanagement. Es kann zum Beispiel sein, dass ihr gesagt wurde, Zucker zu nehmen, aber sie hat das noch nicht gemacht oder hat eigenständig Maßnahmen ergriffen. Das bekomme ich nur heraus, wenn ich direkt mit ihr spreche.
- Was ist für mich akut: Sofern ich es bemerke bzw. meine eigenen Alarme entsprechend eingestellt sind, was ehrlicherweise nicht immer der Fall ist, wenn sie fremdbetreut ist, werde ich bei einem Wert von 80 mg/dl (4,4 mmol/l) sinkend aufmerksam. Frage ist, ob sich der Wert stabilisiert oder weiter sinkt und dann mit einfachem Pfeil nach unten als Tendenz oder Doppelpfeil nach unten. Bei 80 mg/dl (4,4 mmol/l) mit Doppelpfeil nach unten ist es bei uns akut. Die Pumpe denkt zwar mit, aber in einer solchen Situation ist Nonies Unterzucker oftmals imminent. Nonie weiß, dass mir dann die Lolli-Kommunikation hilft. Hingegen kann es sein, dass ich bei 75 mg/dl (4,2 mmol/l) mit gleichbleibender Tendenz vollkommen entspannt bleibe, sofern keine Aktivität angesagt ist. Das bekommt die Pumpe oftmals allein wieder in den Griff.
- Und dann? Mit AID-Technologie heißt es ja immer Vertrauen zur Pumpe und ihrer Technologie entwickeln und im Zweifel erst einmal abwarten. Aus diesem Grund ist für mich der allerwichtigste Faktor, wie es Nonie geht. Sofern wir kommunizieren, frage ich sie das direkt, ansonsten weiß sie, dass erst mal in ihren Körper hineinfühlen immer die richtige Wahl ist. Auch die betreuenden Personen sind gebrieft, diese Frage zu stellen bei sinkenden Werten. Wenn sie sich komisch fühlt, nimmt sie eine halbe bis eine schnelle KE, je nachdem, wie stark ihr Gefühl ist. Das macht sie schon gut allein. Wenn es ihr hingegen gut geht, trotz der niedrigen Werte, kann es sein, dass der Algorithmus gegriffen hat und sich ihr Blutzucker schon wieder stabilisiert hat, wir das aber im Gewebezucker noch nicht erkennen

können. Das Motto lautet also bei uns bei niedrigen Werten: *Technik ist gut, Gefühl ist besser.*
- Sofern wir kommunizieren, stelle ich die Frage, wie es zu dieser Situation gekommen ist, nicht um zu schimpfen, sondern um zu verstehen und ggf. zu helfen. Es könnte zum Beispiel auch eine falsche Berechnung der Kohlenhydrate dahinterstecken.
- Kommunizieren wir nicht und die Situation löst sich *von selbst*, also ohne mein Zutun, in Wohlgefallen auf, lege ich die Sache meist *ad acta*. Dann ging es auch ohne mich, das ist gut so, und ich sehe häufig davon ab, diesen Fall in der Tiefe im Nachgang verstehen zu wollen. Es sei denn, es war heftig, denn dann können *Learnings* für die Zukunft weiterhelfen.
- Häufen sich die Unterzucker, versuche ich ebenfalls, persönlich mit Nonie oder der betreuenden Person zu sprechen. Dann geht es meist um den Jo-Jo-Effekt. Das bedeutet, dass der Körper, nachdem er im Unterzucker Zucker aus den Zellen zur Verfügung gestellt hat, um den Blutzucker zu stabilisieren, sich später diesen Zucker wieder aus dem Blut holt und in den Zellen fürs nächste Mal einlagert, wenn wieder Energie benötigt wird. Unterschätzt man diesen Effekt, kann es vorkommen, dass man mit Insulin hohe Werte korrigiert und es aufgrund des zusätzlichen „Zucker-Rückhol"-Effektes wieder zu einem Unterzucker kommt. Zudem klären wir, ob vielleicht ein Muskelauffülleffekt vorliegen könnte oder was ansonsten für das Sinken der Werte verantwortlich sein könnte. In meinem ersten Buch beschreibe ich ausführlich mögliche Gründe für einen niedrigen Blutzuckerwert.

Wie gehe ich in der Regel vor, wenn Nonie gerade nicht bei mir ist und ihre **Gewebezuckerwerte weiter klettern bzw. einfach nicht fallen** wollen und ich nicht erkenne, dass etwas unternommen wird? Checkfragen/Überlegungen (Nonie ist jetzt Ende der vierten Klasse):

- Bei steigenden/kontinuierlich hohen Werten in meiner Abwesenheit schaue ich zunächst, wie lange die Werte schon über dem Zielbereich liegen. Unter zwei Stunden mache ich mir in der Regel keine Sorgen. Frage ist auch, wohin die Tendenz geht.
- Sind es bereits (deutlich) über zwei Stunden bzw. klettern die Werte weiter, schaue ich ebenfalls, ob in irgendeiner Form dazu mit mir kommuniziert wurde. Und natürlich ist auch wieder wichtig zu wissen, mit wem Nonie gerade zusammen ist (s.o.).
- Sehe ich Handlungsbedarf, gehe ich zunächst wieder den Weg über *WhatsApp* und erkundige mich, was Sache ist. Ich kläre auf diesem Wege oder im Zweifel per Telefon ab, was die Ursache sein könnte (FPE-Effekt, Technik, Hormone, Krankheit, Aufregung, vergessen zu spritzen oder Kohlenhydrate nicht korrekt berechnet etc.). Auch hier findet ihr in meinem ersten Buch ein ganzes Kapitel zu diesem Thema. Dann versuche ich zu helfen, das Ganze wieder in den Griff zu bekommen. Aus meiner Sicht ist es wichtig, aufgrund der unterschiedlichen möglichen Ursachen eines Überzuckers

umfassend zu verstehen, was dazu geführt haben könnte. Oft messen wir in dieser Situation auch blutig.
- Sind wir gemeinsam ratlos, gehen wir, wenn möglich, so vor, dass wir nach dem Ausschlussverfahren nicht plausible Ursachen eliminieren. Gut kontrollierbare Aktivität bzw. einfach kalkulierbare, in Bezug auf die KH nicht komplexe Mahlzeiten sind mir in dem Fall auch wichtig, um einen Griff an die Situation zu bekommen.
- Oft löst sich die Situation von selbst. Auch die Pumpe denkt ja mit, ist aber für mein Befinden bei hohen Werten in der Regel etwas langsam darin, eine Gegenreaktion einzuleiten. Ich spreche dann immer von Rückenwind, wenn wir unterstützend Insulin bei hohen Werten abgeben. Ob eine zusätzliche Abgabe von Insulin notwendig ist, kann allerdings nur sinnvoll entschieden werden, wenn die Ursache der hohen Werte möglichst genau beleuchtet wurde, sonst besteht die Gefahr einer länger andauernden Hypoglykämie. Natürlich schützen sich die Hersteller der Insulinpumpen davor, durch ihre Technologie Menschen mit Diabetes verantwortungslos in einen Unterzucker zu jagen, weshalb ich herstellerseitig nachvollziehen kann, dass vom Algorithmus eher vorsichtig und mit Bedacht nach unten korrigiert wird. Dennoch besteht hier für mein Gefühl, und auch aus Rückmeldungen der T1D-Community schließend, Optimierungspotenzial in Bezug auf die *Features* der Pumpe. Wie wäre es zum Beispiel mit einem FPE-Button bei der KH-Eingabe: Wurde er gedrückt, behält die Pumpe die Gewebezuckerwerte nach einer solchen Mahlzeit in Habachtstellung im Blick und weiß, dass sie mutiger korrigieren darf, wenn die Werte in einer zu definierenden Zeit nach dem Beginn der Mahlzeit ansteigen. Diese Funktion könnte sich automatisch nach einer auch wiederum zu definierenden Zeit von allein deaktivieren. Selbiges könnte man in die andere Richtung für den Muskelauffülleffekt konzipieren.
- Wenn sich die Situation nicht von selbst bzw. durch eine manuelle Insulingabe löst, sind es bei uns meist übersehene FPE-Effekte, komplett vergessenes Spritzen, Krankheiten, Hormone oder nicht funktionierende Infusionssets/Einstichstellen (siehe auch Beispiel in Kapitel 9), die dahinterstecken.
- Einen hohen Blutzuckerwert wieder zu senken, kann aufwendig sein und dauern, auch noch nach langjähriger Erfahrung im Diabetesmanagement. Man will ja schließlich nicht übertreiben und einen Unterzucker riskieren. Auch hier messen wir zum Teil mehrfach blutig, um die Tendenz zu erkennen.

Überlegungen für Dia-Kinder, wenn der aktuelle Gewebezuckerwert irgendwie nicht stimmig ist

Wenn ihr eure Werte selbst reflektiert bzw. euch mit euren Eltern/Bezugspersonen über eure aktuelle Situation austauscht, können diese Fragen und eure entsprechenden Gedanken/Antworten dazu helfen, um zu verstehen, warum die Zuckerwerte gerade spinnen:

- Habe ich für mein letztes Essen Insulin abgegeben? Könnte ich mich dabei verrechnet haben? (ggf. Überprüfung im Pumpenmenü)
- Bin ich sicher, dass ich die richtige Zahl in die Pumpe an der richtigen Stelle eingegeben habe? (ggf. Überprüfung im Pumpenmenü)
- Habe ich den richtigen Spritz-Ess-Abstand eingehalten?
- Habe ich das Gefühl, ich werde krank?
- Bin ich außerordentlich aufgeregt oder gestresst?
- Sieht mein Katheter normal aus? Juckt die Einstichstelle? Tut sie ungewöhnlich weh oder vielleicht weniger als sonst?
- Was habe ich gegessen? War das Essen fettreich/proteinreich (Stichwort FPE-Effekt)? War es in Bezug auf die KH schnell oder langsam?
- Habe ich mich mehr/weniger bewegt als geplant/gewöhnlich?
- Habe ich vielleicht meine Pumpe länger abgehabt (zum Beispiel beim Schwimmen), Stichwort fehlendes Basalinsulin?
- Könnte es sich um einen Muskelauffülleffekt handeln?
- Könnte es sich um einen Sensorfehler handeln? Sollte ich blutig messen?

Natürlich ist es wichtig, dass wir Eltern mit unseren Kindern die Begrifflichkeiten und mögliche Ursachen für *komische Werte* im Vorfeld durchsprechen. Nonie ist nun, Ende der vierten Klasse, in der Lage, sich die eben genannten Fragen eigenständig zu stellen und eine Idee zu entwickeln, ob es daran liegen könnte. Dies führt bei uns zu sehr konstruktiven, effektiven Gesprächen, auch wenn sie unterwegs ist und wir auf die Entfernung miteinander kommunizieren. Unsere Kommunikation und die Kenntnis der oben genannten Fragen regt sie zur Selbstreflexion an, ein wichtiger Schritt in Richtung Eigenständigkeit im Diabetesmanagement für sie.

Zudem habe ich festgestellt, dass Nonie beginnt, ein wirklich tolles, recht zuverlässiges Gefühl dafür zu entwickeln, was ihrem Körper gut tut in Bezug auf ihr Diabetesmanagement. Oft geht sie da bereits intuitiv vor, und ich kann ihre Vorschläge und Entscheidungen von außen nicht rational nachvollziehen. Meist behält sie recht, zum Beispiel wenn sie während/nach einem Unterzucker intuitiv isst. Vertraut euren Kindern mit zunehmendem Alter. Sie können oft schon ganz viel und vielleicht mehr, als wir ihnen zutrauen.

Zum Abschluss noch ein Rat, den ihr gerne an eure Kinder weitergeben könnt

Fühlt in euch hinein, um zu erkennen, wie es euch geht. Wenn eure Gewebezuckerwerte nicht stimmig sind, überprüft durch ein Messen des Blutzuckerwertes, wo ihr wirklich steht. Das kann euch weitere Indizien geben, was zu tun ist. Fühlt ihr euch schummrig/unterzuckert, egal, ob sich das in eurem aktuellen Gewebezuckerwert widerspiegelt, nehmt provisorisch eine halbe bis eine schnelle KE und entscheidet erst danach, ggf. nach einem zusätzlichen blutigen Messen des Zuckerwertes, ob ihr allein klarkommt oder Hilfe benötigt. Es ist völlig in Ordnung und spricht eher dafür, dass ihr verantwortungsbewusst mit eurem Diabetes umgeht, wenn ihr euch Hilfe von euren Eltern oder einer Bezugsperson holt. Es ist kein Zeichen von Schwäche, sondern eines von Stärke und Reife, wenn ihr erkennt, dass euch diese Hilfe gut tut.

Nonie darf sich bei nicht erklärbaren und nicht direkt essensbedingten hohen Werten eigenständig Insulin abgeben, sodass sie nach der Korrektur rechnerisch bei 200 mg/dl (11,1 mmol/l) landet. Liegt ihr Wert also bei 300 mg/dl (16,7 mmol/l), gibt sie eine Korrektur von 1U ab. Das gilt aber nur für Nonie persönlich, kann nicht verallgemeinert werden und hängt von vielen Faktoren ab, wie zum Beispiel den Einstellungen in der Pumpe und dem benutzten Insulin. Bei uns funktioniert diese pragmatische Herangehensweise, die dennoch einen Puffer lässt, sehr gut.

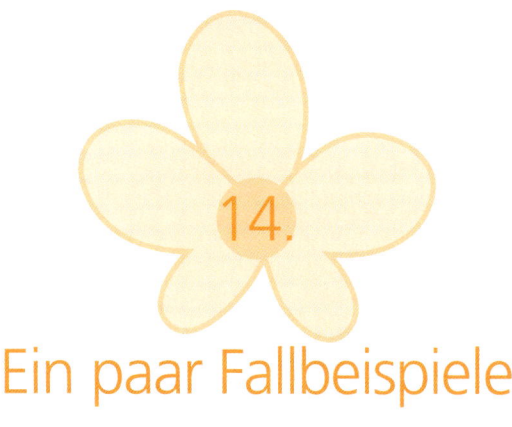

14. Ein paar Fallbeispiele

Zum Abschluss dieses Buches hier ein paar Fallbeispiele aus unserer persönlichen Schatzkiste, die ich in den letzten Jahren gesammelt habe.

Ich freue mich allgemein immer über Rückmeldungen, Reflexionen und persönliche Erlebnisse zu den überall in diesem Buch aufgezeigten Fallbeispielen und beschriebenen Erfahrungen. Wie erlebt ihr gewisse, hier geschilderte Situationen? Gibt es Parallelen? Läuft es bei euch ganz anders? Helfen euch diese Beispiele? Gebt mir gerne zum Beispiel über meinen *Instagram Account @diabetesbluemchen* oder per E-Mail (*marensturny@icloud.com*) eine Rückmeldung dazu.

Na, dann lege ich einmal los und lasse euch noch ein wenig tiefer und ohne Fassade in unseren Alltag hineinschauen:

14.1. Viel zu viel gespritzt

Zweimal ist es passiert, seitdem wir die neue Pumpe haben, dass sich Nonie viel zu viel Insulin abgegeben hat. Beide Male hat sie sich aus Versehen 10 IE (Insulineinheiten) anstatt 10 g KH gespritzt, falsche Zeile erwischt halt. Zu der Tageszeit, wo dies passiert ist, werden für 10 g KH bei Nonie derzeit in der Regel 0,5 IE benötigt. Das bedeutet, dass sie, um 10 IE auszugleichen, 200 g KH braucht. Das sind 2 Liter purer Saft oder circa 20 kleine Tütchen Gummibärchen. Aber hier nun die Details:

September 2022

Ich möchte kurz auf den ersten Vorfall dieser Art eingehen. Da Nonie im Laufe der dritten Klasse hin zur vierten Klasse immer eigenständiger mit der Abgabe von Insulin und der Bedienung der Pumpe wurde, barg dies natürlich auch gewisse Risiken. Eines der *Worst-Case-Szenarien* für Eltern mit T1D-Kids ist sicherlich die Vorstellung, dass viel zu viel Insulin abgegeben wird. Denn dadurch ist ein Unterzucker nur schwer zu vermeiden bzw. das Ganze „fliegt" zum Teil erst auf, wenn der Unterzucker bereits eingetreten ist. Vorher bleibt die falsche Eingabe unentdeckt. Den Blutzucker in einer solchen Situation zu stabilisieren, ist Hochleistungssport. In einem solch heftigen Fall kann das viel zu viele Insulin dann im schlimmsten Fall auch zu einem hypoglykämischen Schock mit Bewusstlosigkeit führen. Nur springt einem nicht immer sofort ins Auge, dass der Unterzucker durch ein Versehen bei der Insulineingabe ausgelöst wurde, und man steht erst einmal ratlos da. Diesen Unterzucker auszugleichen durch die Gabe von massig Kohlenhydraten, ist in der Tat eine veritable Herausforderung.

Wir hatten Glück im Unglück. Kurz nach der Abgabe von 10 IE anstatt 10 g KH für einen Snack am Nachmittag wollte Nonie noch weiter snacken. Wir überlegten, wie viele KH sie dafür eingeben sollte, doch als sie die KH abgeben wollte, antwortete die Pumpe, dass eine erneute Insulinzufuhr nicht notwendig sei. Für die neu eingegebene KH-Menge sei bereits vorher genügend Insulin abgegeben worden, verkündete die Pumpe. Es war also bereits mehr als genug Insulin im System. Nonie erwähnte dies kurz beiläufig, und fast hätte ich es überhört. Aber dann wurde ich stutzig und schaute im Pumpenmenü nach. Dort entdeckte ich die abgegebenen 10 IE anstatt der eigentlich richtigen 10 g KH. Mir wurde echt kurz ganz schlecht und schwindelig, denn dafür hatte ich noch keinen Notfallplan. Ruhe bewahren, richtig? Die Gedanken in meinem Kopf rasten allerdings und ich war noch nicht einmal in der Lage auszurechnen, wie viele g KH nun eigentlich fehlten. *Mindestens* 100 g KH würden es wohl sein, überschlug ich in meiner aufsteigenden Panik. Nach außen blieb ich erstaunlicherweise relativ cool und fing an grob aufzuschreiben, was wir dann sofort alles an KH in Nonie hineinstopften:

- gefühlt Unmengen an Saft,
- Traubenzucker,
- Banane und
- für die längerfristige Stabilisierung Laugenbrezel.

Ich kam auf 5 IE, die dadurch ausgeglichen würden. Und natürlich wurde Nonie schlecht von dem ganzen Zeug, aber sie übergab sich zum Glück nicht. Früher an dem Tag hatte sie bereits ein Eis gegessen, bei dem ich jetzt mit einem FPE-Effekt rechnete, der uns in dieser Situation in die Karten spielte. Und auch die Pumpe half ja mit. Die Rechnung ging erstaunlicherweise auf. Dennoch beobachtete ich ihre Werte an dem Tag noch über Stunden sehr genau. Echt Glück gehabt! Und aufgefallen war es wie gesagt nur, weil Nonie noch mehr snacken wollte nach der viel zu hohen Insulinabgabe für den ersten Snack. Vielleicht war es auch ein unbewusstes Signal ihres Körpers gewesen? Ich schließe das nicht aus.

Weltdiabetestag, 14.11.2022

Die Geschehnisse am Weltdiabetestag habe ich genauer dokumentiert. Auch hier gab Nonie wieder 10 IE anstatt 10 g KH ab zum Abendbrot, was wir aber zu dem Zeitpunkt noch nicht wussten. Mit der Abgabe des Insulins kurz vor dem

Essen hatten wir auch noch schnell den Sensor gewechselt, denn dieser zeigte, wie ein blutiges Nachmessen bewies, viel zu hohe, unzuverlässige Werte an, was hin und wieder vorkommt kurz vor der Ablaufdauer. Damit der Sensorwechsel nicht in den späten Abend fiel, machte ich es jetzt eben noch schnell mit, was bedeutete, dass wir nun zwei Stunden lang keine Werte empfangen würden. „Perfekt", dachte ich noch, „dann sind die Werte wieder da, wenn mein Event vorbei ist und Nonie ins Bett geht.", denn direkt im Anschluss an unser Abendbrot war ich online zu Gast beim deutschen #dedoc°-Community Event anlässlich des Weltdiabetestags. Dort sprach ich mit Steffi Haack aus dem Team, als das Event eine gute Stunde im Gange war, knappe zehn Minuten lang live über mein erstes Buch. Kurz vor dem Ende dieses Interviews begann der Not-Alarm meiner *Follow-App* zu klingeln, und ich beendete das Interview gerade noch rechtzeitig, bevor Nonie zitternd bei mir in der Tür stand. Die zwei Stunden Aufwärmzeit waren also vorbei, nur starteten wir in die neuen Sensorwerte direkt mit diesem krassen Unterzucker. Intuitiv und vielleicht mit den Erinnerungen an den Vorfall im September 2022 im Unterbewusstsein, schaute ich im Pumpenmenü nach, wie viel Insulin als Letztes abgegeben wurde und kippte fast vom Stuhl. Wieder 10 IE anstatt 10 g KH. Das gab's doch gar nicht. Schnell füllte ich ein Glas mit Saft, das ich der zitternden Nonie, die ich inzwischen auf einen Stuhl gesetzt hatte, zum Trinken gab. Insgesamt bekam sie aufgrund des heftigen Unterzuckers an dem Abend, ähnlich wie im September, wo es hervorragend funktioniert hatte, wieder eine Mischung aus schnellen und langsamen KH, um das viel zu viele Insulin im Körper auszugleichen:

- 3 kleine Gläser Saft,
- 3 kleine Tüten Gummibärchen,
- 1 Banane,
- 1 kleines Nutella Brot und
- 1 Riegel Schokolade.

Die langsamen KH dienen bei uns dazu, dass der Blutzucker auch mittelfristig stabilisiert wird, denn es droht ein Jo-Jo-Effekt, weil der Körper von sich aus auch Zucker ins Blut pumpt, um zu unterstützen. Diesen Zucker holt er sich allerdings später wieder zurück, um seine Reserven aufzufüllen, was sich bei Nonie in der Regel massiv auswirkt und ihren Blutzucker dann Stunden später nochmals deutlich sinken lässt. Hat sie allerdings Schokolade oder Ähnliches gegessen, gleicht der dadurch recht sicher entstehende, ebenfalls verzögerte FPE-Effekt, der ja eigentlich zu einem Anstieg des Blutzuckers führt, den durch den Unterzucker hervorgerufenen Jo-Jo-Effekt im Idealfall aus. Und auch die Pumpe hilft zudem mit, stoppt sie die Zufuhr von Basalinsulin ja bereits, wenn der Unterzucker sich ankündigt.

Problem an dem Abend war allerdings, dass ich keine Schokolade oder Chips mehr im Haus hatte, und das Nutella war nach dem einen Brot auch leer. Ein Freund von Nonies Schwester half aus: Sie rief ihn an und als sie erfuhr, dass er sowohl Chips als auch Schokolade zuhause hatte, fuhr sie schnell mit dem Fahrrad hin und organisierte die rettenden Snacks. Dass es *total gesund* ist, am späten Abend noch Chips und Schokolade zu futtern, lassen wir jetzt einmal außer Acht, denn in solchen Notfällen zählt das alles aus meiner Sicht nicht. Nonie entschied sich für die Schokolade, und ich exte, als sie schlief, erst einmal die gesamte Tüte Chips.

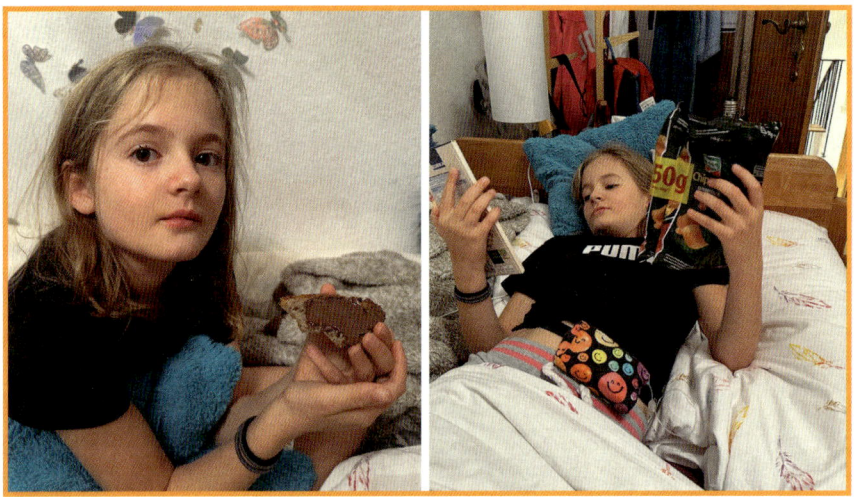

Hier die Kurven des Abends:

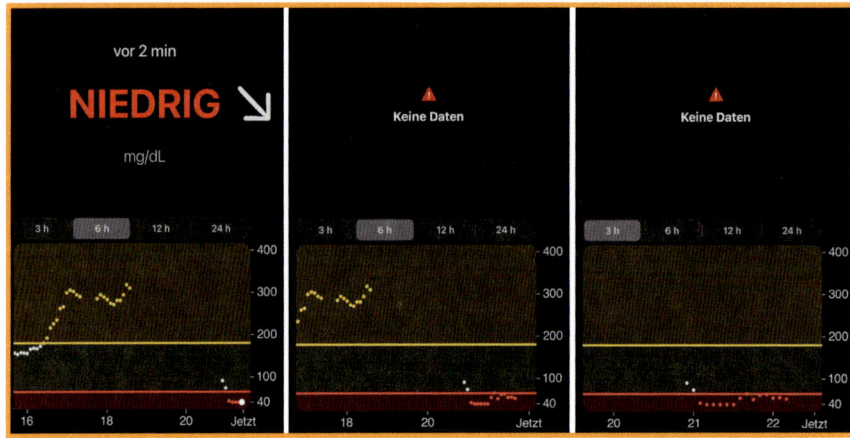

Die Nacht hatte es dann leider doch auch noch in sich, weil Nonies Stoffwechsel vollkommen durcheinander war und ihr Gewebezucker nach dem Unterzucker, ganz anders als im September, in die Höhe schnellte und gar nicht mehr sinken wollte. Sie schlief nach außen hin friedlich in dieser Nacht. Für das Diabetesmanagement brauchte ich sie nicht wecken, da sie nun keinen Unterzucker mehr hatte, sondern eher hohe Werte. Sechs Faktoren, die sich allesamt überlagerten und es mir quasi unmöglich machten, sie gedanklich auseinanderzukla-

müsern, spielten aus meiner Sicht eine Rolle bei den hohen Werten in der Nacht:
- die mitdenkende Pumpe, die so schnell sie konnte, nachdem es nach dem Sensorwechsel wieder Daten gab, die Zufuhr von Basalinsulin gestoppt hatte,
- die KH, die ich Nonie gegeben hatte, als sie unterzuckert war, um auszugleichen, dass sie viel zu viel Insulin intus hatte,
- die durch den Körper zusätzlich ausgeschütteten KH, um körperseitig dem Unterzucker entgegenzuwirken,
- der vielleicht in dieser Nacht nicht so stark ausgeprägte Zuckerrückholeffekt des Körpers zur Wiederauffüllung der Reserven,
- der ggf. einsetzende FPE-Effekt aufgrund des Nutella-Brotes und der Schokolade und
- das Infusionsset. Es war vor gut zwei Tagen gewechselt worden und somit war ein erneuter Wechsel nun am dritten Tag notwendig (manchmal funktioniert zum Beispiel die Einstichstelle am dritten Tag nicht mehr so gut und dann wirken die gegebenen Korrekturen und allgemein die Insulingaben schlechter).

Ich überprüfte den Zuckerwert um 3 Uhr nachts nochmals mit blutigem Messen, was Nonie im Schlaf gar nicht bemerkte, gab eine Korrektur und kalibrierte dann den frisch gesetzten Sensor (was man laut Herstellerhinweisen eigentlich nicht tun sollte, aber es handelte sich aus meiner Sicht um einen Notfall und klappte auch ohne Probleme). Zudem entschied ich, dass Nonie am Folgetag erst später in die Schule gehen würde, damit sich alles beruhigen konnte und sie morgens noch zwei Stunden mehr Schlaf bekam, und stellte entsprechend ihren Wecker um.

Dann fiel ich erschöpft ins Bett und wurde im Verlauf der Nacht nicht durch weitere Alarme geweckt, weil Nonie kurz in den Zielbereich hineintauchte, die Werte aber dann gleich wieder stiegen. Da mein Sensoralarm so eingestellt ist, dass er sich erst meldet, wenn Nonies Gewebezuckerwerte über zwei Stunden lang über 180 mg/dl (10 mmol/l) liegen, kam folglich kein Alarm. Auch damit hatte ich nicht gerechnet und erschrak entsprechend, als morgens die Werte immer noch hoch waren.

Hier die Kurven – echt zum Mäusemelken und bei so etwas werde ich immer demütig, dass das mit dem Diabetes eben doch kein Zuckerschlecken ist und der Alltag trotz Pumpe mit AID-Technologie eine Herausforderung bleibt:

S. Karger Verlag für Medizin und Naturwissenschaften GmbH

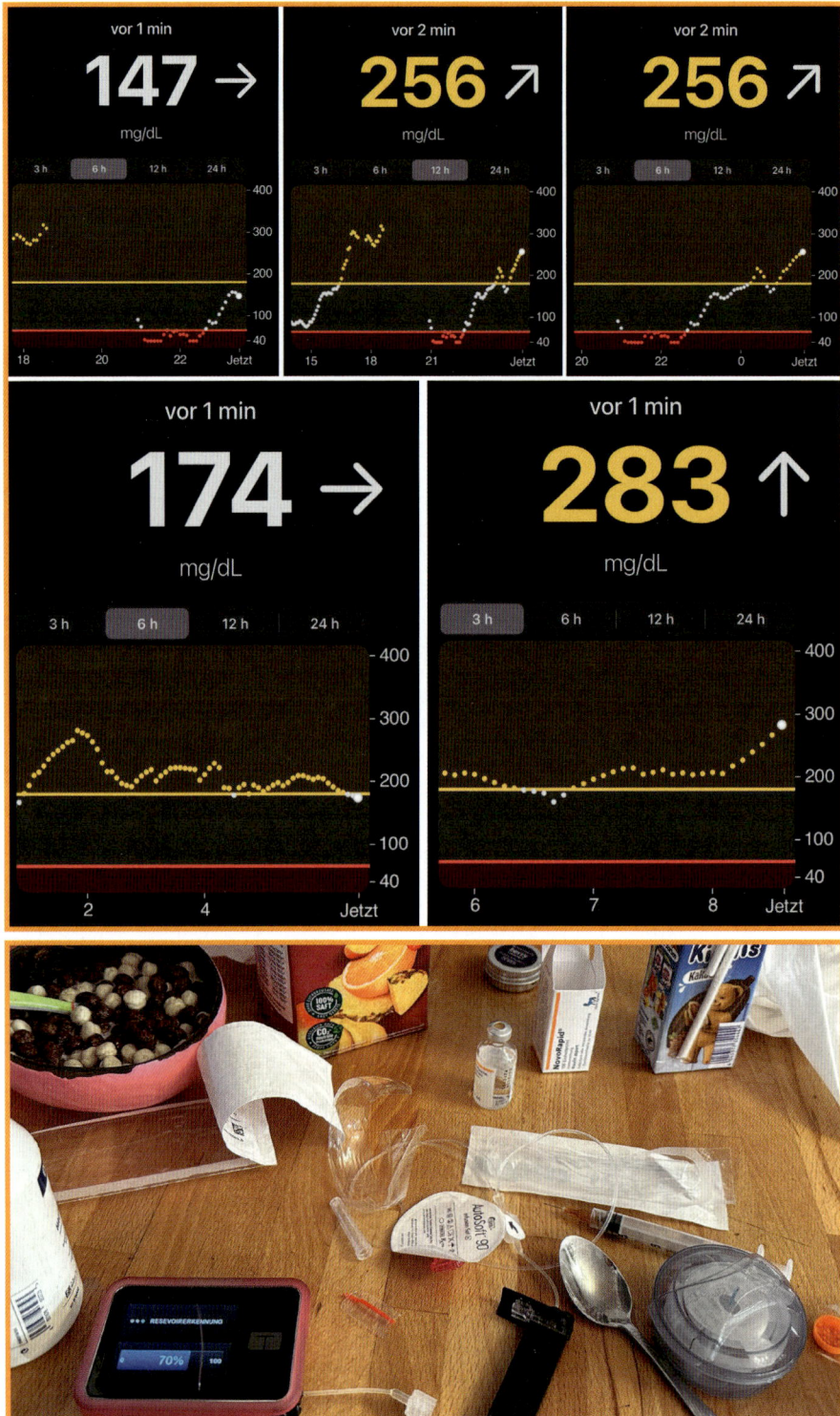

178

14. Ein paar Fallbeispiele

Vor dem Frühstück (Foto des Frühstückstischs an jenem Morgen s.o.) lag Nonies Gewebezucker bei sage und schreibe 283 mg/dl (15,7 mmol/l). Der Ketone-Test, den ich noch kurz einschob, war allerdings negativ. Ich wechselte vor dem Frühstück den Katheter und sicherheitshalber auch das Insulin. Im Anschluss achtete ich einmal nicht auf den eigentlich dringend notwendigen Spritz-Ess-Abstand (SEA, siehe Kapitel 10), wahrscheinlich war ich selbst einfach zu müde und erschöpft dafür.

Nonie fuhr erstaunlich vergnügt in die Schule. „Nun wird alles gut", dachte ich bei mir. Weit gefehlt ... In der Schule zeigte dann meine *Follow-App* nur noch HOCH an. Zum Glück hatte ich den Katheter frisch gewechselt und schloss folglich erst einmal recht mutig einen Fehler in Equipment und Einstichstelle aus. Natürlich hätte es dennoch sein können, dass beispielsweise die Katheternadel aus Teflon abgeknickt war oder doch etwas mit der neuen Einstichstelle nicht stimmte. Mein *best guess* für diese unerwartete Entwicklung war an dem Vormittag allerdings der nicht eingehaltene SEA plus ggf. die Möglichkeit, dass in der vorherigen Nacht durch den nicht mehr gut funktionierenden Katheter auch das Basalinsulin entsprechend nicht mehr im Körper angekommen war. Dennoch kam mir dieser Anstieg für die von mir gefundenen Erklärungsversuche extrem hoch vor, und ich hakte bei Nonie nach, ob sie denn das Frühstück zuhause in der Pumpe auch wirklich abgegeben hatte. Die Antwort war, ihr ahnt es schon, „Nein". Wir kommunizierten sachlich und lösungsorientiert, komplett ohne Schuldzuweisungen, per *WhatsApp*, was nun zu tun wäre und sie fragte zweimal an dem Vormittag, ob sie korrigieren sollte, schickte mir noch ein Foto und wir entschieden uns beide Male für eine zusätzliche Korrektur. Tolles Team! Bei den Korrekturen war ich dennoch eher vorsichtig, da die Pumpe ja auch bereits von sich aus gegensteuerte.

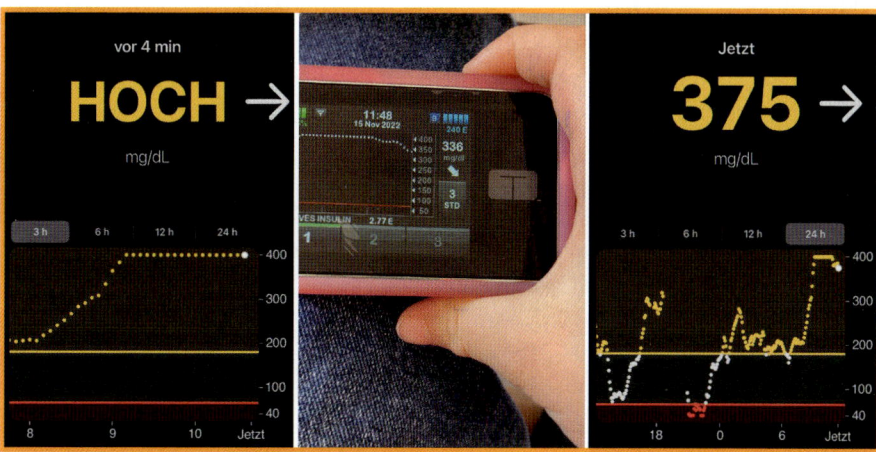

Um 13 Uhr kam dann endlich die Entwarnung: 219 mg/dl (12,2 mmol/l), Tendenz sinkend, zwar immer noch hoch, aber im Vergleich zu dem, was wir schon hinter uns hatten, ein echter Lichtblick und für mich die Gewissheit, dass das Infusionsset funktionierte.

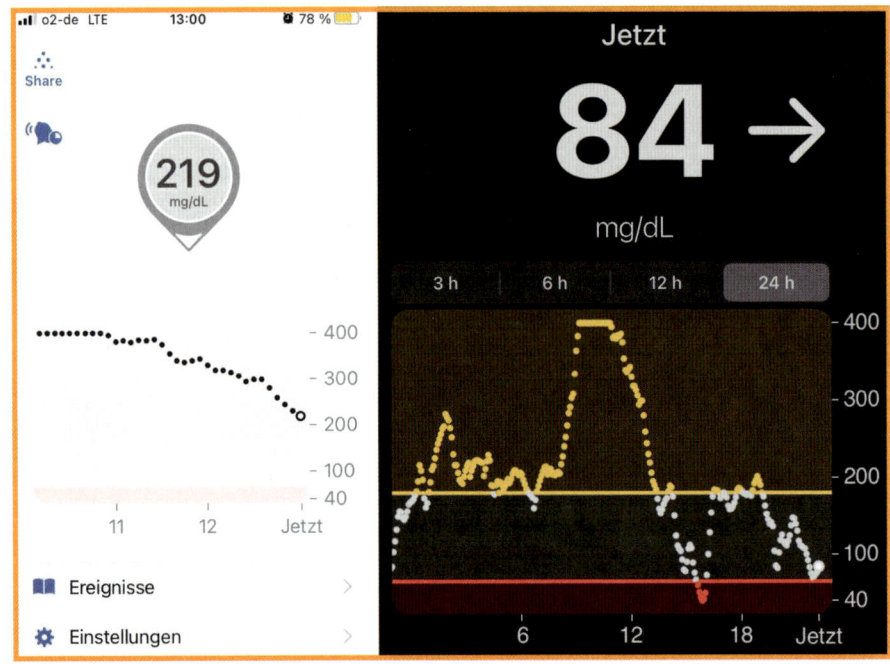

Im weiteren Verlauf kam es kurz nach 15 Uhr noch zu einem erneuten Unterzucker bei der Heimfahrt mit dem Roller, weil Nonie in dem Moment, als sie von der Schule losfuhr, nicht auf ihren Wert geachtet hatte. Dann hatten wir es endlich im Griff.

Der Weltdiabetestag 2022 hatte es bei uns also wirklich in sich!

Am Folgetag, als sich die Wogen geglättet hatten, sprach ich noch mal in aller Ruhe mit Nonie darüber, wie wichtig es war, sich beim Management des Diabetes und folglich auch der Pumpe zu konzentrieren. Ich fragte sie, ob sie meine immer wiederkehrenden Worte wiederholen konnte in Bezug auf das Diabetesmanagement, und sie sagte wie aus der Pistole geschossen: „Ich kann gerade nicht, ich kümmere mich um Nonies Diabetes. Da kann auch ich ausnahmsweise nicht mehrere Dinge gleichzeitig machen." Dies galt also nun, wo sie selbstständiger wurde, auch für sie, war sie doch manchmal in ihrem kindlichen Eifer recht *schnell-schnell* dabei, wenn sie ihre Pumpe managte.

Natürlich ist es wichtig, dass unsere Kinder ihre eigenen Erfahrungen machen, und Fehler gehören dazu, aber bei dem rückblickenden Gedanken, 10 IE anstatt 10 g KH in die Pumpe einzugeben, wird es mir dann doch auch heute noch wirklich schwindelig, denn solche Unachtsamkeiten können im Krankenhaus enden. Hier kamen verschiedene Faktoren, wie oft in solchen Fällen, auch noch erschwerend zusammen, wie ich abschließend nochmals für mich selbst reflektierte:

- **menschliches Versehen:** die falsche Eingabe von Seiten Nonies beim Abendbrot und das Vergessen der Eingabe zum Frühstück
- der in dem Moment **ungeplante Sensorwechsel**, durch den wir den Abfall

des Gewebezuckers nicht bemerken konnten, und Nonie fühlt noch nicht immer frühzeitig, dass sich ein Unterzucker ankündigt
- **Erschöpfung:** irgendwann ab nachts bis zum folgenden Nachmittag war ich übermüdet und konnte mich nur schwer konzentrieren
- **Multitasking:** mein Versuch, mal wieder den Diabetes, unseren Alltag und meine Arbeit optimal und effektiv unter einen Hut zu bringen
- **meine gedankliche Abwesenheit:** die Zeitspanne, in der ich mich ganz auf die Online-Veranstaltung inkl. Einstimmung im Vorfeld und das Interview konzentrierte und alles andere ausblendete
- die Tatsache, dass ich an dem Tag, Abend und auch in der Nacht und am Folgetag **alleinerziehend** war
- der nicht eingehaltene **SEA** am Morgen
- das ggf. am dritten Tag nicht mehr zuverlässig funktionierende **Infusionsset**

Da es sich um eine wirklich schwerwiegende und potenziell gefährliche Unachtsamkeit handelte, die nun schon zum zweiten Mal vorgekommen war, reduzierte ich zur Sicherheit die Maximaldosis an Insulin, die auf einmal abgegeben werden kann, in der Pumpe von 10 IE auf 7 IE. Ziel dabei war es und ist es bis heute, dass Nonie auf diese Weise 10 IE aus Versehen gar nicht mehr abgeben kann und sie durch den entsprechenden Hinweis der Pumpe bereits darauf aufmerksam wird, dass sie gerade im Begriff ist, hier eine Falscheingabe zu tätigen. Und würde sie doch einmal mehr als 7 IE auf einmal benötigen, was bei uns derzeit noch quasi nie vorkommt, schlägt die Pumpe ihr vor, das entsprechende Insulin in zwei Abgaben direkt hintereinander zu tätigen.

Fazit

Im Diabetesmanagement ist nicht immer alles kontrollierbar, egal, wie viel Erfahrung man mitbringt. Zum Glück gehen fast alle noch so dramatisch wirkenden Diabetes-Situationen – selbst die mit Krankenwagen und Krankenhaus – zumindest bei uns in Deutschland in der Regel gut aus.

14.2. Ich kann das schon allein

Dieses Buch beschreibt an vielen Stellen, wie wichtig es ist, unsere Dia-Kinder ihre eigenen Erfahrungen machen zu lassen. Wenn ich ständig nur im Beifahrersitz mitfahre, lerne ich schließlich auch das Autofahren leider nicht. Wenn ich also in meinem eigenen Körper nur Beifahrer bin, verhält es sich ähnlich: Um den Führerschein zu machen, in diesem Fall den Diabetes-Führerschein, ist es wichtig, dass ich anfange, die Fahrerrolle zu übernehmen, vielleicht erst zaghaft und auf unspektakulären Landstraßen und nicht gleich mitten in Shanghai, aber immerhin. Überlasst euren Kindern also auch einmal den Fahrersitz, und setzt euch daneben. Irgendwann kommt der Moment, wo sie in bestimmten Situationen keinen Fahrlehrer mehr an ihrer Seite haben wollen, obwohl sie ihn noch brauchen würden. Das sind harte Zeiten, aber auch wichtige Zeiten für unsere Alltagsheld*innen. Und dann kommen die Zeiten, wo sie so ganz in echt keine Fahrbegleitung mehr brauchen und ihr ruhigen Gewissens aussteigen könnt. Dann sind unsere Kids keine Beifahrer mehr in ihrem eigenen Körper, sondern steuern ihren Diabetes größtenteils allein.

Diabetesmanagement bedeutet *Trial-and-Error*. Und seien wir einmal ehrlich, diese Devise gilt nicht nur für unsere Kinder, sondern auch für uns selbst als Typ F-ler, also *Friends & Family* von Menschen mit Diabetes. Vielleicht ist es mit wachsender Erfahrung kein tägliches *Trial-and-Error* mehr, aber fern davon ist es bei uns zumindest auch nicht.

Hier ein paar *Trial-and-Error*-Beispiele aus Nonies Alltag:

Die Laugenbrezel (Anfang der 3. Klasse, 2021)

Nonie war allein bei einem Kumpel auf dem Trampolin, keine Eltern in Sicht, und rauschte *volle Kanne* in Richtung Unterzucker. Nun hatte sie keine schnellen KE dabei, aber am Rande des Trampolins lag eine leckere Laugenbrezel. Gedacht, getan, schwups war die Laugenbrezel ohne Insulingabe als Hyposnackersatz verputzt und es ging wieder rauf aufs Trampolin. Ging natürlich komplett in die Hose aufgrund der Tatsache, dass die Laugenbrezel wegen ihres hohen Fettgehalts die Kohlenhydrate nur langsam ans Blut abgibt. Der Unterzucker folgte auf dem Fuß. Als ich sie später einsammelte, erwähnte sie nicht, dass sie überhaupt Laugenbrezel gegessen hatte, und dann noch „umsonst", also ohne Insulingabe. Meines Erachtens nach tat sie dies allerdings nicht aus böser Absicht, sondern weil die Sache für sie schon wieder erledigt war. Der Anstieg ihres Gewebezuckerwertes ließ nicht lange auf sich warten und ging dann nahtlos in einen längeren Überzucker über aufgrund des FPE-Effektes. Erst da erfuhr ich von der Brezel, weil ich stutzig wurde und nachhakte, was Nonie so alles im Laufe des Nachmittags gegessen hatte.

Wir klärten anschließend das Thema langsame versus schnelle KE nochmals. Die Diskussion startete ich allerdings mit einem Lob, denn sie hatte sich Gedanken gemacht und gekümmert, egal, was als Ergebnis hinterher herauskam.

Ich will Süßes (2021)

Nonie war bei ihrer Freundin, und ihre Werte waren doch schon seit Längerem über dem Zielbereich. Sie rief mich an und fragte, ob sie Süßigkeiten essen durfte. In dem Fall verneinte ich dann doch, aber nicht komplett, sondern mit der Aussicht, dass sie mich noch mal anrufen könne, wenn ihre Werte sich wieder etwas normalisiert hatten. Eine halbe Stunde später bekam ich einen akuten Unterzuckeralarm aus dem Nichts. Ich rief Nonie an. Sie berichtete mir mit Stolz in der Stimme, dass sie sich einfach noch mal 1 IE Korrektur gespritzt hatte, damit das schneller ging mit dem Absinken der Werte. Denn dadurch kamen die Süßigkeiten ja schließlich auch in greifbare Nähe. Schlau nachgedacht, das kann ich nicht anders sagen.

Auch hier lobte ich sie zunächst für ihren intelligenten Einfall und erklärte dann nach ihrer Rückkehr von der Freundin in einem entspannten Gespräch nochmals, wann eine Korrektur mit Insulin sinnvoll war und wann nicht sinnvoll bzw. zu viel.

Die Sache mit dem Müsli (Anfang 2022)

An einem Samstag, alle anderen schliefen noch, wollte Nonie sich morgens ein Müsli machen. Leider war die Milch alle, und so ging sie ganz allein zum Edeka um die Ecke. Vor dem Einkauf hatte sie auf ihren Wert geschaut. Da er etwas unter 100 mg/dl (5,6 mmol/l) lag, hatte sie sich einen Kaustreifen gegönnt. Alles richtig gemacht. Mit der Milch im Gepäck kehrte sie heim.
Aber wie das Ganze jetzt abwiegen und wie viel KH steckten im Müsli? Für Haferflocken hatte sie den richtigen Wert parat, denn er stand auf einem kleinen Zettelchen in der Küche. Auch mit der Waage kannte sie sich gut aus: 17 g Haferflocken (bei uns das, was sie für *eine Portion* brauchte) hatten 10 g KH. Heute sollte es aber nicht nur Haferflocken geben: Eine brandneue Sorte Cerealien hatte sie beim Edeka auch gleich noch eingesackt. Auf dieser Kellogg's-Packung war eine Portion mit 30 g Gewicht angegeben. „Prima", dachte sie sich, wie ich später erfuhr, „dann nehme ich dafür also auch 10 g KH, ist ja schließlich auch *eine Portion*." Dass pro Portion auf selbiger Packung auch die entsprechenden KH standen, lernte sie gerade erst und somit dachte sie gar nicht daran, einfach auf die Packung zu schauen für die richtige KH-Angabe einer Portion Cerealien. Die Milch unterschlug sie beim Rechnen komplett und gab für 20 g KH Insulin ab, also 10 g für die Haferflocken und 10 g für die brandneuen Cerealien.

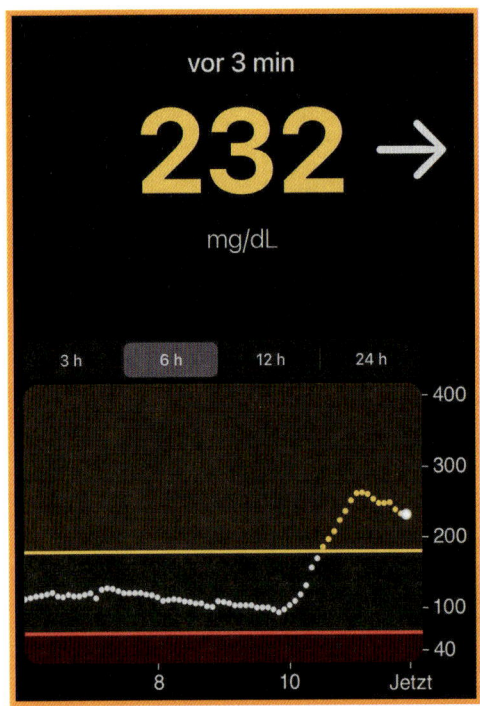

Ihr Wert stieg für mein Befinden, ohne die Hintergründe zu kennen oder überhaupt etwas von ihrem *Lonely-Rider-Frühstück* zu wissen, als ich etwas später in die *Follow-App* schaute, etwas unerklärlich, und ich fragte neugierig und offen nach, ob und was sie an dem Morgen schon gegessen hatte. Sie erzählte mir ihre kleine Geschichte, und ich bat sie daraufhin, noch etwas Insulin als Korrektur abzugeben. Dann erklärte ich ihr, nachdem ich sie für ihr Nachdenken ausführlich gelobt hatte, wie es sich mit den Portionen verhielt. Wieder was gelernt: Ich hatte verstanden, wie sie sich das Ganze zusammengereimt hatte, und sie nahm mit, dass nicht jede *Portion* Müsli, egal welcher Größe und welcher Sorte, 10 g KH enthielt.

Magen-Darm und Marmelade (Ende 2022)

Nonie war krank. Magen-Darm. Sie ging folglich nicht in die Schule. Die Nacht über hatte sie sich nicht mehr übergeben, was mich hoffen ließ, dass sie bald Hunger bekommen würde. Ich stellte ihr im Laufe des Vormittags ein Marmeladenbrot auf ihren Nachttisch und wandte mich dann konzentriert meiner Arbeit in meinem als Büro eingerichteten Zimmer zu. „Das Brot ist für dich, falls du später Hunger bekommst. Wenn möglich, bitte jetzt nicht stören, ich habe ein paar kurze Video-Calls", gab ich ihr noch mit. Und den Zettel mit den berechneten 20 g KH legte ich ihr auch auf ihren Nachttisch. Da ich viel zu tun hatte und meine *Meetings* eng getaktet waren, blendete ich alles außer meiner Arbeit komplett aus. Gegen Mittag sah ich nach Nonie, zugegebener Weise mit leicht schlechtem

Gewissen, weil ich mich an dem Vormittag nicht intensiver gekümmert hatte. Als ich in ihr Zimmer kam, strahlte sie mich an. „Was für eine Knutschkugel", dachte ich zum wiederholten Mal. „Mama, ich habe mir das Insulin für die 20 g KH gespritzt, aber nicht sofort, sondern erst, als ich schon angefangen hatte zu essen. Denn da merkte ich, dass alles gut war und war sicher, dass das Essen nicht wieder rauskommen würde." Zudem erzählte sie mir, dass sie sich, als ihr Wert später leicht abfiel, eine Orange geschält und dann gegessen hatte, um ihren Wert zu stabilisieren. „Mama, halt mal was Gesundes, weißt du, und viele Vitamine."
#mygirl

Hier die dazugehörige Kurve, prächtig, wie ich finde:

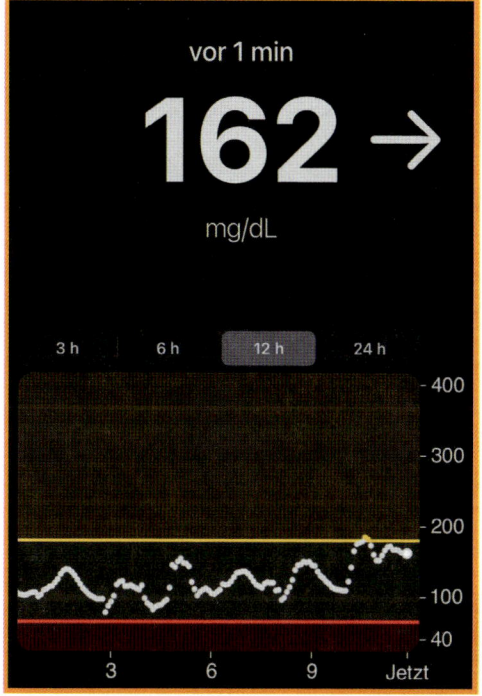

14.3. Die erste Dia-Freizeit – ganz allein unterwegs (Oktober 2022)

Nonie geht mit neuneinhalb Jahren das allererste Mal allein für ein Wochenende auf eine Dia-Freizeit mit dem Diabetes-Team unserer betreuenden Klinik (München, Dritter Orden). Eigentlich ist das schon im Jahr zuvor avisiert gewesen, aber dann wegen der Corona-Regelungen ins Wasser gefallen. Den Freitag hat sie extra dafür schulfrei bekommen und ist total stolz, denn das Wochenende inkl. des Freitages gilt offiziell als kindgerechte Fortbildung.

Ich habe mir vorher, während und im Anschluss an die Freizeit Gedanken und Stichworte gemacht und diese in eine Notiz im Handy geschrieben mit dem Ziel, hier im Buch darüber zu berichten. Es handelt sich im Folgenden also nicht um einen komplett geschliffenen Fließtext, sondern um *Bits-and-Pieces* mit einigen zusammenhängenden Textpassagen. Ich springe zum Teil allerdings auch vom Präsens in die Vergangenheit und zurück. Bitte seht diesen Abschnitt also einfach als Arbeitsdokument ohne Anspruch auf Perfektion:

Vorbereitung

An dem WE nur Katheterwechsel (wird spannend, denn sie macht das ja noch nicht allein, mal sehen, ob sie es selbst machen soll oder es gemacht wird, davor hat sie Respekt), den Sensor habe ich kurz vorher gewechselt, damit es keine Probleme gibt, und das Insulin sollte auch noch reichen, da es nur jedes zweite Mal beim Katheterwechsel gewechselt wird.

Gespräch mit Nonie im Vorfeld

Es gibt unterschiedliche Wege, den Diabetes zu managen. Schau dir ganz offen deren Weg einmal an und lass das auf dich wirken, wenn etwas total doof ist, sag es ihnen und diskutiert das, wenn etwas ganz toll ist, sag es mir, da kann ich noch was lernen. Das Dia-Team hat ja viel mehr Erfahrung als ich, denn sie betreuen ganz viele Kinder mit Typ 1. Vielleicht machen sie was anders/besser, und dann können wir das auch mit in unseren Alltag nehmen. Andererseits haben sie aber die *t:slim* auch noch nicht so lange. Es kann also auch sein, dass wir irgendetwas anders oder besonders machen und sie es ganz toll finden, dann können sie was von uns lernen. Am wichtigsten ist es, dass du einfach offen bist für neue Wege/Arten, den Diabetes zu managen, aber dennoch erst einmal dein Ding machst bei der Freizeit in Sachen Diabetes, ohne dich zu verstecken. Schau dir einfach an, wie das bei den anderen so läuft. Vielleicht entdeckst du dabei ja etwas Tolles, das für dich auch relevant sein könnte.

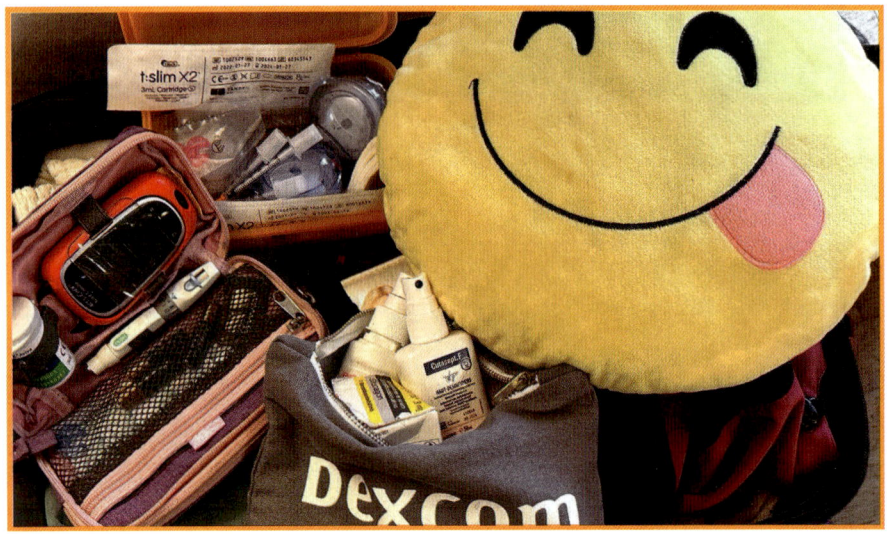

Gefühle am Tag davor

Da bin ich noch gar nicht so recht zum Nachdenken gekommen, habe nur Plätze in zwei Cocktail Bars für Samstagabend für uns mit den beiden Großen reserviert, weil wir sowas ja noch gar nicht machen können mit Nonie zu nächtlichen Uhrzeiten.

Ansonsten bin ich vom Patchwork ja gewohnt, die Verantwortung zumindest teilweise abzugeben, auch wenn ich Papa aus der Ferne dennoch versuche zu unterstützen, weil ich zum einen Nonies Werte sehen kann und zum anderen einfach mehr Routine im Alltag mit Diabetes habe.

Am Abfahrtstag

Das Handy bleibt bei uns. Alles wird direkt über die Pumpe geregelt. Das war die Ansage des betreuenden Teams. Ich habe dennoch x-mal auf die *Follow-App* geschaut, weil das einfach so drin ist in meiner Routine, eine echte Umgewöhnung fürs Wochenende, habe Nonie gerne ziehen lassen, und sie hatte total Lust darauf.

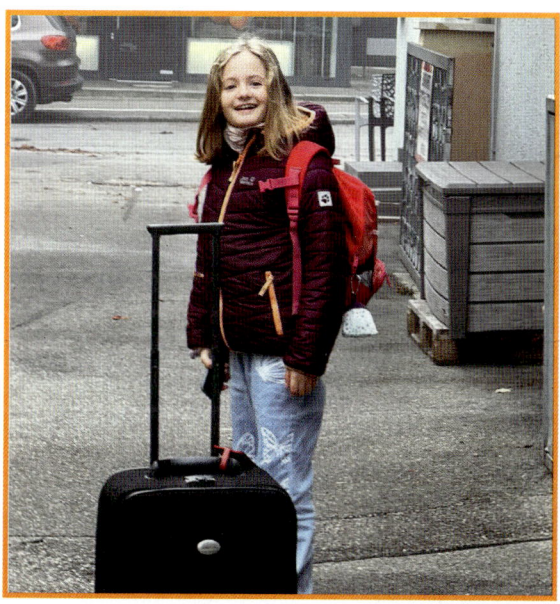

Nonie hat in der Regel eh kein Heimweh und ist entdeckungsfreudig. Wenn sie unterwegs ist, zum Beispiel im Patchworkformat, haben wir auch nicht ständig Kontakt, denn sie taucht dann ganz in die Zeit mit Papa ein, weshalb es erst einmal, glaube ich, unproblematischer für sie ist mich loszulassen als für andere Kinder mit beiden Eltern zuhause.

Dadurch wird natürlich so eine Freizeit wie jetzt leicht vom Abschied her und auch bezüglich des Heimwehs etc., weil Nonie schon gut abgenabelt ist von mir und eigenständig. Das Komischste ist, dass ich so gar keine Werte habe und gar nicht schauen kann, ob es ihr gut geht in Bezug auf ihren Diabetes. Die neue Pumpe beruhigt mich da sehr, denn sie denkt ja mit und bügelt so einiges aus, die Nächte sind, seit wir die *t:slim* haben, meist unproblematisch. Das betreuende Team hat jahrelange Erfahrung, deshalb ist sie in extrem guten Händen und das gibt mir ein gutes Gefühl. Aber so ganz will mein Kopf an diesem ersten Tag noch nicht ausgehen in Sachen Diabetes. Irgendwann nachmittags kriege ich dann den Dreh.

Ich merke auch, dass Nonie grad einen Sprung macht, hin zur Selbstständigkeit, sie kann schon viel allein. Ein anderes mitfahrendes Mädchen gleichen Alters rechnet sogar schon mit einer Tabelle allein KE von Grundnahrungsmitteln und Obst aus, das ist unser nächster Schritt, wir üben schon fleißig. Nonie kann schon gut zwischen den eingerichteten Basalprofilen der Pumpe hin- und herwechseln und denkt zum Beispiel nach dem Sport oft auch schon daran, das Bewegungsmännchen wieder auszuschalten. Hyposnacks nachfüllen klappt super, und ich bin wirklich gespannt, was sie in Bezug auf Eigenständigkeit aus dem WE mitbringt und vielleicht auch welche *Learnings,* neue Art und Weisen, Dinge zu managen etc., sich für sie auftun.

Mit dem Entwicklungssprung jetzt (3./4. Klasse, circa neun Jahre) merke ich deutlich, dass ihr Kopf und Gehirn anders funktionieren, denn sie nimmt Dinge anders auf und verarbeitet sie kognitiv viel reifer. Ich merke, dass ihr Kopf auf eine neue, komplexere Weise intelligent arbeitet und auch viel mehr um die Ecke denkt, weiterdenkt etc.

Im Verlauf des Wochenendes

Insgesamt bin ich guter Dinge und genieße die Zeit ohne Dia-Management ab dem Zeitpunkt, wo ich begriffen habe, dass es nichts bringt, ständig auf die *Follow-App* zu schauen. Davon erscheinen die Werte auch nicht wie von Zauberhand.

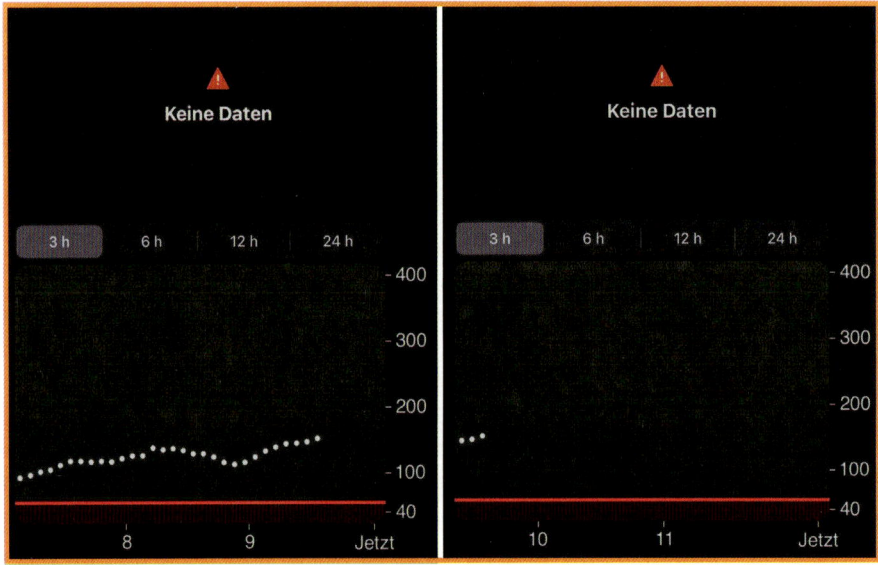

Denn mal ehrlich: Wie suboptimal ist das denn, wenn man die ganze Zeit grübelt und sich Sorgen macht, denn man kann ja eh grad nichts ändern. Dann kann man doch die Zeit auch genießen und es sich mal so richtig gut gehen lassen, denn das sind wir ja so komplett unbeschwert gar nicht mehr gewohnt. Also lautet die Devise: in die Tasten hauen und leben, genießen, schwelgen. Das Einzige, was ich aus Routine und Reflex ab und an dann doch nicht schaffe abzustellen, ist der kurze Blick in die *Follow-App*. Herrje. Aber da ist es inzwischen nur noch schwarz. „In besseren Händen könnte sie ja gar nicht sein", denke ich am ersten Tag immer wieder bei mir und ersticke mit diesem Satz aufkeimende Sorgen gleich im Ansatz.

Nonies größte Sorge

Ich brachte Nonie zum Bahnhof. Sie war freudig aufgeregt, aber sie wollte auch gar nicht, dass ich mit zum Gleis komme und warte, bis sie abfährt. Sie hat da echt keine Angst und ist recht forsch und abenteuerlustig …

Ihre größte Unsicherheit war es, wie der Katheterwechsel wohl funktionieren würde ohne Mama und Papa, und die Sorge, dass sie das allein machen soll. Sie sagte, dass sie ohne Handy ja jetzt überhaupt gar keine Uhrzeit hat 😂. Das war sehr ungewohnt für sie. Ihren Freundinnen und Papa hatte sie per *WhatsApp* Bescheid gegeben, dass sie sich erst Sonntagnachmittag wieder melden könne.

Was in mir noch so vor sich ging

Zur Beruhigung für Eltern, die dann doch unruhig und besorgt sind: Mir hilft es, in *Worst-case*-Szenarien zu denken: Was kann schlimmstenfalls passieren? Im Zweifel werden wir angerufen und sind eine Stunde später vor Ort.

Meine Gefühle: komplett entschleunigt, nicht getrieben, wie auf einer ruhigen Waldlichtung, alles wirkt langsam, fast schon zu unaufgeregt und langweilig, ein bisschen wie ein Loch, nachdem man lange Zeit unter Strom stand, ungewohntes Gefühl, das ich erst Schritt für Schritt wieder lernte zuzulassen, aber es tat gut.

Wie schafft man es, sein Dia-Kind loszulassen?

Vielleicht mit diesen oder ähnlichen Gedanken: Die Kinder sind in guten Händen, ja sogar in sehr guten, professionellen Händen (besser geht's medizinisch gar nicht). Ich weiß, ich wiederhole mich, aber dieser Gedanke kam immer wieder hoch im Laufe des Wochenendes und war so unglaublich beruhigend. Es ist wichtig für ihr Selbstwertgefühl und ihr Selbstbewusstsein, dass sie erste Schritte allein machen, wir helfen ihnen nicht, wenn wir ihnen alles abnehmen und „vorkauen". Jetzt dürfen sie in den Fahrersitz und einfach einmal ausprobieren, wie sich das anfühlt, und das ohne große Gefahr. Ist das nicht klasse?

Nonie erzählt mir hinterher vom Dia-WE (per Sprachaufnahme festgehalten)

„Es war gleich okay. Wir haben auf die Bahn gewartet, sind eingestiegen und eine Stunde gefahren. Dann sind wir noch kurz gegangen, haben nach der Ankunft Willkommensspiele gemacht, dann waren wir draußen und auf dem Trampolin. Danach waren wir essen und haben danach auch erst die Zimmer gesehen. Ich war mit J. in einem Zimmer. Immer drei Kinder hatten eine Betreuung beim Essen. Die Kürbissuppe mochte ich nicht, aber ich habe sie trotzdem gegessen. Die Betreuer wussten, was zu spritzen war. Da war auch eine 12-Jährige, und die hat erst seit zwei Monaten Diabetes, und sie hat noch den Pen, alle anderen die *t:slim*.

Dann haben wir eine Nachtwanderung gemacht, und wir sollten immer mal zwischendurch auf die Werte schauen. J. war mal traurig zwischendurch und hat einmal geweint. Ich war nicht traurig und habe auch nicht geweint.

Um 8 Uhr wurden wir geweckt und haben gefrühstückt. Danach haben wir Esel und Ponys gefüttert, ein Betreuer war dabei. Wir haben Briefe geschrieben, wir hatten ja keine Handys da, und ein Buch gelesen. J. findet es cool, dass sie mich kennengelernt hat und jetzt mit jemandem über Diabetes sprechen kann. Wir durften raus und haben dann Mittag gegessen. Danach haben wir eine Olympiade gemacht.

Heute Morgen haben wir gegessen und waren dann wieder draußen. Ich habe die Family nicht vermisst", sagt Nonie mit stolzem Blick.

Daraufhin sage ich zu ihr: „Das finde ich super. Es ist großartig, dass du uns nicht vermisst hast." – „Ich finde es cool mit J., weil ich mit ihr über Diabetes reden kann. Wir haben über Katheter geredet und über den Sensor. Wir haben halt einfach über Diabetes geredet, aber ich weiß nicht mehr, über was genau. Ich finde spannend, dass J. den Sensor am Po trägt. Beim Katheterwechsel fand ich gut, dass die Betreuer mich abgelenkt haben und nicht bis drei gezählt haben und in dem Moment, wo sie uns abgelenkt haben, haben sie den Katheter gesetzt. Ich würde so eine Freizeit sofort wieder machen. Es war so cool. Die Partydetektive waren am coolsten: Wir haben Nährwerte erraten und dann durften wir 30 g Süßigkeiten essen von einem Buffet, ich habe Schokoküsse gegessen. Wie viele KE hat eine große Packung Gummibärchen war zum Beispiel eine Frage. Blöd fand ich nichts."

„Ich bin total stolz auf dich, dass du das allein hingekriegt hast", erwiderte ich.

Und dann kaufte ich ihr einen „krassen" Donut, den sie sich in dem Moment so sehr wünschte, und wir fuhren mit der S-Bahn heim. Meine Batterien hatte ich ja übers Wochenende aufgeladen, und ich war somit bereit für den nächsten FPE-Effekt und alle Überraschungen, die unser Alltag mit Diabetes uns jetzt wieder bieten würde 😉.

14. Ein paar Fallbeispiele

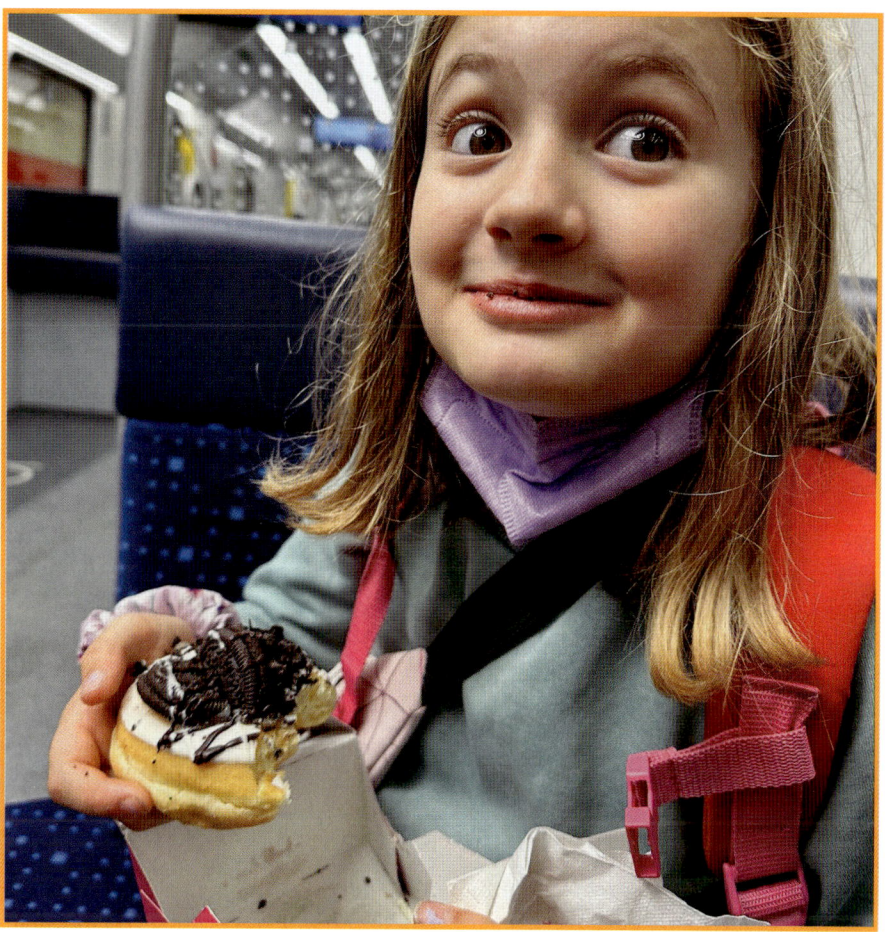

14.4. OMG – Allein auf Klassenfahrt zu Beginn der fünften Klasse

Zusammenfassend Revue passierend, verliefen Nonies Etappen hin zur Eigenständigkeit in Sachen Klassenfahrten wie folgt:
- Ende 3. Klasse (zwei Übernachtungen): Ich reiste mit, hielt mich aber abgesehen von den Essenszeiten im Hintergrund und war weitestgehend unsichtbar und auch bei den Aktivitäten nicht dabei. Meine Rolle war das Management des Diabetes, nicht mehr und nicht weniger. Nonie konnte das gut akzeptieren und hätte es auch nicht anders gewollt, denn sie ist insgesamt sehr eigenständig und kein Klammer-Kind.
- Ende 4. Klasse (zwei Übernachtungen, siehe Kapitel 7.5.): Nonie fuhr allein mit, wir sprachen vorher zusammen und sowohl sie als auch die Klassenlehrerin erhielten ein ausführliches Briefing. Während der Fahrt stand regulär kein Sensorwechsel und kein Wechsel des Infusionsset/Insulins an. Nonie und ich kommunizierten direkt miteinander.

- Anfang 5. Klasse (vier Übernachtungen): Nonie fuhr allein mit, aber ich kam Mittwoch vorbei zum Katheterwechsel (Näheres s.u.). Nonie und ich kommunizierten direkt miteinander.

Quintessenz: Wir bereiteten uns beide über ein Jahr lang häppchenweise auf diesen Schritt in die Eigenständigkeit vor. Nonie signalisierte mir vor der Klassenfahrt Ende 4. Klasse: „Jetzt schaffe ich es allein." Also ließ ich voller Vertrauen los und coachte aus der Ferne, denn Nonie wollte Verantwortung übernehmen. Zusätzlich war es meine Aufgabe, meine eigene Sorge in den Griff zu bekommen, und zwar ohne meine Tochter dabei zu verunsichern oder sie mit meinen Sorgen zu belasten, damit sie zuversichtlich und selbstwirksam handelnd ihre aufkeimende Eigenständigkeit ergründen konnte.

Stichwortartig lief die Klassenfahrt (Montag bis Freitag) Anfang 5. Klasse wie folgt ab in Sachen Diabetes:

Vorbereitung
- Circa drei Monate vorher vereinbarte ich mit Nonie, dass sie von da an schrittweise mit mir gemeinsam üben würde, den Katheter eigenständig zu wechseln für den Notfall. Dennoch versprach ich ihr, Mittwoch regulär vorbeizukommen zum Katheterwechsel. Jedes Kind hat hier seinen eigenen Rhythmus. Manche wechseln ihren Katheter schon in der Grundschule allein, manche brauchen etwas länger. Mir ist es wichtig, dass Nonie hier ohne Druck ihren Rhythmus gehen darf und dass sie die Verantwortung dann übernimmt, wenn sie es selbst fühlt und nicht, wenn ich entscheide, dass jetzt der richtige Zeitpunkt gekommen ist. Letztlich kommt es meiner Meinung nach auf ein Jahr nicht an, wenn man es im Gesamtkontext betrachtet.
- Persönliches Gespräch in Sachen Diabetes Anfang des Schuljahres mit dem Klassenlehrer, bei dem auch auf die Klassenfahrt eingegangen wurde:
    - Nonies Diabetes-Alltag, Thema Bewegung, Thema Nächte und Effekte, die auftreten können (Muskelauffülleffekt, FPE-Effekt, Aufregung, Krankheit, Hormone), um den Lehrer dafür zu sensibilisieren, dass ein gewissenhaftes Management notwendig ist und es sich dabei nicht um eine Übertreibung von Seiten Nonies handelt.
    - Austausch Handynummern für den Notfall.
    - Info, dass ich Mittwoch vorbeikommen würde und Absprache Uhrzeit hierfür.
    - Meine Frage, was geplant sei in Sachen Essen und Aktivitäten, lief ins Leere, weil es dazu noch keine konkrete Planung gab, sondern vor Ort entschieden werden sollte.

1 Tag vorher
- Packen mit Nonie und Absprache, wie wir die Diabetessachen packen (was ist wo, was ist Reserve, was ist immer dabei im Tagesrucksack, was wird im Laufe der Woche aufgefüllt (vor allem Hyposnacks)).
- Langes Gespräch über Mahlzeiten, Aktivitäten, Nächte, Effekte (Muskelauffüll, FPE, Aufregung), Pumpeneinstellungen und -profile, das ordentliche Verstauen der Schläuche, unsere Kommunikation (erweiterte Lolli-Kommunikation per *WhatsApp* und Anrufen, wenn ich helfen soll), *WETID-App* nochmals in Erinnerung gerufen, Handy immer dabei („keine Daten" vermeiden und Handy nachts auf *laut* stellen für alle Fälle).
- Bitte, mir den Speiseplan zu schicken, damit ich Tipps geben kann, und mir morgens eine kurze Sprachnachricht zu schicken, was anliegt; Aussage: „Je mehr du mich proaktiv ins Boot holst und ich Bescheid weiß, desto effektiver kann ich dir beim Diabetesmanagement helfen, wenn du Hilfe benötigst, und desto weniger nerve ich dich."
- Absprache, dass ich Mittwoch komme, aber wenn zwischendurch etwas passiert (zum Beispiel Katheter geht ab), dass sie dann den Katheterwechsel allein probieren würde.

Die Klassenfahrt selbst
Montag
- Es ging gleich mit einem Paukenschlag los. Die Chips mittags gingen unter (weder wurde dafür Insulin abgegeben noch wusste ich überhaupt davon). Ich blieb cool, denn diese Umstellungsschwierigkeiten kannte ich gut, auch bei uns Erwachsenen, wenn sich die Hauptverantwortlichkeit änderte. Für Nonie war es eine große Umstellung, ab jetzt allein verantwortlich zu sein.
- Beim Wandern war sie dann niedrig, weshalb sie früher heimgehen durfte mit einer Freundin. Das hat sie selbstständig gelöst in Absprache mit dem Lehrer. Da ich nichts vom Wandern wusste, konnte ich hier nicht proaktiv agieren.
- Abends gab es dann leider einen starken Unterzucker. Mein *best guess* war, dass noch Insulin bei ihr aktiv war und ich sie dennoch nochmals eine Korrektur hinzufügen ließ. Mein Fehler, denn ich vergaß, sie zu fragen, ob noch Insulin aktiv war. Vielleicht war auch ein Muskelauffülleffekt im Spiel, denn obwohl sie früher heimging, beschrieb sie im Nachgang die Wanderung als sehr anstrengend.

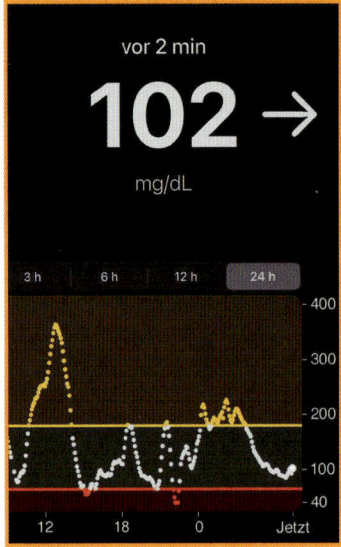

Dienstag
- Morgens aß sie ein Nutella-Brot, weil erneut eine Wanderung angesetzt war. Das funktionierte gut. Die Anstrengung und der Nutella-FPE-Effekt hoben sich ganz gut gegeneinander auf.
- Nachmittags folgte sie dem Korrekturvorschlag der *t:slim*. Ich griff nicht ein.
- Abends gab es Lasagne, die aber exzellent als Gegenspieler des Muskelauffülleffekts fungierte. Es war keine Korrektur notwendig.
- Von einer (pro)aktiven *WhatsApp*-Kommunikation konnte man zwar in keinster Weise sprechen, aber immerhin stimmte das Ergebnis. „Mama, das ist doch das, was zählt, oder?" 😉

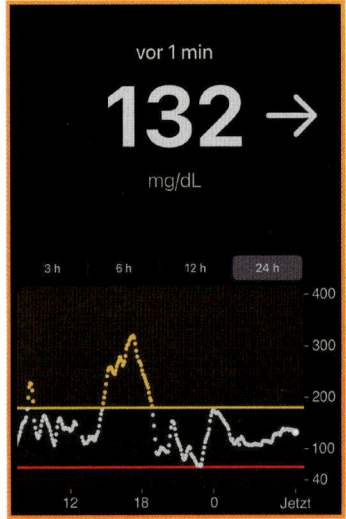

Mittwoch (oh Schreck …):
- Ich reise mittags zum Katheterwechsel an. Schon beim Wechsel hatte ich ein mulmiges Gefühl, weil die Nadel der Setzhilfe nach dem Katheterwechsel ganz schief war. Aber Nonie versicherte mir, dass es sich wie immer anfühlte. Das Foto zeigt uns gemeinsam bei diesem ersten Katheterwechsel.

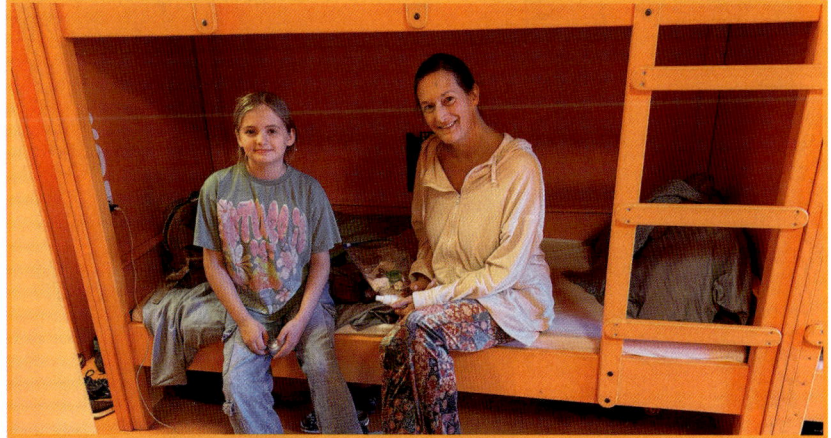

- Auf dem Rückweg nach Hause stieg Nonies Wert immer weiter an. „Ich drehe um, und wir wechseln den Katheter noch mal", sagte ich zu ihr am Telefon. „Mama, also, äh, hm, also ich habe vergessen, dir zu sagen, dass ich noch einen Krapfen gegessen hatte, kurz bevor du kamst, und ich hatte vergessen, mir Insulin dafür abzugeben." Das erklärte natürlich so einiges. Allerdings war es mir auf diese Weise unmöglich zu erkennen, ob es nun nur am Krapfen lag oder zusätzlich an einer ggf. krummen Katheternadel, dass ihre Gewebezuckerwerte einfach nicht sinken wollten. Wir warteten ab.
- Eine Stunde später war trotz massiver Korrektur keine Besserung in Sicht, und ich wurde extrem unruhig. „Ich fahre jetzt los", teilte ich ihr mit. Die Fahrtzeit betrug immerhin eine gute Stunde *one way*. Und dann die große Überraschung: „Mama, weißt du, ich mache das allein, damit du nicht noch mal kommen brauchst", antwortete sie mir. Wow, was für ein *move* von meiner Tochter. Ich hätte nicht stolzer sein können.
Hier geht's zum *Instagram*-Reel, das ich daraufhin postete: *https://www.instagram.com/p/CyiynLEsi4R/ @diabetesbluemchen*
- Ihre Freundinnen standen ihr zur Seite, sie schlossen die Zimmertür ab, damit sie nicht gestört wurden, eine hielt für mich das Handy in Videofunktion, damit ich zuschauen und coachen konnte, und dann ging es los … und … sie meisterte es bravourös und war selbst ganz schön stolz, wie die Fotos zeigen. Dieser Katheter funktionierte, während hingegen die Teflonnadel des ausgewechselten Katheters sich wirklich als krumm und schief herausstellte.

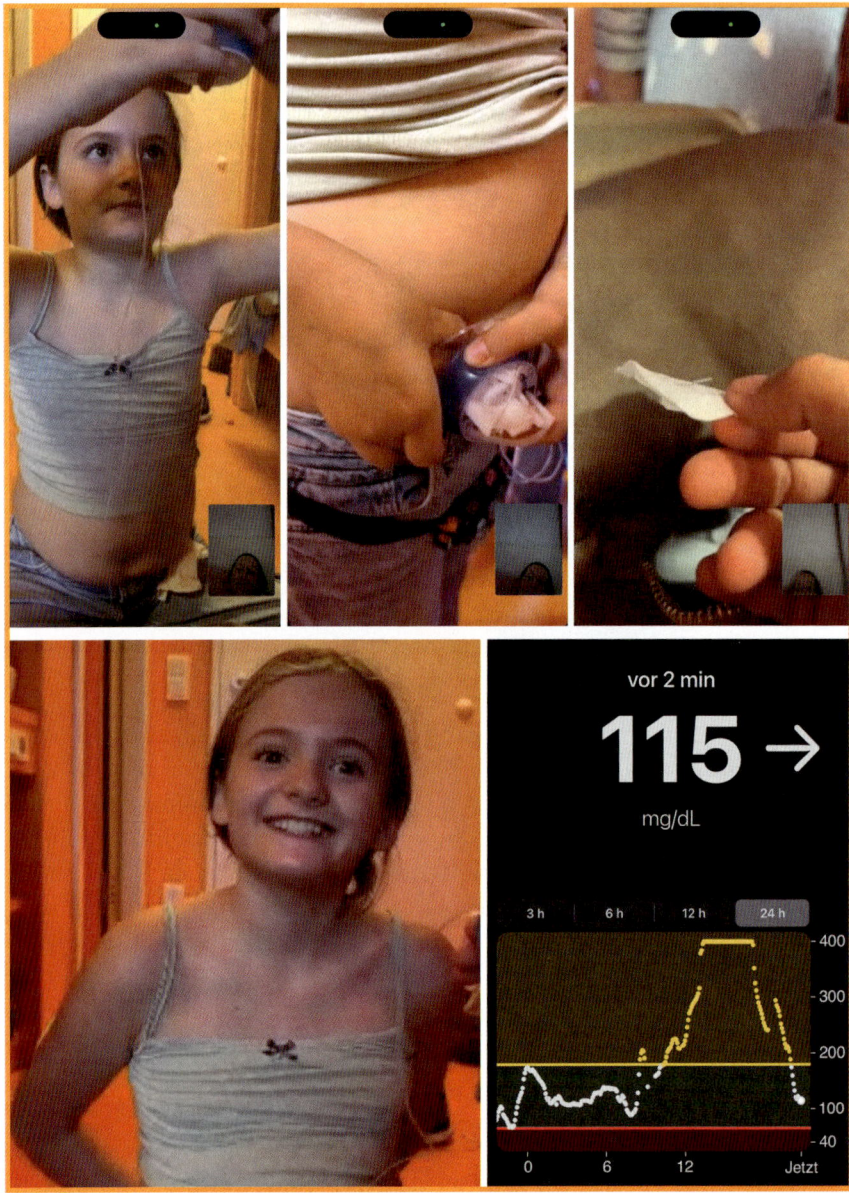

Donnerstag
- Am Donnerstag hatte ich selbst viel zu tun. Nonie meldete sich erneut nicht wirklich proaktiv, aber die Werte waren bis zum Abendbrot wirklich großartig. Also entspannte ich mich.
- Abends gab es Schnitzel, welches aber nur einen kurzen Ausschlag nach oben produzierte. Die „fremde" Panade ist wirklich grundsätzlich aus meiner Sicht schwer einschätzbar. Wir korrigierten gegen 23 Uhr gemeinsam und dann war auch diese Kuh vom Eis.

14. Ein paar Fallbeispiele

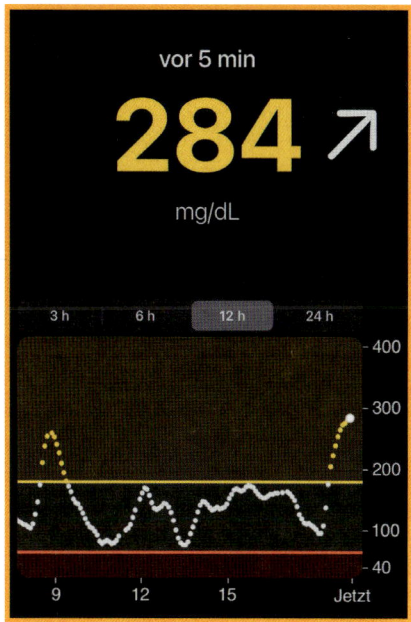

Freitag
- Am Freitag stand an sich nur noch die Abreise auf dem Plan und stellte sich inklusive der Heimfahrt als unproblematisch heraus.

Fazit

„Nonie, das hast du großartig gemeistert."

Der Katheterwechsel ganz allein mit ihren Freundinnen war in Sachen Eigenständigkeit natürlich das absolute Highlight, und als ich sie dafür nochmals lobte, strahlte sie bis über beide Ohren. Ein Quantensprung in Sachen Selbstständigkeit im Diabetesmanagement: Mut, Überwindung, Rücksicht in Sachen erneute Anreise *#EinHerzFürMama*, Selbstwirksamkeit, Unterstützung ihrer Freundinnen, die sie ins Boot holte, Konzentration, eigenes Zutrauen, Weltklasse! Als ich ihr daraufhin zwei Kinotickets spendierte, rief sie fröhlich und stolz ihre beste Freundin an und die beiden zogen los.

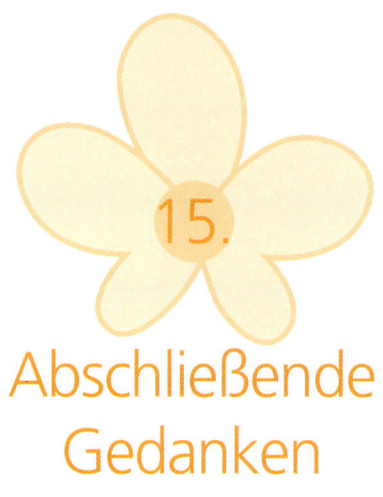

15. Abschließende Gedanken

Tja, unsere Sorgen und Ängste, und die Sache mit dem Loslassen. Ich wünsche mir, dass euch nach der Lektüre dieses Buches etwas leichter ums Herz ist, dass ihr es schafft, eure Kinder loszulassen, immer ein Stückchen mehr, und sie euch dafür ihr schönstes Strahlen schenken.

Was kann wirklich passieren? Natürlich ist es ernst, wenn 9–10 IE zu viel „im Blut chillen", und da ist es gut, einen kühlen Kopf zu bewahren. Auch um euch auf ein paar herausfordernde Situationen vorzubereiten bzw. euch zu ermöglichen, sie zu reflektieren, wenn noch keine Not am Mann bzw. an der Frau ist, habe ich dieses Buch geschrieben. Das mit den 10 IE war, glaube ich, das Ernsteste, was uns widerfahren ist in den letzten vier Jahren. Und auch das ist letztlich gut ausgegangen. Ich bitte euch also, eure Scheuklappen abzulegen. Glaubt an eure Kinder, verleiht ihnen Flügel und legt sie nicht in Ketten. Bestärkt sie in ihren Überlegungen und in ihrem Tun, bewahrt einen kühlen Kopf und viel warmen Respekt in euren Herzen vor dem, was sie da tagtäglich leisten, lernen und selbst bewirken wollen. Macht sie groß und stark, lobt sie, denn irgendetwas Positives findet man auf jeden Fall, wenn man achtsam hinschaut. Und traut ihnen zu, sich *peu à peu* immer mehr selbstständig um ihren Diabetes zu kümmern.

„You're Born an Original – Don't Die a Copy." (John Mason)

In dem Sinne bestärkt eure Kinder darin, *ihren eigenen* Weg zu finden im Leben, im Alltag und mit *ihrem* Diabetes. Zeigt ihnen, dass es ein schöner, einzigartiger Weg ist, *IHR* Weg, den es sich zu gehen lohnt.

Eure Maren

16. Dank

Mein allererster Dank gilt meiner wunderbaren **Familie**, allen voran meinen beiden großen Töchtern **Marie-Delphine und Maia-Zoé (mit Niklas) und Timm**, die mich fürs Schreiben dieses Buches immer wieder losgelassen und unterstützt haben, indem sie zum Beispiel eingekauft, sich ums Kochen oder die Wäsche gekümmert haben und mir noch viele weitere Dinge im Alltag abgenommen haben, wie zum Beispiel das leidige Thema Geschirrspüler. Fünf Monate konzentriertes Schreiben, dann die Lektoratsphase, der ungeplante Verlagswechsel mittendrin und der Feinschliff mit der finalen Abstimmung bis zur Veröffentlichung; das war eine sehr intensive Zeit, die ich ohne euch nicht gewuppt hätte.

Nonie, du bist einfach eine Wucht. Der Diabetes-Alltag macht Spaß mit dir. Danke für deine positiven und unbeschwerten *Vibes*, die ich jeden einzelnen Tag feiere. Danke auch, dass wir das mit der Ehrlichkeit wirklich gut hinbekommen, denn es gibt im Diabetesmanagement nichts Wichtigeres, als sich selbst und den Menschen, die einen unterstützen, gegenüber ehrlich zu sein. *#BestTeamEver*

Danke, lieber **François-Xavier**, dass du für Nonie der beste Papa bist. Sie liebt die Zeit bei dir. Danke, dass wir es schaffen, uns gemeinsam in Freundschaft und Verbundenheit um den Diabetes unserer Nonie kümmern.

Ein besonderer Dank gilt **Prof. Dr. Thomas Danne**. Danke, lieber Thomas, dass du mir so viele Türen geöffnet hast, nachdem du im Sommer 2022 das Manuskript meines ersten Buches gelesen hattest. Danke dir und deinem großartigen Team des Kinder- und Jugendkrankenhauses AUF DER BULT in Hannover, für euer Engagement in Sachen pädiatrische Diabetologie.

Auch beim **Karger Verlag**, allen voran **Fritz Koller, Susanne Meister und Alexander Eitner**, möchte ich mich von Herzen bedanken. Danke für das Vertrauen, die unglaublich herzliche Zusammenarbeit, das „Menscheln" und die Fachkompetenz und angenehme Routine in Sachen Veröffentlichung.

Danke, lieber **Diabetes von Nonie**, denn ohne dich wäre ich wahrscheinlich niemals Autorin geworden und hätte nicht zu dieser Mission gefunden, die sich jeden Tag so unglaublich richtig anfühlt: Gutes tun für T1D-Familien und die Diabetes-Community allgemein, helfen, stärken und stützen, trösten und Mut machen. Besucht Nonie, ihren Diabetes und mich gerne einmal auf *Instagram* oder *TikTok* unter *@diabetesbluemchen*.

Ein ganz persönlicher Dank von Nonie und mir geht an **alle, die uns auf *Instagram* und *TikTok* folgen, mit uns dort interagieren und uns unterstützen**. Durch die Interaktion mit euch wird unser Dia-Alltag bunt, lebendig und menschlich. Danke für eure Aktivitäten, Kontaktaufnahmen, euer *Tagging*, die Kommentare, Nachrichten und Anfragen, die es erst möglich machen, dass ich helfen und unterstützen darf gemeinsam mit Nonie. Danke für die wichtigen *Insights*, die ich dadurch erhalte und die zum Teil auch dieses Buch hier genährt haben.

Danke, liebe **Diabetes-Community, liebe Diabetes-Influencer-Kolleg*innen und liebe Diabetes-Organisationen, Forschungseinrichtungen, Kliniken, Diabeteszentren, Akademien sowie Selbsthilfe-Institutionen** dafür, dass wir als eins agieren und jeden Tag versuchen, etwas für den Diabetes, seine Awareness und den Umgang mit ihm in der Gesellschaft zu bewirken, damit wir uns und unseren Kindern eine vielversprechende Zukunft in Bezug auf Diabetesbelange ermöglichen können. Danke, dass wir ehrlich zueinander sind, uns trösten, stützen, aufbauen, Mut machen und uns gegenseitig etwas beibringen in Sachen Diabetes. Danke auch an #dedoc°, dass ich Teil von euch sein darf #PatientAdvocacy #NothingAboutUsWithoutUs (https://www.dedoc.de/). **Bastian**, du hast hier etwas Einzigartiges geschaffen. 🙏 im Namen der gesamten Diabetes-Community.

Einen herzlichen Dank möchte ich **Dr. Carmen Albrecht** aussprechen für ihre Expertise und Zeit für das Gespräch über die kindliche Entwicklung im Grundschulalter in Richtung Eigenständigkeit.

Und auch **Dr. Britta Grote** und **Stephanie Tuschen** gilt mein besonderer Dank für euren Input zu diesem Buch. Danke, dass wir uns so unkompliziert gefunden haben, um gemeinsam mit hoher Professionalität, aber ohne das Herz zu vergessen, für dieses Buch zusammenzuarbeiten.

Bei **Matthias Steiner** möchte ich mich ebenfalls persönlich und von Herzen bedanken für deine Zeilen in meinem Ernährungskapitel.

Und liebe **Angela Hommel**, ich danke dir für die äußerst hilfreiche Zuarbeit bezüglich des Statements von Prof. Dr. Reinhard Berner im Kapitel 2.1.

16. Dank

Ein Dankeschön geht auf diesem Wege an alle, die ich in meinem **Buch zitiere und von denen ich mir Folien „klauen" durfte** – eine großartige Bereicherung und Ergänzung für die Leser*innen.

Auch den **Leser*innen meines ersten Buches**, die mich durch ihr positives Feedback erst dazu motiviert haben, ein weiteres zu schreiben, möchte ich danke sagen.

Unserem Dia-Team rund um **Dr. Silke Schmidt** und **Anne Rieß** am Klinikum Dritter Orden kann ich gar nicht genug danken für die engagierte, herzliche und kompetente Betreuung. Nonie fühlt sich sehr wohl in Ihren Händen.

Beim **Institut für Diabetesforschung Helmholtz Munich**, allen voran **Prof. Dr. Anette Ziegler, Prof. Dr. Peter Achenbach, Lena Schwenker, Dr. Melanie Gündert, Verena Coscia und Nadine Klein** möchte ich mich für die tolle Zusammenarbeit und euer unermüdliches Engagement in Sachen Diabetes Typ 1 bedanken.

Liebe **Jutta Bürger-Büsing** mit deinem ganzen Team, was wäre T1D im Bereich Kinder und Familien ohne euer Engagement und den alljährlichen *#KidsKon*. Danke von Herzen, dass ihr all eure Aktivitäten jedes Jahr aufs Neue stemmt.

Bastian Niemeier und **Nina Joachim**, ihr seid die besten Dia-Buddys der Welt, auch für Nonie, und das nicht nur, wenn es um Aufklärung und die Ausräumung von Vorurteilen in Sachen Diabetes geht. Die *#ChillDeineVorurteile-Kampagne* (*https://chilldeinevorurteile.com/*) mit euch konzipieren und durchführen zu dürfen, war eines von Nonies und meinen Highlights 2023. *#IhrSeidDerHammer*

Die **Grundschule Planegg** ist die beste Grundschule auf diesem Planeten. Ein großes und extrem super krass doll herzliches Dankeschön geht an **Sebastian Körber** – einen großartigeren Direktor kann es einfach nicht geben – und seine gesamte Lehrerschaft, allen voran **Michaela Selinger und Alexandra Berghofer** als Klassenlehrerinnen und *partnerinnen in crime* in Sachen Diabetesmanagement im Schulalltag. Danke für Ihr Engagement, Ihr Verständnis, Ihre Unterstützung, Ihre Kompetenz und Ihre Geduld mit Nonie, dem Diabetes und mir. Das ist ganz und gar nicht selbstverständlich und ich weiß wirklich nicht, wie wir das alles ohne Sie und Ihre herzliche Art hätten meistern sollen. Auch der Mittagsbetreuung, allen voran **Anett Prenzlow** und **Gabi Stermann**, möchte ich in diesem Zuge nochmals ein großes Dankeschön aussprechen.

Und auch bei **dem gesamten Kollegium** rund um **Rita Bovenz** als Direktorin **des Carl-Spitzweg-Gymnasiums**, Nonies neuer weiterführenden Schule, gilt ein herzliches Dankeschön für die tolle Aufnahme und Eingliederung meiner Tochter.

Vielen Dank an die **#LanguageMatters-Initiative**, weil durch sie weltweit ermöglicht wird, die prinzipielle Art der Kommunikation in Sachen Diabetes zu überdenken und zu überarbeiten, damit wir gemeinsam eine positive Sprache für Diabetesbelange und den Diabetes im Alltag finden.

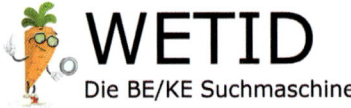

Last but not least möchte ich mich bei **Heiko Scharfenort** bedanken: Deine *WETID-App* ist großartig. Nonie liebt sie, um eigenständig Kohlenhydrate zu recherchieren, zu berechnen und in die Pumpe einzugeben. Mir gibt die App die Sicherheit, dass Nonie die Eingabe der KH oftmals nicht einfach nur frei nach Schnauze macht, sondern mit dir und deiner App als Stütze. Danke für deine Akribie und eine Leidenschaft und dafür, dass du hier Großes leistest für die gesamte Diabetes-Community. Hier geht es zu Heikos Homepage, auf der man die Diabetes Lebensmittel Suchmaschine ebenfalls finden kann: *https://wetid.de/*. Ach, und übrigens, Heiko hat Ende 2023 die *WETID-App* in eine Printversion, also ein Buch, gegossen. Ein prima Mitbringsel für zum Beispiel Großeltern, betreuende Bekannte, KiTa, KiGa, Grundschulbetreuer*innen und, und, und – alle eben, die nicht immer digital sein wollen oder können.

Und wenn ich nun jemanden vergessen habe, der oder die auch noch gerne genannt worden wäre, bedanke ich mich hiermit auch bei euch. Gebt mir gerne eine Rückmeldung und dann schaue ich, dass ich euch bei der nächsten Auflage mit aufnehme.

Umrechnungstabelle mg/dl und mmol/l

mg/dl	mmol/l	mg/dl	mmo/l	mg/dl	mmol/l
20	1,1	65	3,6	170	9,4
22	1,2	70	3,9	180	10,0
24	1,3	75	4,2	190	10,5
26	1,4	80	4,4	200	11,1
28	1,5	85	4,7	225	12,5
30	1,6	90	5,0	250	13,9
32	1,7	95	5,3	275	15,3
34	1,8	100	5,6	300	16,7
36	1,9	105	5,8	325	18,0
38	2,0	110	6,1	350	19,4
40	2,1	115	6,4	375	20,8
42	2,2	120	6,7	400	22,2
44	2,3	125	6,9	425	23,6
46	2,4	130	7,2	450	25,0
48	2,5	135	7,5	475	26,4
50	2,6	140	7,8	500	27,8
52	2,7	145	8,0	525	39,1
54	2,8	150	8,3	550	30,5
56	2,9	155	8,6	575	31,9
58	3,0	160	8,9	600	33,3
60	3,1	165	9,2	625	38,9

QR-Codes der Links

Vorspann/Impressum

Deutsche Nationalbibliothek
http://dnb.dnb.de

Sandra Neumann
https://www.praxis-zucker-im-kopf.de/

Anne Paulsen
https://www.annepaulsen.de/

S. Karger Verlag
www.karger.com

QR-Codes der Links

Vorwort

S. 2

Language Matters Diabetes
https://www.languagemattersdiabetes.com/the-documents

Positionspapier „Sprache und Diabetes" #LanguageMatters
https://www.languagemattersdiabetes.com/_files/ugd/09baf1_5071e8ae8b2046e-3b41a27eb2a16288f.pdf

2. Die Säulen der kindlichen Eigenständigkeit

S. 11

K.L.: „Entwicklung des Kindes im 8., 9. und 10. Lebensjahr"
https://www.familie-und-tipps.de/Kinder/Entwicklung/8-10-Lebensjahr.html

Oskar Jenni: „Wachstum und Entwicklung im Schulalter und in der Adoleszenz",
Abschnitt „Schulalter"
https://www.springermedizin.de/emedpedia/paediatrie/wachstum-und-entwicklung-im-schulalter-und-in-der-adoleszenz?epediaDoi=10.1007%2F978-3-642-54671-6_6

205

S. 16

Camares Amonat: „Warum wir erst im Alter von 25 wirklich erwachsen sind."
https://www.welt.de/kmpkt/article173780252/Adoleszenz-Warum-wir-erst-mit-25-richtig-erwachsen-sind.html

Newsroom UK Heidelberg: „Der ganz normale Wahnsinn – Pubertät und Adoleszenz als Entwicklungsaufgabe"
https://www.klinikum.uni-heidelberg.de/events/newsroom/events/medizin-am-abend/2016/30-der-ganz-normale-wahnsinn-pubertaet-und-adoleszenz-als-entwicklungsaufgabe

Landeshauptstadt München Sozialreferat Stadtjugendamt: „Pubertät, Pflegeelternrundbrief II/2018, Pflege und Adoption".
https://www.muenchen.info/soz/pub/pdf/604_Pflegeelternrundbrief_2_2018.pdf

Peter Stiefelhagen: „Gefährliche Folgen bei Typ-1-Diabetes"
https://link.springer.com/article/10.1007/s11298-019-7160-4

QR-Codes der Links

S. 17

Bundesministerium für Gesundheit: „Azidose"
https://gesund.bund.de/azidose#auf-einen-blick

S. 19 und S. 23

Elisabeth Feuersenger: „Weitere Informationen zum Thema PCM"
https://www.kcg-pcm.de/de

„Vom Weltraum zum Weltruhm" auf der *Subpage* „Über PCM"
https://www.kcg-pcm.de/de/pcm-origins

S. 20 und S. 21

Taibi Kahler: „Weitere Informationen zum Thema PCM"
https://www.ptc-musselmann.de/

S. 35

Kristina Reiss: „Wie uns Muster aus der Kindheit prägen"
https://www.wireltern.ch/amp/artikel/wie-uns-muster-aus-der-kindheit-praegen-0421

S. 40

Informationen zu DIY-Loops im Bereich Diabetes Typ 1
https://www.diabinfo.de/nachrichten/article/im-fokus-unabhaengig-programmierte-softwareloesungen-fuer-insulinpumpen.html

Informationen zu DIY-Loops im Bereich Diabetes Typ 1
https://www.diabinfo.de/leben/behandlung/therapie-technik.html

7. Wir sind ein Team – gemeinsam aufpassen üben

S. 66

Product Information *NovoRapid*
https://www.ema.europa.eu/en/documents/product-information/novorapid-epar-product-information_de.pdf

Definition Internationale Einheit (I.E.)
https://www.diabetes-news.de/lexikon/e/einheit-e

QR-Codes der Links

S. 108

Social-Media-Kampagne „Chill Deine Vorurteile"
https://chilldeinevorurteile.com/

8. Freuden und Tücken der Technik

S. 116

„AID-System"
https://www.diabetesde.org/ueber_diabetes/was_ist_diabetes_/diabetes_lexikon/aid-system

10. Völlig Banane oder gut Kirschen essen?

S. 128

Stefanie Tuschen
www.stephanie-tuschen.de/

S. 139

Fett-Protein-Einheit (FPE)
https://www.diabetesde.org/ueber_diabetes/was_ist_diabetes_/diabetes_lexikon/fett-protein-einheit-fpe

S. 140

Reel Nonies Pizza-Abenteuer mit FPE-Effekt auf Instagram
https://www.instagram.com/reel/CvDOAmVL7dy/

11. Achtsamkeit und positive Sprache

S. 144

K1ds are Heroes
https://hero-k1ds.de/

Blood Sugar Lounge Podcast
https://www.blood-sugar-lounge.de/tag/podcast/

S. 147

„Sprache und Diabetes" – Ein Positionspapier für den deutschsprachigen Raum
https://www.languagemattersdiabetes.com/the-documents

QR-Codes der Links

DDG
https://www.ddg.info/

diabetesDE
https://www.diabetesde.org/

#dedoc°
https://www.dedoc.de/

S. 148

Blood Sugar Lounge
https://www.blood-sugar-lounge.de/

S. 149

Worte sind Fenster oder sie sind Mauern
https://www.blood-sugar-lounge.de/2023/03/worte-sind-fenster-oder-sie-sind-mauern/

S. 150

#KidsKon-Homepage
https://www.ddf.de.com/angebot-uebersicht/kidskon/

12. Resilienz

S. 153

Instagram-Account @diabetesbluemchen
https://www.instagram.com/diabetesbluemchen/?hl=de

Oberbergkliniken
https://www.oberbergkliniken.de/artikel/resilienz

S. 154

Leibniz-Institut für Resilienzforschung (LIR)
https://lir-mainz.de/resilienz

QR-Codes der Links

Wikipedia (Resilienz)
https://de.wikipedia.org/wiki/Resilienz_(Psychologie)

Gabriele Fröhlich-Gildhoff: „Resilienz – das Immunsystem der Seele stärken"
https://www.thieme-connect.com/products/ejournals/abstract/10.1055/s-0041-109253

S. 155

Resilienz-Akademie, Sebastian Mauritz: „Sieben Säulen der Resilienz nach Ursula Nuber"
https://www.resilienz-akademie.com/nuber-sieben-saeulen/

Focus online, Praxistipps: „Die 7 Säulen der Resilienz: Das sind die Resilienzfaktoren"
https://praxistipps.focus.de/die-7-saeulen-der-resilienz-das-sind-die-resilienzfaktoren_127399

S. 157

Diabetesklinik Bad Mergentheim
https://www.diabetes-klinik-mergentheim.de/klinik-information/leitbild

Eilander MA, Frank J. Snoek F et al.: Parental Diabetes Behaviors and Distress are related to Glycemic Control in Youth with Type 1 Diabetes (DINO Study 2017)
https://www.ncbi.nlm.nih.gov/pmc/articles/PMC5742467/

S. 158

B. Kulzer: „Gut gemacht, Herr Momsen!"
https://www.diabetes-online.de/a/gut-gemacht-herr-momsen-1652748

S. 160

Beratungsstelle für Kinder und Jugendliche mit chronischen Erkrankungen (BKJE)
https://afj-jugendhilfe.de/projekte/bkje-beratungsstelle

QR-Codes der Links

14. Ein paar Fallbeispiele

S. 195

Reel zu Nonies erstem eigenständigen Katheterwechsel auf Klassenfahrt
https://www.instagram.com/p/CyiynLEsi4R/

16. Dank

S. 200

#dedoc°
https://www.dedoc.de/

S. 201

Social-Media-Kampagne „Chill Deine Vorurteile"
https://chilldeinevorurteile.com/

S. 202

WETID-App
https://wetid.de/

17. Über die Autorin

S. 218

Homepage von Maren Sturny
https://www.marensturny.com/

Homepage von Maren Sturny; Diabetes Typ 1
https://marensturny.com/diabetes-typ-1/

Social-Media-Kampagne „Chill Deine Vorurteile"
www.ChillDeineVorurteile.com

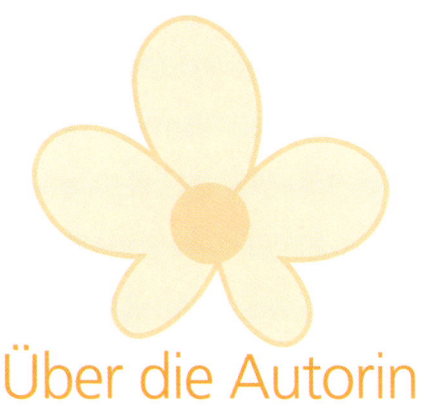

Über die Autorin

Maren Sturny ist dreifache Mutter, darunter ihr Diabetes-Typ-1-Kind Nonie, inzwischen (2024) elf Jahre alt, die ihre Diagnose 2019 mit sechs Jahren erhielt.

In ihrem ersten Buch, *„Rock around the Clock mit Diabetes Typ 1"*, erschienen im August 2022, gibt sie Alltagseinblicke in die erste Zeit nach der Diagnose 2019: Maren nimmt Familien an die Hand, heraus aus der ersten Überforderung und hinein in die Akzeptanz des Diabetes im Alltag. Sie setzt positive Impulse für das Diabetes-Typ-1-Management im Kreise der Familie, schreibt in leichter Sprache und ohne Ogottogott.

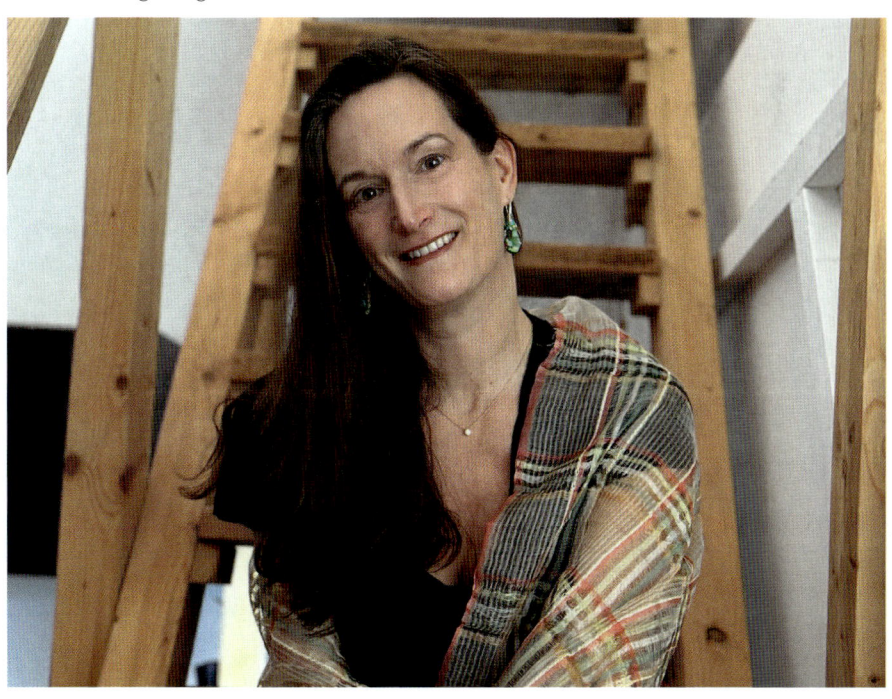

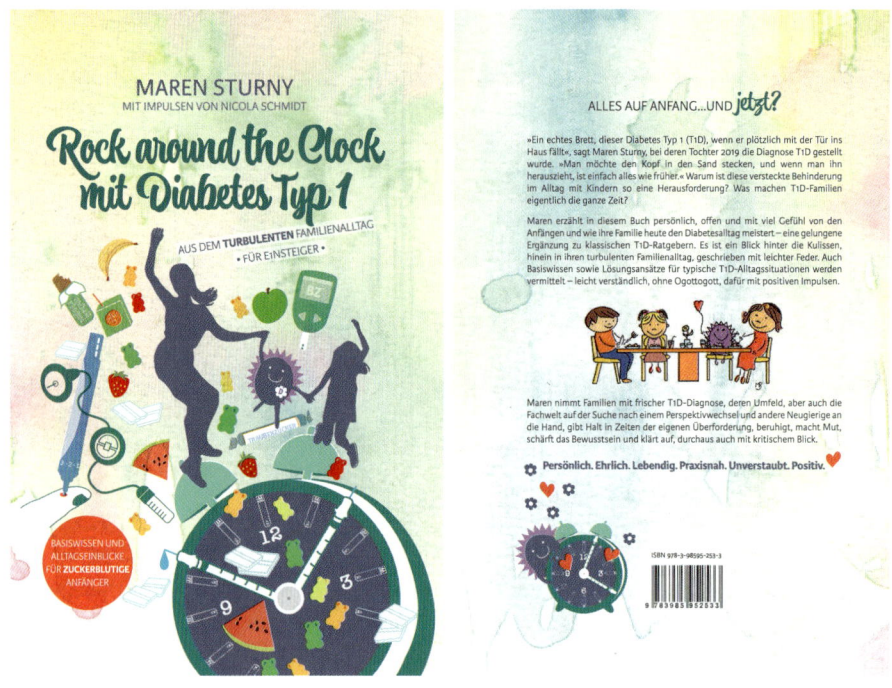

„Break Free – Eigenständig werden mit Diabetes Typ 1" ist ihr zweites Werk mit Diabetesbezug.

Maren arbeitet neben ihrer Autorinnentätigkeit seit 2016 freiberuflich im Bereich Marketing, Kommunikation und Events (https://www.marensturny.com/). Seit ihrer Buchveröffentlichung 2022 war und ist sie zudem als freie Autorin, Referentin, Kolumnistin für das Diabetes-Eltern-Journal, Bloggerin bei der *Blood Sugar Lounge* und Podcasterin *("We are Family"– der Diabetes-Familien-Podcast)* im Bereich Diabetes Typ 1 tätig (https://marensturny.com/diabetes-typ-1/).

Auf *Instagram* und *TikTok* tritt sie mit ihrer Tochter im Zweiergespann als *@diabetesbluemchen* in Erscheinung. Zudem engagiert sich Maren auch international als „Patient Advocate" mit Fokus auf Typ-1-Familien, u.a. bei *#dedoc°*, und steckt mit weiteren Initiatoren hinter der Social-Media-Kampagne *www.ChillDeineVorurteile.com*.

Sie studierte in Bayreuth und Bordeaux BWL, war dann insgesamt 16 Jahre lang bei den Konzernen Unilever und Dräger im Bereich Marketing, Kommunikation sowie Markenawareness angestellt und lebt heute mit ihren drei Töchtern in der Nähe von München. Maren stammt aus Celle in Norddeutschland.